A Practical Guide to
Joint & Soft Tissue Injections

关节与软组织注射
实用指南

4th EDITION
原书第4版

原著　[美] James W. McNabb　　[美] Francis G. O'Connor

主审　李国平　陈世益　　　主译　李鹏程　李　箭　周宗科　宁　宁

中国科学技术出版社
·北京·

图书在版编目（CIP）数据

关节与软组织注射实用指南：原书第 4 版 /（美）詹姆斯·W. 麦克纳布 (James W. McNabb)，（美）弗朗西斯·G. 奥康纳 (Francis G. O'Connor) 原著；李鹏程等主译 . —北京：中国科学技术出版社，2024.6

ISBN 978-7-5236-0638-4

Ⅰ . ①关… Ⅱ . ①詹… ②弗… ③李… Ⅲ . ①关节疾病—注射—疗法—指南 ②软组织损伤—注射—疗法—指南 Ⅳ . ① R684.05-62 ② R686.05-62

中国国家版本馆 CIP 数据核字 (2024) 第 071878 号

著作权合同登记号：01-2024-0708

策划编辑	丁亚红　孙　超
责任编辑	丁亚红
文字编辑	韩　放
装帧设计	佳木水轩
责任印制	徐　飞

出　　版	中国科学技术出版社
发　　行	中国科学技术出版社有限公司发行部
地　　址	北京市海淀区中关村南大街 16 号
邮　　编	100081
发行电话	010-62173865
传　　真	010-62179148
网　　址	http://www.cspbooks.com.cn

开　　本	889mm×1194mm　1/16
字　　数	354 千字
印　　张	13.5 印张
版　　次	2024 年 6 月第 1 版
印　　次	2024 年 6 月第 1 次印刷
印　　刷	北京盛通印刷股份有限公司
书　　号	ISBN 978-7-5236-0638-4/R·3237
定　　价	258.00 元

内容提要

本书引进自 Wolters Kluwer 出版社，由国际知名专家 James W. McNabb 博士与超声领域 Francis G. O'Connor 教授联袂编写，是一部经典实用的关节与软组织穿刺注射指南。本书为全新第 4 版，共 11 章，着重介绍了安全有效进行关节和软组织注射和（或）抽吸操作的详细步骤与注意事项，丰富图片展示了每种疾病治疗的相关解剖标志，细致描述了每种治疗方式的适应证和禁忌证，同时结合当前的循证医学文献，为每个治疗过程选择合适的设备或产品并规范技术。本书条理分明，简明扼要，图文并茂，操作指导贴合实际，可供骨科、运动医学等相关专业人员以及全科医师及体育队医等阅读参考。

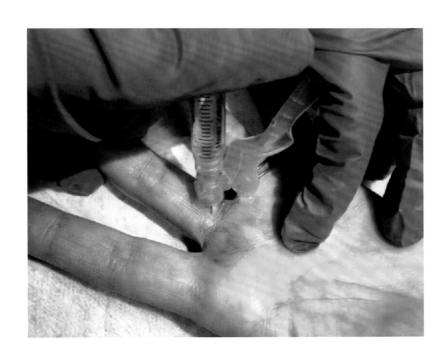

中文版序一

James W. McNabb 团队编写的 *A Practical Guide to Joint & Soft Tissue Injections* 自出版以来，历经 50 多年临床实践与推广应用得以充分完善，如今已经更新至第 4 版。书中涉及的关节和软组织穿刺注射技术标准，颇受业界专家学者的青睐和推崇。

在此版本指南制订的专家中，初级保健运动医学和肌肉骨骼超声检查领域的传奇人物 Francis G. O'Connor 加入了 James W. McNabb 团队，并补充了许多重要的内容，包括采用多个面部 / 头部神经阻滞麻醉治疗头痛，利用关节和软组织注射技术治疗交叉综合征、腘绳肌肌腱炎 / 坐骨滑囊炎、臀部疼痛综合征、腘窝囊肿和中足关节疾病。此外，该版本还增加了耳郭战地针灸、往返吸注疗法、肌腱松解、开窗术、神经水分离技术、关节囊扩张术 / 水囊成形术、干针疗法和经皮肌腱粘连切开术、清创术。此版本经过了详尽研究，是目前所有版本中最具证据支持的一版。书中展现的各种操作技术反映出创作团队所拥有的至少 50 年经验和知识，结合图片等表现形式使每一个操作都得以详尽展现。所有照片均来源于临床病例，内容真实生动，证据来源可靠。

此外，本书新增肌肉骨骼超声、黏弹性补充剂和骨科生物制剂在关节和软组织注射中的临床应用等相关前沿内容，充分演示了使用超声辅助关节和软组织注射技术，并提供黏弹性补充剂和生物制剂相关应用的最新医学证据。该指南对青年医师、运动队医、注射室护士和医学生等规范应用关节和软组织注射疗法，具有重要的临床指导意义。

中华医学会运动医疗分会创始主任委员
中华运动康复医学培训工程现任主任委员
国际运动医学联合会前副主席
国际奥委会赛事医学委员会核心成员

伴随全民健身运动在神州大地全面开展，一些不科学运动带来的损伤时有发生，这些运动损伤部位多在关节、肌肉、筋膜、肌腱、韧带和软骨等骨骼肌肉系统，表现为急性或慢性疼痛和功能障碍，严重影响运动者的生理和心理健康，对全民健身运动的持续健康开展产生不利影响。关节与软组织局部注射治疗，简称"局封"，适用于大部分运动损伤，具有立竿见影、疗效显著、价格低廉、操作简便等特点，适合在门诊、基层医务室及运动队中开展。多年前，我为国家队与省市运动队服务，很多情况下就是靠着此项技术为运动员解除病痛，帮助他们重返赛场取得优异成绩。

局部注射治疗是一种有微小创伤的较成熟治疗技术，对操作者的局部解剖和病理学知识有一定要求，操作者需要准确识别注射部位血管及神经分布，避免造成医源性损伤。正确进行关节与软组织局部注射治疗需要医师有一定能力，包括对伤病的正确诊断，准确掌握伤病和注射部位的局部解剖层次，了解所使用药物的性能、配比、适应证、注射剂量及配伍禁忌，以及注射时机、间隔、注射次数等。在局部注射治疗时，如果发生意外或损害，医师能迅速有效地进行对症处理。

合理运用局部注射治疗手段，能达到良好的治疗目的。以往大量临床研究表明，常见的部分骨关节疾病与运动损伤，如肌肉劳损、筋膜炎、肌腱病、止点末端病、滑囊炎、创伤性关节炎、小关节损伤等，通过局部注射治疗，不但可以减轻患者症状和经济负担，还可以避免过度治疗及医疗资源的浪费。

本书着重介绍了如何安全有效地进行关节与软组织注射和（或）抽吸操作的详细步骤和注意事项，图解了每种治疗的相关解剖标志，描述了每种治疗方式的适应证和禁忌证，同时参考当前的循证医学文献，为每个治疗过程选择了合适的设备或产品，并规范技术。

本书内容详尽，条理分明，配图精美，操作指导贴合实际，是一部便于快速查阅的工具书，具有较强的科学性、权威性、规范性和实用性，可作为关节与软组织注射操作的重要参考，供骨科、运动医学等相关专业人员以及全科医师和运动队医等阅读参考。希望各位读者开卷有益，能够正确掌握此项技术，为运动损伤患者合理治疗，助其解除病痛，重返赛场。

复旦大学运动医学研究所所长
上海市重大赛事首席医务官
中华医学会运动医疗分会主任委员
中国骨科医师协会运动医学专业委员会主任委员

原 书 序

在忙碌的临床工作中，我们很难立刻改善患者的疼痛或不适，但进行关节或软组织注射治疗则是一种可以立刻改善病情的手段。虽然治疗性注射可能不会完全缓解不适，但它通常能起到一定效果。随着症状的改善，也会给患者带来对治疗的希望，医患关系随之加强。这难道不是行医的重要意义吗？

皮质类固醇可能不会立即缓解疼痛，因为它们需要一段时间才能发挥作用，但也许将来会有解决的办法。然而在进行关节内皮质类固醇注射治疗的这些年，我通常不与利多卡因混合，注射效果使我相信即使单独使用皮质类固醇也可以立即改善症状。这是注射的效果，还是我对注射时机选择的作用？这真的重要吗？这是医学艺术的一部分——在有幸提供并进行关节和软组织注射的临床医师中，这是另一个值得讨论的话题。

对于忙碌的临床医师来说，立即缓解症状的治疗通常会使他们感到满足，这会为一天的工作增添亮点。这也是为什么这么多临床医师喜欢进行注射治疗的部分原因。同时，教授其他临床医师施行关节和软组织注射操作也令人感到满足，对于忙碌的临床教学医师来说，观察同事如何正确地施行注射程序是非常重要的，这也是第 4 版的著者们用了至少 50 年时间（可能会更久）一直在做的事情。此外，关节和软组织注射并不需要太多时间，哪怕是对那些担心每半天就诊 / 接触的患者总数太多的临床教育工作者而言。

A Practical Guide to Joint & Soft Tissue Injections，目前已更新至第 4 版，同时本书也已成为施行关节或软组织注射的技术标准。它就像是用于关节和软组织注射的"律法"。无论临床医师是接触到一种新操作或技术，或是很久没有进行这种操作，或是想重温有关特定操作或技术的最新证据，本书都具有参考价值，它应该被称为 McNabb 的关节与软组织注射的首选参考。

在此版本中，James W. McNabb 邀请了初级保健运动医学和肌肉骨骼超声检查领域的传奇人物 Francis O'Connor 加入，为本书补充了许多重要内容，包括多个面部 / 头部神经阻滞，以提供麻醉和治疗头痛，以及交叉综合征、腘绳肌肌腱炎和坐骨滑囊炎、臀部疼痛综合征、腘窝囊肿和中足关节的注射治疗。此外，还增加了耳郭战地针灸、往返吸注疗法、肌腱松解术、开窗术、神经水分离术、关节囊扩张术 / 水囊成形术、干针疗法和经皮肌腱切开术联合清创术。新版本已经过详尽研究，也是所有版本中最具循证依据的版本。但这些证据必须通过经验、知识和常识来调整。创作团队利用至少 50 年的经验和知识来展现和指导这些操作。

近年来，在关节和软组织注射中取得最重要的技术进步是在肌肉骨骼超声、黏弹性补充剂和骨科生物制剂领域。相对便宜的手持式超声装置现在正变得越来越普及，它们能与智能手机和其他小型设备连接，为在门诊、医院病房、急诊科、紧急护理，长期护理场

译校者名单

主　审　李国平　陈世益

主　译　李鹏程　李　箭　周宗科　宁　宁

译校者（以姓氏汉语拼音为序）

蔡　斌　陈　刚　崔亚西　邓　迁

付维力　何　月　何红晨　黄　景

黎　慧　李　棋　李　沐　李　静

李宇娟　刘湘芸　梅　璐　唐　新

唐秀美　滕学仁　王可心　文佳乐

吴金玉　熊　燕　徐　潇　张承昊

张明智　周　凯　周　棱

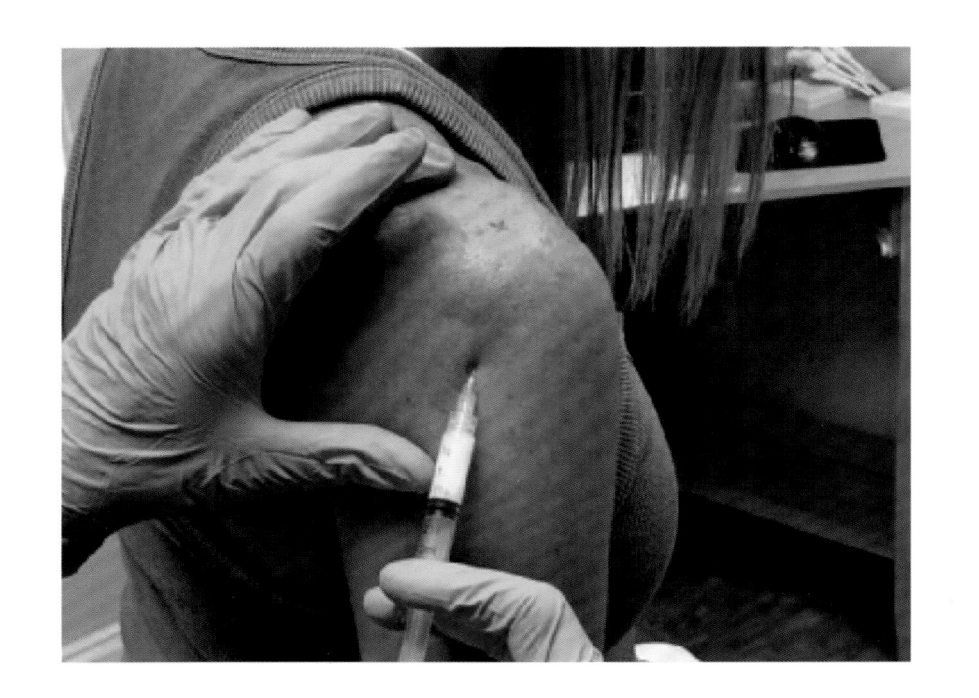

This is a translation of *A Practical Guide to Joint & Soft Tissue Injections, 4e.*

ISBN：978-1-9751-5328-1

Wolters Kluwer Health did not participate in the translation of this title and therefore it does not take any responsibility for the inaccuracy or errors of this translation.

免责声明：这本书提供药物的准确标识、不良反应和剂量表，但是它们有可能发生改变。敬请读者务必查看所提及药物生产厂商提供的产品信息。此书的作者、编辑、出版商、分销商对于此出版物所造成的任何有误、遗漏或所产生的任何后果不承担任何责任，并且对此出版物所蕴含内容的任何明示或暗示的担保。此书的作者、编辑、出版商、分销商对由此出版物所引起的任何人员伤亡或财产损坏不承担任何责任。

Accurate indications, adverse reactions, and dosage schedules for drugs are provided in this book, but it is possible that they may change. The reader is urged to review the package information data of the manufacturers of the medications mentioned. The authors, editors, publishers, or distributors are not responsible for errors or omissions or for any consequences from application of the information in this work, and make no warranty, expressed or implied, with respect to the contents of the publication. The authors, editors, publishers, and distributors do not assume any liability for any injury and / or damage to persons or property arising from this publication.

Published by arrangement with Wolters Kluwer Health Inc., USA.

本翻译版受世界版权公约保护。

Copyright © 2022 Wolters Kluwer

所、运动场或其他环境中进行床旁使用提供便利。本书充分演示了使用超声协助关节和软组织注射，还包括黏弹性补充剂和矫形剂相关的最新医学证据，以及来自真实病例的照片。

肌肉骨骼疾病是到诊所就医的最常见原因之一。随着全球 COVID-19 的暴发与消退，花时间感恩是一种生存技能。有证据表明，这样的时间将有助于我们的福祉，我们都应该反思我们为患者生命受益的特权。使用 James W. McNabb 和 Francis G. O'Connor 的 *A Practical Guide to Joint & Soft Tissue Injections* 为我们提高护理质量和全面治疗提供了一个切实可行的机会。

Grant C. Fowler, MD

Professor and Chair

Department of Family and Community Medicine

TCU/UNT Medical School and John Peter Smith Hospital

Senior Physician Executive

Primary Care and Geriatrics Service Line

John Peter Smith Healthcare System

Fort Worth, Texas

译者前言

在我们骨科医师日常门诊中，骨关节与运动损伤是非常常见的病种。目前采用的治疗手段包括口服或外用药物治疗、理疗、功能锻炼等非手术治疗方法，非手术治疗无效或具备手术指征的患者则需要各类手术治疗。在临床医师忙碌的日常实践中，我们很难立即改善患者的疼痛或不适。进行关节或软组织注射治疗有时可以达到这一效果。虽然治疗性注射不能完全缓解不适，但它通常会起到一些缓解作用。对于忙碌的临床医师来说，患者症状立即缓解往往会让人感到欣慰，看到患者痛苦减轻则为我们增加职业幸福感。此外，关节和软组织注射不需要花费太多时间，极大提高了门诊治疗效率。

关节与软组织穿刺和注射技术是我们骨科医师具备的一项基本操作技能，例如，通过该技术进行关节液穿刺和抽吸进行诊断和治疗，注射透明质酸钠或类固醇制剂治疗骨关节炎，国内部分医院也已开展了关节腔内注射富血小板血浆治疗网球肘、膝骨关节炎、肩周炎等疾病。关节与软组织穿刺和注射技术在临床应用广泛，该方法具备起效快、操作简单、微创等显著优势，因而深得相关专业领域医务工作者的喜爱。

尽管目前该技术用途越来越广泛，各医院也逐步拓展关节与软组织穿刺和注射技术的治疗范围。但临床上缺乏统一、规范的关节和软组织注射标准，各医疗机构针对该技术的治疗范围和操作方法也不尽相同，存在很大的安全隐患。我在临床上也经常遇到患者曾在某些医疗机构进行关节穿刺，因消毒不严格，导致关节腔内感染的病例。也有患者表示穿刺时痛感明显，有些情况下不规范的操作甚至会给患者带来二次损伤。这些都是我所关注的问题。因此，我认为掌握正确注射程序方法并执行，将正确的治疗知识和方法教授给学生是相关专业领域临床医师重要的一项职责和任务。

James W. McNabb 教授及其团队成员编撰了 *A Practical Guide to Joint & Soft Tissue Injections*，该团队为执行和教授这些治疗程序及方法展示了至少 50 年的经验、知识和常识，为我在工作中遇到的一些疑惑进行了很好的解答，也为我应用穿刺技术提供了很好的指导。该书已更新至第 4 版，前 3 版在国内有专家学者进行了翻译，在骨科及运动医学专业领域取得了不错的反响。第 4 版相较于前 3 版，具备更多的循证医学证据支持，并增加了很多新内容，尤其增加了超声辅助穿刺和注射技术，拓宽了治疗范围并提高了治疗的精准性。此外，该书中增加了目前较为热门的各类生物制剂注射技术，如前面提到的富血小板血浆技术治疗某些疾病，该方法是国内的热门技术，但很多人可能忽视了一些潜在隐患。因此，所有这些证据和方法仍需经过经验、知识和常识的锤炼与验证。首先，掌握正确的技术是关键，其次进行科学的临床研究来验证该技术治疗某种疾病的有效性才能为该领域提供高质量、有效的医学证据。因此，我们骨科医师先要自己学会正确的治疗知识和规范的操作技术，再向学生和下级学员普及并教授正确、安全、有效的关节与软组织穿刺与注射技术，该任务任重道远！本书给了我们很好的参考与指导！

值得庆贺的是，我们终于将本书第 4 版顺利翻译完成并面世，成功的背后离不开多方面的支持。先要感谢 James W. McNabb 教授及其团队成员的组织和撰写，我们才得以有这么好的参考资料。此外，还要感谢前 3 版的译者团队，为国内引进如此有参考价值的著作，让广大骨科及运动医学专业领域的医务人员能够学习和借鉴。最后，要感谢我们本次翻译团队各位成员的辛勤劳动和付出，将最新第 4 版翻译出来，补充和完善了关节与软组织注射治疗技术的相关知识和操作程序，与时俱进，为更好地为患者提供标准、有效的关节与软组织注射治疗技术做出贡献。

　　本次参与本书翻译的人员均为国内知名医疗机构骨科、运动医学、麻醉、超声等专业领域的医务人员，均具备较强的专业知识和较好的英语读写能力，同时还有专业领域的顶级专家进行把关，因此本书的质量有所保证。当然，后续各位读者在阅读和实践过程中如有任何问题及建议，欢迎您及时联系我们，我们将共同学习与探讨，为推动更加规范的关节与软组织治疗技术共同努力！

　　最后，希望本书能够得到广大相关专业领域从业人员的认可，预祝未来我们也能在关节与软组织注射治疗技术上更加精进，为患者带去更舒适的治疗体验与更好的治疗效果。希望关节与软组织穿刺与注射治疗技术愈加规范，为患者带去更多福祉。

四川大学华西医院骨科　李鹏程　李　箭　周宗科　宁　宁

原书前言

我是在一个真正特殊的时刻写的这篇文章。大约是在 COVID-19 大流行影响美国 6 个月后，医疗保健和社会秩序受到了严重破坏。在医疗方面，我们更关心个人防护装备的剩余库存，在停车场对车上的患者进行诊疗，并接受远程医疗。然而，我们的患者对其他医疗问题（包括肌肉骨骼、皮肤病学和其他）的护理需求仍保持不变。为了深入了解我当时的临床工作，我的儿子 Bryce 创作了短片 *Plague on the Practice*（https://www.youtube.com/watch? v=vavhuJ2teLE&t=3s）。我们希望邀请您一起观看。我确实很幸运能够在北卡罗来纳州皮埃蒙特医疗保健的全职家庭医学中心工作，直接参与患者的护理。我真的认为自己只是一个简单的乡村医师，但当时间允许的时候我也会教书和写作。

当规划本书第 4 版时，在肌肉骨骼问题、MSK 超声、使用矫形外科和其他先进和辅助注射技术方面，很明显有越来越多的教学差距需要解决。我很荣幸认识 Francis G. O'Connor，他是医学博士、公共卫生硕士、高级军官。作为一名家庭医师，他被认为是运动医学教育和研究的"领头羊"，O'Connor 博士还是健康科学统一服务大学军事和急诊医学的教授和前任主席。此前由于在美国家庭医师学会和国家程序研究所共同担任教员，我们已合作多年。O'Connor 博士带来了独特的知识、程序技能和教学方法。我们自然而然地整合了资源，我非常自豪地向大家介绍，他是此次更新和扩大版本的共同著者。

在教授肌肉骨骼和皮肤科课程时，我们都发现初级保健工作人员的学习需求所包含的操作超出传统肌肉骨骼注射。因此，我们继续采用与传统注射教科书不同的方向来进行编撰本书。这次合作的成果代表了全方位的有用、直接、有效的医疗程序，并且可以使用简单、廉价的设备在各种医疗环境中完成。尽管这些内容是从执业家庭医师的角度出发，但这些疗法跨越了专业界线，它们可以被用在不同的场景，如门诊、紧急护理中心、疗养院、急诊科和住院病房，也可以用于医学院的教学和住院医师培训。

在第 4 版中，O'Connor 博士和我扩展了此书的重点，几乎包括了所有可以在初级保健环境中进行的以针为基础的操作（除脊柱注射和美容手术之外）。本书旨在为那些希望学习和应用这些知识的临床医师提供广泛的研究和循证实践指南。

在过去 10 年里，基础科学知识有了显著的发展，人们发现了重要的药物毒性，引入了生物制剂，采用了肌肉骨骼超声，并记录了不同的技术，以改善患者的护理。我们强烈建议使用本书的每位读者在尝试执行书中所述的注射技术操作之前，请阅读、研究和理解本书前几章所包含的所有信息。

撰写这部新版本的挑战是通过扩展内容和激发思想来巩固前几版的成功，同时保持文本与执业临床医师的真正相关性和可读性。整个版本已经重新组织和撰写，以纳入最新信息、扩展注射操作，并进一步增加更多价值。O'Connor 博士添加的新内容包括骨生物学、肌肉骨骼超声及高级辅助技术，这些新章节对本版的成功至关重要。关于皮肤麻醉的部分已扩展为一种新技术，可以执行指（趾）阻滞，并添加更多的神经阻滞以便有效治疗各种头痛疾病。剩余部分已重新组织、完全更新和扩展。第 4 版共包括 68 个单独主题。

其他增加本书价值和特色是更新的 CPT 和 ICD-10 编码。关于知情同意、术后指导和医疗记录文件的示例详见附录。我们感谢 Wolters Kluwer 出版社继续致力于提高这项工作的质量，为本书创作了贯穿所有章节的解剖图。

本书是我 35 年个人实践和教学的成果，我想感谢以下个人和组织的支持与鼓励。首先，我要感谢我的妻子 Liz，她在我的医学教育、培训、多年实践、教学及最后在本文的研究和写作过程中给予了我支持；美国怀俄明州公立综合性大学卡斯珀分校、亚利桑那州斯科茨代尔医疗机构和北卡罗来纳州卡巴勒斯家庭医学院的领导和家庭医学培训项目帮助我扩大了我的知识基础，发展了运动医学和程序性课程，并建立了循证医学方面的专业知识；我的团队一直很棒，当我带着"另一个好主意"冲进大厅时会忍受我的更改要求，当我携带摄像机设备时会礼貌地避开；如果没有患者的信任，我就不可能掌握这些技术，很荣幸我能够担任你们的家庭医师。在过去的 20 年里，我必须感谢让我有机会为美国科学院和北卡罗来纳家庭医师学会及国家程序研究讲授课程，这些医师包括 Grant Fowler、Roy "Chip" Watkins、Kevin Burroughs、Gerald Admussen、Stuart Forman 博士，当然还有 Francis G. O'Connor；最后，非常感谢 Wolters Kluwer 出版社的员工，特别是策划编辑 Thomas Celona 和出版编辑 Colleen Dietzler。在撰写第 4 版的漫长过程中，他们以极大的专业精神和耐心支持我们。在此对本书所有相关的人，还有更多未曾留名的人表示感谢，祝你们平安健康！

James W. McNabb

献　词

谨以这本书献给那些在创作过程中曾帮助过我们的人。特别感谢我们的家人、同事、工作人员和患者给予的理解和支持。

目　录

第 1 章 概 论
Introduction

James W. McNabb **著**

唐秀美 李 箭 周宗科 **译** 邓 迁 黎 慧 **校**

对于初级保健医师或者有资质的医疗工作者而言，关节和软组织的注射和抽吸技术是其可掌握且极具价值的操作技能。这些操作可以帮助患者缓解疼痛、改善功能，同时，临床医师可将此类技术用于树立其威信，提升护理的连续性，并减少医疗费用。非常重要的一点是，只有在正确做出针对皮肤和肌肉骨骼的诊断后，才会慎重、精确地使用这些技术。有时使用这些技术是相当有挑战性的，但是不会难于初级保健医师日常工作中需要诊断和治疗的疾病。当然，学习如何准确地对这些疾病做出诊断，不在本文讨论的范围内。

我们首先要考虑患者的利益。我们必须始终努力提供最好的医疗服务，同时将伤害患者的风险降到最低，这可以通过完善我们的基础知识体系并练习相关技术操作去实现。此外，我们需要重点考虑如何为患者提供愉快的就医体验，这可以从让患者对诊疗过程的积极参与和共同决策开始。作为医疗服务的工作者，我们有义务提供一个安全舒适的环境，以及提供无痛的治疗过程。患者获得满意的治疗体验和良好的临床结局是我们的首要目标。

值得注意的一点是，关节抽吸和注射治疗本身并不是目的，而只是一种选择。抽出关节积液或是精准注射治疗药物都是暂时措施，通常作为其他治疗方案的辅助治疗。多数情况下，单独使用皮质类固醇注射治疗已被证实只能提供短期到中期的疼痛或功能缓解，而在长期效果上并不确切。在这些情况下，注射治疗应当与其他治疗方式和活动训练相结合，才能给患者带来理想的远期治疗结果。其他的治疗方法包括制动、加压、夹板固定、冰敷、热敷、超声、拉伸、理疗、穴位按摩、药物治疗，甚至手术。在缺乏其他辅助治疗的情况下，如果不纠正病因仅仅进行抽吸或注射，往往会导致疾病复发。

本书的主要学习目标如下。

- 描述每种治疗方式的适应证和禁忌证。
- 回顾当前的循证医学文献。
- 为每个治疗过程选择合适的设备 / 产品。
- 图解每种治疗的相关解剖标志。
- 安全有效地进行注射和（或）抽吸操作。
- 正确进行手术。

第 2 章　基础概念
Foundation Concepts

James W. McNabb　著

唐秀美　李　棋　李　箭　译　　李宇娟　崔亚西　校

"合格的医师治疗疾病，伟大的医师治愈患者。"

——William Osler

一、深思熟虑

肌肉骨骼疾病的评估和治疗是初级医疗保健的组成部分。随着对解剖学、生物力学、病理生理学的理解和现代治疗方案的发展，初级保健工作者可以为肌肉骨骼患者的护理做出积极贡献。患者接受口服非甾体抗炎药（nonsteroidal anti-inflammatory medication，NSAID）治疗和希望自己病情会自愈的这种善意忽视的日子早就过去了。本文可以用来进一步了解治疗常见骨骼肌肉疾病的有效技术、皮肤条件、麻醉神经阻滞的选择。所有侵入性手术都应该有明确的鉴别诊断和治疗计划。与其他所有的手术一样，临床医师对注射和抽吸操作承担着巨大的责任。

"Primum Non Nocere" 或 "第一，不伤害"是医学的基本原则之一。因此，医师有义务在决定是否进行任何注射之前考虑适应证、禁忌证、医学文献中的证据权重、预期益处、可能的不良反应、预期结果、诊断确定性、个人经验、临床经验、偏差、患者对先前干预的反应、对患者价值观的尊重。这种共同决策是一个非常复杂的过程，需要深思熟虑并与每位患者进行对话。此外，临床医师在进行任何手术之前，必须了解自身的能力，是否能够安全高效地在该患者身上完成手术。在某些情况下，与患者讨论后应当使用替代疗法或请求其他专业咨询，而不是一味地执行侵入性手术。换句话说，"患者可以做这个手术并不意味着他/她就应该做这个手术"。

二、何时转诊到亚专科

虽然初级保健医师可以对肌肉骨骼疾病患者的大多数症状进行治疗，但在某些情况下转诊到亚专科是必要的。转诊的标准包括以下情况：诊断不明确，手术医师对该手术无信心，未达到预期治疗效果，难以进针部位（脊柱、髋关节或骶髂关节），手术失败，疑似化脓性关节炎，疑似炎症性多发性关节炎发作，复发性单关节炎治疗无效，未确诊的慢性单关节炎。在上述情况下，可以建议患者转诊并咨询运动医学专家、风湿病专家、骨科医师、介入放射科医师或疼痛专家。如果怀疑急性化脓性关节，患者需要紧急住院治疗进行关节引流、清创、冲洗和静脉注射抗生素，在非典型感染的情况下，可能还需要感染科医师会诊。

三、标准用药管理

肌肉骨骼疾病是初级保健医师在工作中经常遇到的情况。通常，医师往往采用传统的治疗方法即口服药物治疗。但处方开具者必须意识到相关药物不良反应和潜在毒性。最有效的疼痛管理战略是多模式的。除药物治疗外，心理社会干预可减少焦虑，物理策略 [如物理疗法、穴位按摩和经皮电刺激神经疗法（transcutaneous electrical nerve stimulation，TENS）等] 可以减少疼痛，提高患者应对疼痛的能力，并恢复关节功能。

美国内科医师学会（American College of Physicians，ACP）和美国家庭医师学会（American Academy of Family Physicians，AAFP） 在 2020 年发表了关于治疗成人非下腰部肌肉骨骼损伤的急性疼痛的临床指南[1]。指南对持续时间小于 4 周的急性疼痛的药物和非药物干预的安全性和有效性进行了系统回顾。其中纳入了 207 项临床试验，囊括了 32 959 名参与者，并对 45 项治疗措施进行了综合评估。文章强烈推荐首选局部非甾体抗炎药，加或不加薄荷醇凝胶（总体证据等级：中等程度）。这是唯一囊括了关节治疗的三个领域（疼痛缓解、功能康复、患者满意度）的系统回顾，并且证实了干预措施的有效性。试验中未观察到严重的胃肠道或肾脏不良反应，但非甾体抗炎药在心血管方面的安全性仍需进一步的研究证实[2]。

口服非选择性非甾体抗炎药和选择性环氧合酶 -2（cyclooxygenase-2，COX-2）抑制药是治疗炎症性疾病的常用药物。然而，许多由初级保健临床医师治疗的肌肉骨骼疾病实际上并不是因为急性炎症而发病的。尽管如此，这些药物还是在初级医疗保健机构中经常使用。ACP/AAFP 指南给出了建议，中等程度的证据表明口服非甾体抗炎药可以减轻或缓解症状，包括疼痛，改善功能，或者口服对乙酰氨基酚减轻疼痛[1]。

然而，非甾体抗炎药和 COX-2 抑制药的不良反应远不止上述研究所报道的内容。除了公认的胃肠道不良反应、肝毒性、肾毒性、水肿、血压升高和充血性心力衰竭加重外，2013 年报道了一项囊括 353 809 名患者的 754 项试验的 Meta 分析，随访时间超过 233 798 人年。研究发现，COX-2 抑制药和对乙酰氨基酚增加了 1/3 的主要血管事件，其中以冠状动脉事件最多，布洛芬显著增加了冠状动脉事件，而萘普生未被发现会增加主要血管事件的发生率。2017 年，*BMJ* 杂志发表了一项纳入 61 460 个病例的 4 项研究的高质量 Meta 分析，结果表明包括萘普生在内的所有非甾体抗炎药，都被发现与急性心肌梗死（myocardial infarction，MI）的风险增加有关，使用塞来昔布的心肌梗死风险与传统非甾体抗炎药相当。在高剂量使用非甾体抗炎药的第 1 个月时，风险最大[3]。所有非甾体抗炎药均使心力衰竭的风险增加 1 倍，并增加上消化道并发症的风险[4]。一项全国性的队列研究表明，即使短期使用非甾体抗炎药，也会增加既往心肌梗死患者死亡和复发的风险。因此，不建议在这一人群中短期或长期使用非甾体抗炎药。从心血管安全的角度来看，任何非甾体抗炎药的使用都应该受到限制[5]。

两项在欧洲人群中进行的大规模研究表明，传统的非甾体抗炎药和 COX-2 抑制药可增加心房颤动的发生率[6, 7]，尤其是在心房颤动发生后30 天内。非甾体抗炎药能抑制肾脏中环氧化酶的表达，导致液体潴留，血压增加，并导致心脏舒张末期和收缩末期脉压增大。另外，由于非甾体抗炎药被用作抗炎药物，其治疗潜在炎症和疼痛的机制可能与其在心脏发挥作用的机制有关。

2015 年发表的一项系统性综述和 Meta 分析显示，非甾体抗炎药和 COX-2 抑制药可使静脉血栓栓塞的风险增加 1 倍[8]。研究表明，COX-2 酶抑制了前列环素的合成，导致血小板活化，同时也刺激了血栓素释放，导致血小板聚集。

对乙酰氨基酚对疼痛有轻度到中度的缓解效果，但对乙酰氨基酚中毒事件也经常发生。1990—1998 年，平均每年有 56 000 次急诊、26 000 次住院和 458 人死亡，均与对乙酰氨基酚摄入过量有关[9]。2007 年，疾病控制中心统计每年有 1600 例急性肝衰竭病例，其中对乙酰氨基酚引起的急性肝衰竭最为常见[10]。2014 年，美国国家毒物数据系统（National Poison Data

System）报道了 50 396 例单独使用对乙酰氨基酚的案例和 22 951 例使用对乙酰氨基酚联合药物的案例[11]。2014 年，美国食品药品管理局（Food and Drug Administration，FDA）撤销了对片状、胶囊或其他剂量单位中，含有超过 325mg 对乙酰氨基酚的所有复方药物的批准。所有对乙酰氨基酚处方药产品的标签上都加上了强调严重肝损伤可能性的警告和强调可能发生过敏反应的警告（如面部、口腔和喉咙肿胀、呼吸困难、瘙痒或皮疹）。其他不良反应包括过敏反应、急性肾小管坏死、贫血、血小板减少、恶心、皮疹和头痛。Roberts 及其同事对 8 项研究进行了系统的文献回顾，其中 4 项显示心血管不良事件（adverse events，AE）增加，1 例有记录的胃肠道急症或出血，3 例显示肾脏失代偿，2 例报道全因死亡率增加[12]。2013 年，美国 FDA 向公众通报了对乙酰氨基酚摄入减少的个人可能出现的罕见但严重的皮肤反应。这些反应包括史蒂文斯 – 约翰逊综合征（Stevens-Johnson syndrome）、中毒性表皮坏死松解症和急性泛发性发疹性脓疱病（acute generalized exanthematous pustulosis，AGEP），所有这些皮肤状况都有潜在的致命性，甚至可能发生在第一次药物使用时[13]。

口服皮质类固醇是经常使用的处方药物，然而许多医师并未认识到它们可能具有重大风险。在中国台湾省 2020 年的一项基于人群的研究中，超过 1500 万患者接受了口服类固醇治疗，中位持续时间为 3 天，胃肠道出血的发生率增加了 1.8 倍，脓毒症增加了 1 倍，心力衰竭增加了 2.4 倍。这些不良事件发生在口服类固醇开始后 5～30 天。

2019 年，Cochrane 数据库的一项系统回顾下调了曲马朵的益处。与安慰剂相比，曲马朵单独或与对乙酰氨基酚联用对骨关节炎患者的疼痛或功能没有显著好处。中等质量的证据显示，不良反应可能会导致更多的人停止服用这种药物[14]。

2020 年 ACP/AAFP 指南中指出[1]，包括曲马多在内的阿片类药物不应用于治疗非下腰部肌肉骨骼原因引起的急性疼痛，除非发生严重损伤或一线治疗无效。这类药物对急性非下腰痛的患者几乎没有任何益处，但却存在长期上瘾和过量摄入危害的可能性。避免医师给有药物使用障碍史或现存药物使用障碍的患者开具急性肌肉骨骼损伤的阿片类药物处方，将处方时间限制在 7 天或更短时间内，以及开具处方时使用更低的剂量，是降低阿片类药物使用率的重要目标[15]。2017 年发表的 Cochrane 综述显示，在使用安慰剂作对照的试验中，阿片类药物不良事件的绝对事件发生率为 78%，严重不良事件的绝对事件发生率为 7.5%[16]。由于较高的不良事件发生率，在临床实践中考虑为慢性非癌痛患者长期开阿片类镇痛药物之前，需要明确其临床益处。

度洛西汀是一种 5– 羟色胺和去甲肾上腺素再摄取抑制药，常用于慢性肌肉骨骼疼痛的辅助治疗。目前已经证明它能适度缓解疼痛，改善功能，更好地调节情绪，改善生活质量。这种药物通常耐受性好，在治疗骨关节炎和慢性下腰痛方面有轻微的不良反应。不良反应包括恶心、疲劳、头晕和口干，最近的一项综述证实其具有较低的心血管风险[17]。

氨基葡萄糖和硫酸软骨素是反式膳食补充剂。患者服用以减轻骨关节炎的疼痛。尽管它们很受欢迎，但却没有较强的证据显示它们的益处，并且显示其有效性的数据也是相互矛盾的。Orgata 在 2018 年发表的基于 18 篇文章综合的 Meta 分析发现，氨基葡萄糖对疼痛有轻微的改善作用，但对膝关节功能的影响不大[18]。

鉴于口服药物治疗肌肉骨骼疾病的疼痛存在相对疗效较低而毒性较大的问题，医师有责任考虑使用其他更有效和毒性更小的治疗方案。其他保守治疗，如减肥、暂时休息、穴位按压[1]、器械、石膏、夹板、矫形器、TENS 等通常也有较好的疗效。正规的物理治疗对于那些能够充分参与治疗的患者也是有帮助的，但往往被忽视[19]。其他治疗方案还包括本文所提及的药物注射和抽吸治疗等诸多方法。

四、注射和抽吸的适应证

进行注射和抽吸的适应证有很多。从诊断的角度来看，关节或软组织注射局部麻醉药物可以暂时减轻疼痛，有助于临床医师进行更全面的检查。疼痛通常会限制肌肉骨骼检查，而检查过程中的肌肉痉挛会进一步限制检查区域的活动范围。提供有效的疼痛缓解能够使临床医师充分检查患者的真实情况。这对于明确关节结构（包括肌肉、肌腱、韧带和软骨）的完整性至关重要。

诊断性注射的结果有助于医师做出正确的临床决策。例如，患者可能表现为急性肩部疼痛，主诉中度剧烈疼痛，检查时侧抱肩膀，并且无法进行肩部外展。肩袖复合体撕裂或肩峰下撞击综合征可能是导致患者疼痛的临床问题。临床医师可选择 1～2ml 1% 甲哌卡因肩峰下腔注射。如果 1min 后，患者能够进行全范围运动，包括无限制的肩外展，那么这种"撞击试验"则表明疼痛是患者无法外展肩膀的限制因素，而肩袖没有撕裂。患者可以继续接受由初级医疗保健医师提供的保守治疗，而无须立刻进行亚专业转诊。

当抽吸关节或软组织间隙回抽出液体后，应当检查抽吸液颜色、清晰度、是否含有血液。正常滑膜液清晰透明，而液体含有血液则提示可能有出血，常见的出血原因是急性创伤。颜色发黄则可能是从发炎的滑膜渗出的血红蛋白分解后而引起黄染。此外，液体的透明度会因白细胞的存在而改变，晶体和细胞碎片也会降低透明度。显微镜检查是评估液体中的细胞、晶体、细菌和血液的重要方法。

许多治疗因素同样支持进行注射和抽吸。从关节中抽出液体本身可以明显缓解疼痛并恢复关节的活动范围。对于相对较小的关节，如肘关节，只需清除 3～5ml 的液体就可以达到这样的效果。对于较大的关节，临床医师可从慢性膝关节疾病的患者中抽出多达 100～150ml 的液体。

治疗注射的适应证包括晶体关节病、滑膜炎、类风湿关节炎、其他非感染性炎症性关节炎、骨关节炎和骨关节疾病。软组织指征包括滑囊炎、肌腱炎、腱鞘炎、上髁炎、触发点（扳机点）、神经节囊肿、神经瘤、神经卡压综合征和筋膜炎。罹患炎性关节疾病和软组织疾病的患者可通过注射皮质类固醇或局部麻醉混合药获得良好的治疗效果。

皮肤疾病的患者，如增生性瘢痕、瘢痕疙瘩、扁平苔藓、单纯性慢性苔藓、银屑病、结节性瘙痒、斑秃和盘状红斑狼疮等，也可直接注射皮质类固醇进行治疗。

皮肤和周围神经可通过使用局部麻醉药来消除疼痛，这在临床上很重要，方便进行其他具有疼痛感的外科手术。

五、注射和抽吸的禁忌证

了解抽吸和注射的适应证很重要，但了解手术的禁忌证更有价值。绝对禁忌证包括患者不配合、注射药物过敏史、注射需通过感染组织、关键承重肌腱皮质类固醇注射，类固醇注射到跟腱、髌骨和股四头肌肌腱及其周围可能会导致这些部位关键结构的毁灭性破坏，并且恢复困难、漫长、不完整。

此外，还有许多相对禁忌证。这些相对禁忌证是可变的，并且只适用于某些患者或某些情况下。例如，手术部位接近动脉、静脉、神经或胸膜表面等结构。此外，对于有凝血障碍、注射药物过敏、免疫受损状态、不稳定型糖尿病、血管坏死史、注射部位进行过关节置换、对手术过度焦虑、可能不遵循术后指示的患者，必须谨慎选择进行手术。

接受皮质类固醇的患者可能会引起潜在感染的风险或感染加重，包括变形虫、伯氏疏螺旋体（莱姆病）、迪达念珠菌、隐球菌、分枝杆菌、诺卡菌、肺孢子菌、类圆线虫（线虫）、弓形虫或其他的感染。

美国介入放射学学会指南共识将经皮肌肉骨骼穿刺术作为低风险出血性手术[20]。然而，在许多临床情况下，出血的风险可能会增加。在继续手术之前应考虑对每位患者的并发症、药物和凝血指标进行核查。患有血友病和血管性血友病等凝血病的患者易出现术后出血相关的并发症，包括关节血肿和骨筋膜室综合征。肝硬化、慢性肝病、慢性肾脏病和维生素 K 缺乏症等疾病会增加出血的可能性。此外，抗凝血药、抗血小板药和非甾体抗炎药都会增加出血风险。在择期手术前，应当评估患者的凝血情况，包括凝血酶原时间 / 国际标准化比值（international normalized ratio，INR）、部分凝血活酶时间（partial thromboplastin time，PTT）和血小板计数，并对异常情况进行矫正干预。

在接受抗凝治疗的患者中，医师必须在手术相关出血风险与停用或逆转抗凝治疗后血栓形成风险间权衡。服用口服抗凝血药、华法林的患者并不是注射或抽吸的绝对禁忌证。1998 年，Thumboo 等在 *Arthritis and Rheumatism* 杂志发表了一项前瞻性队列研究的结果，该研究纳入了 32 名接受了关节和软组织注射和抽吸手术的患者，患者在风湿病门诊接受治疗，服用华法林，并且 INR<4.5。术后随访 4 周，患者无明显出血[21]。这也是本书作者在更多患者中的治疗经验（未发表）。2015 年，Foremny 及其同事按照出血风险高低将肌肉骨骼手术患者进行分层。在出血风险较低手术中，如关节注射或抽吸、积液抽吸（血肿或脓肿）、腹膜注射、周围神经阻滞，不需要进行抗凝治疗（INR≤3.0）。此外，不建议在这些手术中使用氯吡格雷，并且考虑血小板计数超过 20 000/μl 是足够的[22]。迄今为止，还没有关于接受抗血小板药物、溶栓药、纤维蛋白溶解药、低分子量肝素、较新的口服抗凝血药 [如直接凝血酶抑制药（达比加群和其他）和 Xa 因子抑制药（利伐沙班、阿哌沙班和其他）] 的患者进行涉及注射手术的临床试验报告。

六、特殊医疗情况

一些特殊医学情况值得关注。糖尿病是一种非常常见的疾病，并且初级医疗保健机构的糖尿病患者数量日益增长。由于糖尿病通常与肥胖相关，这导致了糖尿病患者的关节和软组织将承担更多的机械和代谢压力，而这些情况可以通过接受注射治疗得到缓解。尽管人们担心血糖水平可能会显著升高，但研究表明，一过性的血糖升高通常不具有临床意义。单次膝关节内注射类固醇会引起糖尿病患者出现 2 天或 3 天的急性高血糖[23, 24]。大剂量重复肩关节内注射类固醇可能会短暂提高餐后血糖水平（非饮食摄入所致）[25]。血糖升高通常可以通过限制碳水化合物，继续常规糖尿病治疗方案及注射后血糖密切监测来控制。但糖尿病的存在可能会降低注射皮质类固醇的疗效。

人们开始关注注射药物在服用口服抗凝血药患者中的疗效，包括阿司匹林、非甾体抗炎药、抗血小板药物、华法林和新的口服抗凝血药（直接凝血酶抑制药，如达比加群等；Xa 抑制药，如利伐沙班、阿哌沙班等）。

化脓性关节炎是一种医疗紧急情况。关节感染是一种非常严重的疾病，严重影响了关节及周围结构的完整性。对于化脓性关节炎，必须尽快诊断并提供治疗。患者需要接受包括关节引流、冲洗、抗生素静脉注射、镇痛等治疗。上述治疗最好由初级保健医师与骨科医师、感染科协调完成。引起关节感染的常见细菌有链球菌、葡萄球菌、淋球菌和耐甲氧西林金黄色葡萄球菌。

类风湿关节炎给初级保健工作者带来了另一种挑战。类风湿关节炎是一种破坏性强、进展迅速的炎症性关节疾病。除非这个过程被中断和控制，否则溶解酶会迅速降解关节表面、滑膜和支撑结构。关节和软组织注射在类风湿关节炎的治疗中发挥着重要作用，可在受影响的关节局部提供相对较小剂量的皮质类固醇以改善整体情况。

处理与关节置换相关附件的疼痛需要特别注意。关节置换引起的疼痛通常是由于正常的生物力学改变而发生的。发生疼痛的其他原因还可能包括术后瘢痕组织过多、假体适应不良或假体松动等。单纯注射皮质类固醇或其他药物通常对改善关节置换术后患者的疼痛无意义，并且不能纠正任何潜在的生物力学异常。此外，还可能因为在假体感染部位进行注射而导致情况变得更加复杂，并带来灾难性后果。在术后假体感染的患者中，更谨慎的做法是不进行关节注射，并将患者转介给他们的骨科医师来处理这一具有挑战性的问题。

七、并发症

注射和抽吸手术的并发症主要分为两类，即全身性并发症和局部性并发症。全身性并发症包括血管反应、局部麻醉相关并发症、皮质类固醇相关并发症。患者也可能出现过敏反应。局部麻醉药的其他严重毒性包括心律失常和癫痫发作，但通常这种情况是由于血管内注射剂量远远超过软组织和关节注射所需的剂量而导致。与皮质类固醇注射相关的全身性并发症包括血管潮红、糖尿病患者血糖水平升高、免疫反应受损、心理障碍、下丘脑 - 垂体 - 肾上腺轴抑制、月经不调、阴道异常出血和骨质疏松症。接受皮质类固醇治疗的患者由于免疫力降低且无法定位感染，还存在增加感染风险或再次引起陈旧性感染风险的可能。这种感染风险可能来源于任何病原体（如病毒、细菌、真菌、原虫或蠕虫），也可能发生于体内的任何部位。感染可能是轻微的，也可能是严重的，并且并发症的风险随着皮质类固醇使用剂量的增加而增加。此外，皮质类固醇治疗可能掩盖急性感染的迹象和症状。

皮质类固醇的局部真皮并发症包括皮下脂肪萎缩、真皮萎缩和皮肤色素脱失。这些并发症在关节内注射后出现，但浅层结构注射药物后最明显。这可能是由于皮质类固醇浅表注射或皮质固醇沿着注射针头轨迹回流到皮下脂肪或真皮层。皮肤症状的出现可能需要长达 2 个月的时间。大多数患者的皮肤色素沉着在 1 年内恢复正常[26]。虽然皮肤萎缩的症状恢复了，但已有报道表明影响会持续超过 5 年[27]。皮肤并发症的严重程度和持续时间可能与皮质类固醇制剂的溶解度和浓度有关。有趣的是，生理盐水注射已被证明可以迅速逆转局部皮质类固醇皮肤萎缩[28]。其他局部并发症还包括出血、感染、邻近关节骨坏死、韧带断裂或肌腱断裂。肌腱内皮质类固醇注射可导致肌腱断裂[29-31]。这可能是通过抑制肌腱细胞增殖[32]和降低孤立的胶原束强度而导致的。据报道，背部肌内注射可导致气胸[33]。抽吸腕部神经节囊肿时，可能会对桡动脉造成伤害[34]。

注射后耀斑（局部红肿）是一种局部现象，通常认为是由软组织和（或）滑膜间隙中类固醇晶体的反应所致。这种反应发生在皮质类固醇注射后 6～24h。尽管过去曾有学者将这种反应归因于皮质类固醇结晶，但这类说法现在仍存有争议，并且在医学文献中也没有证据支持。临床上，防腐剂（包括甲基苯甲酸）引起的化学性滑膜炎也会出现相同的反应[35, 36]。普通的多剂量瓶装利多卡因、肾上腺素利多卡因和（布比卡因）都含有 1mg 甲基苯甲酸。如果患者有类固醇耀斑或利多卡因过敏史，应使用不含防腐剂的 1% 利多卡因单瓶代替。在以上两种情况下，注射后的急性反应可以通过口服非甾体抗炎药和在重复抽吸确认没有感染后进行冰敷处理。

关于酰胺类局麻药对软骨细胞毒性的报道在最近逐渐引起了人们的关注。利多卡因、布比卡因和罗哌卡因的体内试验结果同样证实了上述说法[37, 38, 39, 40]。布比卡因和罗哌卡因可能是毒性最小的药剂[40]。证据表明，长时间暴露在高浓度局部麻醉药中软骨溶解的风险更大，如在骨科手术后通过止痛泵连续输注麻醉药[41]。然而，动物模型却显示单次注射局麻药后也可观察到后期细胞和代谢的毒性变化[38]。一些研究表明，防腐剂和局麻药溶液的 pH 可能会影响其软骨毒性的程度[42]。

局部麻醉药关节内注射与关节内连续输液不同。软骨细胞对麻醉药的毒性与接触时间直接相关。麻醉药在关节或软组织中的吸收和清除取决于局部麻醉药的理化特性和局部血流等多种因素。对于亲脂性和蛋白结合性高的局部麻醉药，其吸收往往会延迟[43]。在酰胺类局麻药中，布比卡因具有这些特性的最大价值，且可能具有最长的组织停留时间[44]。在 2017 年一篇研究单剂量局麻药对软骨影响的系统评价中，Kreuz 及其同事纳入了 12 项研究，涉及 4 种不同的麻醉药。他们发现，麻醉药对软骨细胞和软骨的毒性强度随着药物类型、使用剂量和时间依赖性的增加而增加，特别是对骨关节炎软骨。在这项研究中，布比卡因和利多卡因比甲哌卡因和罗哌卡因的软骨毒性更大[45]。

现在有早期证据表明，皮质类固醇也可能对软骨产生有害的影响。2017 年，McAlindon 及其同事在 *JAMA* 杂志上发表了一项随机临床试验[46]。每 3 个月为 140 名有症状的膝关节骨性关节炎患者注射皮质类固醇，并通过 MRI 扫描测量膝关节软骨的体积。2 年后，注射曲安奈德的患者软骨厚度减少了 0.29mm，而注射生理盐水的患者则为 0.13mm，组间膝关节疼痛严重程度没有显著差异。

八、安全性

为了确保患者和操作人员的安全，应遵守以下程序。首先，必须明确局部解剖标志点，这确保了操作者明确进针位置的内部解剖结构。其次，一定要采取普遍预防措施，以避免无意中与血液和体液接触，必须使用个人防护设备。所有的注射和抽吸必须使用无菌手套。如果门诊病房采用了严格医疗无菌技术，那么就不必在进行检查时使用无菌手套或无菌布。

为了减少针刺伤的机会，应当提供各种安全的锐器系统。操作人员有责任遵守 OSHA（职业安全与健康标准）规则，并利用更安全的穿刺设备以避免伤害。使用后，所有锐器必须立即放置在一个耐穿刺的锐器盒中，装满的锐器盒应按照国家管理的医疗废物规则处置。

执行侵入性手术时应当始终使用医疗消毒技术。常用的杀菌产品包括 10% 聚维酮碘水溶液和 2% 氯己定乙醇溶液。两者都是广谱杀菌剂，对革兰阳性菌、革兰阴性菌、真菌和病毒均具有活性。氯己定乙醇消毒液在预防浅表和深部感染方面的效果明显优于聚维酮碘[47, 48]。在接受神经阻滞手术的患者中，与使用聚维酮碘相比氯己定乙醇消毒液明显降低了穿刺部位细菌定植的发生率[49]，这与其他研究是一致的。氯己定与聚维酮碘联合应用可有效降低足踝外科手术部位细菌浓度[50, 51]。此外，葡萄糖酸氯己定不会被血液或血清蛋白灭活，而碘伏则会被灭活[52, 53]。氯己定乙醇消毒液的快速起效、持续活性、残留抗菌作用与较低的术后感染率有关[54]。应根据厂家的建议让消毒剂保持干燥。

使用医疗无菌技术并不意味着注射和抽吸操作需要在无菌手术室环境中进行。但需要采取必要的预防措施，以确保将针刺伤风险降到最低。在进行注射和抽吸时，操作人员必须始终遵循"不接触"的原则，此过程不允许在皮肤消毒后接触注射部位。在确定了局部标志后，用墨水标记注射部位。还可以用回缩的圆珠笔尖施加压力，在穿刺点处的皮肤上留下印迹作为标记。接下来依次用酒精和灭菌药物对注射部位皮肤进行清洁和消毒。这些步骤完成后，除了无菌针尖，消毒区域不得再与任何非无菌物体接触或触摸该部位。

已在其他患者身上使用过的针头和注射器绝不能用在该患者身上。如果使用单剂量（单次使用）药物瓶，那么它们只能用于该名患者的单次治疗。即使没用完也不能用在该名患者的下次治疗中，因为单剂量药瓶不含防腐剂。抽取药物前必须消毒药瓶橡胶塞。即使在为同一个患者补充额外剂量的情况下，也最好用新的针头和注射器进行药物抽吸和配制药物。

在将任何物质注射到组织中之前，一定要尝试回抽。这将证实针尖是否在血管内。执行这个简单的操作可以确保不会发生穿刺到血管内的意外情况。

进行关节或囊内及肌腱周围注射时，注入物质很可能会削弱肌腱的结构。随之而来的可能会是肌腱断裂，尤其是在负重肌腱中，如跟腱、髌骨或股四头肌肌腱。此外，应避免直接注射到神经。注射针接触神经会被立即感知，因为患者会在针头与神经接触的瞬间感到疼痛或麻木。在这种情况下，只需稍微拔出针头并重新定位即可。

注射完成后，应当使用无菌纱布擦拭注射部位皮肤，必要时施加直接压力，最后应用无菌敷料包扎。针头应当立即被丢到耐穿刺的锐器盒中。术后，患者应当在治疗室停留一段时间，在此期间，工作人员应观察患者是否有局部或全身不良反应的迹象。

九、解剖

至关重要的是，临床医师需要对选择注射和（或）抽吸的各个区域的三维解剖结构和功能有清晰的认知和完整的了解。对目标区域的充分了解可以使我们更深入地理解造成患者症状的病理过程。这也使得体格检查更具有意义。此外，还能使医师列出一系列可能的备选诊断。基于解剖知识，医师能够合理地采取下一步行动。理解解剖部位皮肤下的解剖结构关系，医师才能够进行基于三维结构的深入思考。在进针时，可视化针的位置是很重要的，这能够使医师实时确定针尖的位置。通过准确放置治疗药物和插入大号针头进行液体抽吸来提高临床效果。由于避开了关键结构，针头创伤引起的并发症也被降到了最低。

十、确定标志点

在每个注射或抽吸过程前，必须识别相关的局部解剖标志。标志区域一般为潜在的骨突起或可轻松识别的软组织结构。应当对注射点进行详细标记。确认注射点后，应该用圆珠笔或外科标记在皮肤上标记。接下来，用墨水笔标记针头的入口位置，然后通过使用圆珠笔尖在墨迹上施加压力，在皮肤上产生压痕。标记压痕是必需的，因为无菌准备时，该区域将消除墨水痕迹。以上过程为临床医师提供了一个直观的参考框架，并规范了手术流程。无论医师有多少经验，识别并标记解剖点和进针处的过程都不应该跳过。完成解剖点标记后，应嘱患者不要移动该部位。重新定位可能会改变皮肤表面标记和内部解剖之间的相对关系。

十一、局部麻醉

为患者提供无痛体验是初级保健工作者的责任[55]。在选择性注射中，如经后路肩峰下注射，通过采用拉伸或提捏皮肤和其他皮肤刺激等方法可使患者分心，从而不会注意到针头插入时的疼痛。

通过使用皮肤冷却剂或应用局部麻醉药，可以实现经皮注射的无痛局部麻醉。例如，局部使用皮肤冷却剂可以使皮肤迅速出现短暂但有效的麻木感。皮肤冷却剂对表皮产生短暂的非细胞毒性降温作用，可提供长达30s的局部麻醉效果，阻断与针头注射相关的疼痛。局部麻醉药的作用机制是降低周围神经系统的 Aδ 纤维和 C 纤维的神经传导速度，中断对脊髓的伤害性输入。Zhu 及其同事在 2018 年的一项 Meta 分析显示，与安慰喷雾剂或不治疗相比，蒸汽冷却剂喷雾可显著降低成人和儿童静脉穿刺期间的疼痛[56]。

经典的蒸汽冷却剂 Gebauer Ethyl Chloride® 有玻璃瓶和金属罐两种容器，这两种容器都要在通风良好的空间内，距离治疗区域 7.62～22.86cm 作用。玻璃瓶需倒拿使用。而 Accu-Stream 360 系列罐可以拿在任何位置。将氯乙基从瓶子中连续喷洒到该部位 3～7s，从罐中喷出 4～10s，或直到皮肤变白，以最先喷出时间为准。立即将针头插入皮肤。使用 Ethyl Chloride® 时必须特别小心，因为该产品易燃，绝不能在有明火或火花的情况下使用，包括烧灼器、透热治疗器、电外科机器、射频设备、强脉冲光发生器或激光器。

Gebauer Pain Ease®（1, 1, 1, 3, 3- 五氟丙烷和 1, 1, 1, 2- 四氟乙烷的专有混合物）既可以作为中流喷雾剂使用，也可以作为雾化喷雾剂使用，这些产品以加压金属罐的形式分发，是不易燃产品。将 Pain Ease® 产品保持直立位置，在距离目标部位 7.62～17.78cm 的距离内使用，喷洒 4～10s，直到皮肤开始结霜。时间不要超过10s。

中流在较小的目标点中生成精确流。细小的雾滴分散在直径为 3cm 的圆形中。Pain Ease® 用于针头注射或小型外科手术的充分局部麻醉，持续时间长达 30s，不致癌或致畸，因此可以在妊娠期间按照指示安全使用。此外，与 Gebauer Ethyl Chloride® 相比，Pain Ease® 具有多个优势，包括更大的麻醉范围，减少液体在皮肤上的流动（使用喷雾剂），无易燃危险。

与仅批准用于完整皮肤的 Ethyl Chloride® 相比，Pain Ease® 可用于有完整黏膜的轻微皮肤伤口。长时间接触时，Ethyl Chloride® 和 Pain Ease® 都可能损坏用于室内装潢检查台的聚氯乙烯覆盖物。注射期间使用的阻隔垫可有效防止蒸汽冷却剂喷雾与室内装潢接触。Ethyl Chloride® 和 Pain Ease® 并不是无菌的，但产品已按照美国药典通过微生物限度测试。结果显示其不含金黄色葡萄球菌、大肠埃希菌、铜绿假单胞菌和沙门菌。测试还测量了细菌总数、霉菌和酵母生长情况[57]。2012 年的一项研究表明，氯化乙酯可能是单独使用的有效消毒剂，与单独使用聚维酮碘相比，它可以改善皮肤感染[58]。因此，似乎没有必要再用防腐剂擦拭喷雾区域。

十二、用物准备

强烈建议医疗服务工作者对进行注射和抽吸所需的所有设备和用品进行组织管理。这可以方便进行管理，同时减少了执行所有必要项目所需的时间，还减少了无意中出现医疗错误的可能性。在执行手术之前，应提供所有设备 / 用品。主要包括以下内容。
- 一个专用柜。
- 一个注射盘。
- 一个注射车。
- 注射包。

如果医师一直在同一医疗机构的同一治疗室工作，建议使用专用柜。将物品集中放置于专用柜中，不仅有利于手术前的物品准备，还可以随时了解各种物品的增缺情况。大型托盘或注射车为材料放置提供了一种便携式选择，在大型诊所或教学环境中建议使用。另一个选择是准备注射包，注射包中包括手术中使用的所有用品。

在执行这些手术多年后，作者私人诊所的首选方案是将材料储存在一个中心位置。由助理在患者就诊前整理好各个注射包，在每个检查室的安全柜中放置相关药物和各种注射器和针头以供选择。当患者出现需要注射或抽吸的情况时，只需从柜子里取出注射包放在检查室的柜台上。可以使用这些材料，也可以自由选择柜中其他尺寸的注射器和（或）针头。在注射时，工作人员在注射器中注入适当的药物，并固定好合适的针头。这种手术前的安排提高了效率，减少了发生医疗错误的可能性。

应准备的物品（图 2-1）如下所述。
- 手套：非无菌检查手套。
- 屏障"卡盘"垫：非无菌。
- 酒精垫。
- 10% 聚维酮碘垫，2% 氯己定，70% 酒精垫。
- 纱布垫：非无菌。
- 胶布绷带。
- 止血钳（可选）。
- 注射器。
  - 3ml。
  - 5ml。
  - 10ml。
  - 20ml。
  - 60ml。
- 针头。
  - 20 号 2.54cm 钝头填充针：用于抽取药物和抽吸小关节。
  - 18 号 3.81cm：用于抽吸大关节和滑囊。
  - 25 号 1.59cm、2.54cm、3.81cm 和 5.08cm：用于注射。
  - 20 号 8.89cm 脊柱针：用于深层注射 / 抽吸。
- Pain Ease® 喷雾或中流蒸汽冷却剂喷雾。
- 利多卡因：1% 纯。
- 甲哌卡因：1% 纯。

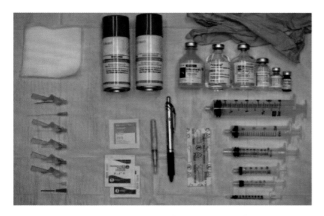

▲ 图 2-1 用于注射和抽吸的设备

- 布比卡因：0.5% 纯。
- 选择类固醇（通常使用 40mg/ml 曲安奈德）。
- 选择黏弹性补充剂（根据需要订购）。

十三、标记点定位及关节注射技术

当进行注射和（或）抽吸时，最重要的是操作者遵循手术的标准化流程。这有助于医师准备、患者准备，并减少手术遗漏物品的可能性。应按照提出的顺序采取下列步骤。

1. 明确医学诊断并考虑相关的鉴别诊断。

2. 考虑手术禁忌证。

3. 与患者和（或）监护人讨论拟议的手术和备选方案。

4. 获得患者和（或）监护人的书面知情同意。

5. 收集并准备所需材料。

6. 确认患者并进行手术。

7. 用墨水笔识别和标记解剖标志和注射部位（不允许患者移动直到手术完成）。

8. 用圆珠笔尖紧压皮肤，以进一步识别注射部位。

9. 戴上无菌手套。

10. 备皮准备，10% 聚维酮碘垫或 2% 氯己定或 70% 乙醇消毒，干燥。

11. 提供局部麻醉，蒸汽冷却剂喷雾（疼痛缓解）和（或）注射局部麻醉（Pain Ease®）。

12. 使用非接触式技术，在注射部位插入针头，并将其准确推进到治疗区域。

13. 如果使用超声引导，请按照超声部分的技术说明（可选）。

14. 吸出滑液或滑囊液（可选），如有指征，送实验室检查。如果在抽吸后需要立即注射皮质类固醇溶液或黏弹性补充剂，不要将针从关节或关节囊中取出。在这种情况下，紧紧抓住针柄（如有必要，用止血夹），拧下原来的注射器，然后立即连接另外装有皮质类固醇或其他药物的注射器。

15. 向目标部位注射适当的皮质类固醇溶液或黏弹性补充剂。注射前一定要抽吸，以避免将药物注入血管内。不注射抗阻性药物。

16. 拔掉针头。

17. 无菌纱布垫对注射部位加压包扎。

18. 无菌胶布绷带包扎。

19. 为患者提供术后指导。

十四、关节滑液分析

关节穿刺术的主要目的是获取滑液样本以进行显微分析。液体检查可为诊断关节积液的病因提供关键信息[59, 60]。无论是脓毒性关节炎还是晶体性关节炎，对于急性单纯性关节炎，这一点都尤为重要。关节穿刺成功后，应观察液体的外观，正常滑膜液清晰透明。大致评估液体的外观可快速进行临床估计。完全透明的滑液多见于正常关节，在非炎症性疾病（如骨关节炎）中也可以观察到。滑液的混浊程度通常与炎症程度相当。大多数混浊到脓性的滑液发生在脓毒性关节炎，但也有例外。接下来，滑液样本要么立即在显微镜下检查，要么尽快转移到能够提供诊断测试的实验室。当样本被送去进行滑液分析时，它需要被放置在用乙二胺四乙酸（EDTA）抗凝药的玻璃管中。不要使用含有肝素、草酸盐或锂的试管，因为这些抗凝药会混淆晶体分析。然而，为了获得最佳实践，联系当地实验室以确定流体运输的首选方法。将供培养的液体从注射器转移到适当的培养基中。一般细菌培养基适用于大多数脓毒性关节炎病例。不过，淋病是脓毒性单关节炎的常见原因。如果怀疑这一点，那么需要从咽、宫颈、尿道和直肠等其他部位取样进行培养，且要将样本置于二氧化碳环境下的塞耶 – 马丁培养基中运输。如果考虑到真菌感染，则将标本置于沙氏葡萄糖琼脂中培养。

过去对葡萄糖、pH 和乳酸的一些测试都是按常规进行的，但循证医学的相关研究已经证明了它们的价值。传统上，关节积液可分为正常、非炎性、炎性、脓毒性和出血性。绝对细胞计数是判断炎性液和非炎性液的主要指标，细胞计数低于 2000/mm³ 的液体很可能是非炎性的，炎性液通常超过 2000/mm³。鉴别白细胞计数可进一步增加信息。非炎性液通常含 < 50% 的多形核细胞，炎性液则更多。化脓性关节炎临床上唯一有用的滑膜检查是白细胞计数、多形核细胞百分比、革兰染色和细菌培养。

晶体分析可以用显微镜进行。将 1 滴原液放在干净的玻片上，并在显微镜下检查，晶体可通过普通显微镜观察，并对晶体、白细胞和细菌进行初步鉴定。偏光显微镜为晶体鉴定提供了金标准，但通常需要有条件的实验室完成。痛风中发现的尿酸单钠晶体呈针状，在极化下检测时呈强负双折射。在假性痛风中发现了二水磷酸焦磷酸钙晶体，这些表现为强折射、短、菱形、弱正双折射。细胞内晶体的存在是痛风或假痛风的一个更具体的预测指标见表 2-1。

十五、术后处理

在抽吸和（或）注射后，应立即用无菌绷带覆盖部位并加压。患者病情稳定且没有跌倒风险后，让患者从手术台上下来。鼓励患者轻柔按摩和缓慢运动，以使皮质类固醇分布在整个关节间隙或软组织中。出院后，应建议患者关注并立即报告任何不良反应，最重要的是识别感染的早期迹象。因此，应立即报告任何肿胀、发红、加重性发热、近端红条纹或体温 > 37.8℃ 的情况。

患者的疼痛通常在注射局部麻醉药后完全缓解。由于疼痛缓解和缺乏负反馈，治疗区域存在受伤的风险。患者应被告知初始的止痛效果是由注射的局部麻醉药提供的，但它的效果只是暂时的。在单独使用 1% 利多卡因的情况下，疼痛缓解只能持续约 1h。而注射皮质类固醇药物的抗炎作用，通常需要 24～48h 的起效时间。因此，患

表 2-1 关节滑液性质					
疾病类型	外 观	黏 度	/mm³	% 多形核细胞	晶 体
正常	透明	高	<180	<10%	无
骨关节炎	透明	高	200～2000	<10%	无
类风湿关节炎	半透明	低	2000～50 000	可变	无
银屑病关节炎	半透明	低	2000～50 000	可变	无
反应性关节炎	半透明	低	2000～50 000	可变	无
痛风	半透明至浑浊	低	2000～50 000	>90%	针状 + 双折射
假性痛风	半透明至浑浊	低	2000～50 000	>90%	菱形 + 双折射
化脓性关节炎	混浊	可变	2000～50 000⁺	>90%	无
关节积血	红色	低	2000～50 000	<10%	无

者应该被告知疼痛预计将在 1h 内再次出现，并在 1～2 天再次减轻。

关节抽吸和（或）注射后可给予其他说明，如指导患者在操作区域使用冰块，但是没有证据表明这是有益的。可以根据临床情况开具非甾体抗炎药处方，但要充分了解和考虑本章前面讨论的不良反应和潜在毒性。研究表明，手术部位固定不是必需的[61, 62]，但减少使用和改变活动通常是有帮助的。可能需要压缩弹性包裹或夹板，但也没有文献支持这种做法。概述最常见的不良反应和提供具体简明的健康教育讲义是有用的（见附录 B）。

十六、手术文件

提供医疗服务的一个非常重要的步骤是充分和准确地记录术前、术中、术后发生的事件，这不仅是正式的医疗记录，也是账单记录和法律文件。说明应确认、讨论了拟采取的手术和相关替代治疗，讨论了可能的并发症，并回答了患者的所有问题，还必须包括已取得的书面知情同意。应该记录患者的体位、麻醉、使用的器材，以及在手术过程中所涉及的物理步骤。记录还应包括任何相关的发现，遇到的并发症，以及患者的术后情况。最后，如有必要，手术医师和主管护士应当共同签署向患者说明治疗计划和后续护理的清单。

附录 C 中关于膝关节抽吸和注射的文档示例。这可以根据个人需要进行修改，以满足特定的手术、患者、医师和医疗机构的需要。建议法律顾问在执行本文件之前对该文件进行审查。

十七、计费和编码

为了获得适当的报酬，临床医师必须为所执行的手术指定适当的编码。这可以确保对就诊时完成的工作进行公平的支付，并对符合条件的医疗用品进行报销。因此必须在医疗记录中完整地描述患者就诊时执行的手术，以确定编码。出版时采用 CPT®2021 编码来记录皮肤、周围神经和肌肉骨骼疾病的注射和抽吸相关操作。

CPT 2021 将小关节定义为手指和脚趾关节。颞下颌关节、肩锁关节、胸锁关节、腕关节、肘关节、踝关节和鹰嘴囊被定义为中等结构的关节或关节囊。大型结构为肩关节、骶 - 髂关节、髋关节、膝关节和肩峰下囊。

根据定义，CPT 编码 20550、20551、20600、20605 和 20610 用于每个肌腱、关节或滑囊的单次注射。如果多次注射，则应将编码多次列出。此外，应使用修饰符 -51 或 -59 来指示何时执行多个过程。通常，-59 用于编码不同部位的多次注射，但使用的特定修饰符由每个保险公司决定。请注意，不管执行的注射次数是多少，CPT 编码 20552 和 20553 在每个会话中仅使用一次。CPT2021 在报告多个滑囊注射时给出了具体说明。在本书中，将使用编码 20612 并追加修饰符 -59。

CPT 2021 没有具体定义皮质类固醇注射肘管综合征尺神经或桡神经深分支（后骨间神经）的编码。作者认为，在 CPT 描述符改变之前，编码 64450（注射，神经阻滞，治疗术，其他周围神经或分支）可准确反映这些手术。

医疗保险和大多数商业保险公司在支付多次注射的费用时采用多重手术规则。一般为第一次手术支付 100%，为第二次手术支付 50%，为第三次和以后的手术支付 25%。

必须提交诊断编码以便保险公司支付注射 / 抽吸手术的费用。这些编码遵循标准的国际疾病分类（International Classification of Diseases，ICD）系统。在本书的每一章中，最常用的 ICD-10 编码（http://www.cdc.gov/nchs/icd/icd10cm.htm）被列出。

J 编码用于为手术过程中使用的注射药物 / 设备收费。治疗性注射产品，如皮质类固醇和黏弹性补充剂（表 2-2），费用反映的是术中使用麻醉药物的单位数，而不是具体的容量。例如，Kenalog® 的 J 编码以 10mg 单位表示。如果注射的是 40mg Kenalog，那么患者将被收取 4U 的

表 2–2 CPT 2021 注射手术编码
• 11900：病灶内注射（1～7 个病灶）
• 11901：病灶内注射（＞7 个病灶）
• 20526：注射，治疗，腕管
• 20550：注射，单肌腱鞘或韧带、腱膜（如足底筋膜）
• 20551：注射，单肌腱起始点 / 附着点
• 20552：注射，单点或多次触发点，1 块或 2 块肌肉
• 20553：注射，触发点，3 块或更多肌肉
• 20600：关节穿刺，抽吸和（或）注射，小关节或滑膜囊；无超声引导
• 20604：在超声引导下，有永久记录和报告
• 20605：关节穿刺，抽吸和（或）注射，中间关节或滑膜囊；无超声引导
• 20606：在超声引导下，有永久记录和报告
• 20610：关节穿刺，抽吸和（或）注射，大关节或滑膜囊；无超声引导
• 20611：在超声引导下，有永久记录和报告
• 20612：抽吸和（或）注射神经节囊肿，任何位置
• 27096：使用麻醉药和（或）类固醇注射骶髂关节，具有成像指导和永久记录
• 64400：注射，麻醉药，三叉神经，任何分部或分支
• 64402：注射，麻醉药，面神经
• 64405：注射，麻醉药，枕大神经
• 64418：注射，麻醉药（神经阻滞），对躯体神经的诊断或治疗手术
• 64450：注射，神经阻滞，治疗，其他周围神经或分支
• 64455：注射麻醉药 / 类固醇，足底总趾神经（如莫顿神经瘤）
• 68200：结膜下注射
• 76942：带成像监督和永久记录解释的针头放置的超声指南

表 2–3 2021 HCPCS J 注射药物编码		
J– 编码	材　料	单位（mg）
J3301	Kenalog®	10
J3303	Aristospan®	5
J1020	Depo-Medrol®	20
J1030	Depo-Medrol®	40
J1040	Depo-Medrol®	80
J0704	Celestone Soluspan®	6
J1094	Decadron-LA®	1
J7318	Durolane®	60
J7320	Genvisc-850®	25
J7321	Hyalgan®	20
J7321	Supartz®	25
J7322	Hymovis®	24
J7323	Euflexxa®	20
J7324	Orthovisc®	30
J7325	Synvisc®	16
J7325	Synvisc-One®	48
J7326	Gel-One®	90
J7327	Monovisc®	88
J7328	Gelsyn-3®	34
J0585	A 型肉毒毒素	1
J0587	B 型肉毒毒素	1

J3301。表 2–3 列出了目前最常用的注射 J 编码。

利用评估的必要性和完整性，可以对评估和管理（evaluation and management，E&M）编码进行计费。这需要 –25 修饰符，并且只有在同一位医师或其他合格的医疗保健专业人员在手术的同一天提供重要的、可单独识别的评估和管理服务时才能使用[63]。否则只能使用 CPT 编码和相关 J 编码。

十八、知情同意

与其他任何侵入性手术一样，手术前必须征得患者的知情同意，并采用书面形式签署知情同意书。患者还必须有足够的机会提出问题，包括讨论其他诊断和治疗方法。附录 A 中包含了一个知情同意书的示例。

十九、循证医学

关节内和软组织皮质类固醇注射是初级保健医师的常见手术。作为公认有效的干预措施，经常被用于治疗各种肌肉骨骼疾病。尽管 50 多年来发表的研究报道声称其有明显的疗效，但仔细研究文献后发现，没有令人信服的证据表明其有明显的长期改善，现有的数据仅仅支持注射皮质类固醇的短期效益，目前也没有足够的高质量数据对皮质类固醇注射的疗效提供一个明确的答案。然而，缺乏医学证据并不一定意味着这些手术是无效的。即使是金标准、循证医学，如 Cochrane 数据库，也因对数据本身有缺陷的研究进行综合分析而受到影响。目前需要新的方法学来衡量为治疗特定疾病而注射皮质类固醇的结果。

参考文献

[1] Qaseem A, McLean RM, O'Gurek D, et al. Nonpharmacologic and pharmacologic management of acute pain from non-low back, musculoskeletal injuries in adults: A clinical guideline from the American College of Physicians and American Academy of Family Physicians. *Ann Intern Med.* 2020;173:739-748. doi: 10.7326/M19-3602.

[2] Zeng C, Wei J, Persson MSM, et al. Relative efficacy and safety of topical non-steroidal anti-inflammatory drugs for osteoarthritis: A systematic review and network meta-analysis of randomised controlled trials and observational studies. *Br J Sports Med.* 2018;52(10):642-650.

[3] Bally M, Dendukuri N, Rich B, et al. Risk of acute myocardial infarction with NSAIDs in real world use: Bayesian meta-analysis of individual patient data. *BMJ.* 2017;357:j1909.

[4] Coxib and traditional NSAID Trialists' Collaboration. Vascular and upper gastrointestinal effects of non steroidal anti-inflammatory drugs: Meta-analyses of individual participant data from randomised trials. *Lancet.* 2013;382(9894):769-779.

[5] Olsen AS, Fosbøl EL, Lindhardsen J, et al. Duration of treatment with nonsteroidal anti-inflammatory drugs and impact on risk of death and recurrent myocardial infarction in patients with prior myocardial infarction. A Nationwide Cohort Study. *Circulation.* 2011;123:2226-2235.

[6] Schmidt M, Christiansen CF, Mehnert F, et al. Non-steroidal anti-inflammatory drug use and risk of atrial fibrillation or flutter: Population based case-control study. *BMJ.* 2011;343:d3450.

[7] Krijthe BP, Heeringa J, Hofman A, et al. Non-steroidal anti-inflammatory drugs and the risk of atrial fibrillation: A population-based follow-up study. *BMJ Open.* 2014; 4(4): e004059.

[8] Ungprasert P, Srivali N, Wijarnpreecha K, et al. Non-steroidal anti-inflammatory drugs and risk of venous thromboembolism: A systematic review and meta-analysis. *Rheumatology.* 2015; 54(4):736-742.

[9] Nourjah P, et al. Estimates of acetaminophen (Paracetamol)-associated overdoses in the United States. *Pharmacoepidemiol Drug Saf.* 2006;15:398-405.

[10] Bower WA, et al. Population-based surveillance for acute liver failure. *Am J Gastroenterol.* 2007;102:2459-2463.

[11] Mowry JB, Spyker DA, Brooks DE, et al. 2014 annual report of the American Association of Poison Control Centers' National Poison Data System (NPDS): 32nd annual report. *Clin Toxicol (Phila).* 2015;53(10):962-1147.

[12] Roberts E, Delgado Nunes V, Buckner S, et al. Paracetamol: Not as safe as we thought? A systematic literature review of observational studies. *Ann Rheum Dis.* 2016;75(3):552-559.

[13] FDA Drug Safety Communication: FDA warns of rare but serious skin reactions with the pain reliever/ fever reducer acetaminophen. Available at: http://www.fda.gov/Drugs/DrugSafety/ucm363041.htm. Accessed on December 29, 2013.

[14] Toupin April K, Bisaillon J, Welch V, et al. Tramadol for osteoarthritis. *Cochrane Database Syst Rev.* 2019;(5): CD005522. doi: 10.1002/14651858.CD005522.pub3.

[15] Riva JJ, Noor ST, Wang L, et al. Predictors of prolonged opioid use after initial prescription for acute musculoskeletal injuries in adults: A systematic review and meta-analysis of observational studies. *Ann Intern Med.* 2020;173:721-729. doi: 10.7326/M19-3600.

[16] Els C, Jackson TD, Kunyk D, et al. Adverse events associated with medium- and long-term use of opioids for chronic non-cancer pain: An overview of Cochrane Reviews. *Cochrane Database Syst Rev.* 2017;10(10):CD012509.

[17] Park K, Kim S, Ko YJ, et al. Duloxetine and cardiovascular adverse events: A systematic review and meta analysis. *J Psychiatr Res.* 2020;124:109-114.

[18] Ogata T, Ideno Y, Akai M, et al. Effects of glucosamine in patients with osteoarthritis of the knee: A systematic review

and meta-analysis. *Clin Rheumatol*. 2018;37(9):2479-2487.

[19] Allen KD, Choong PF, Davis AM, et al. Osteoarthritis: Models for appropriate care across the disease continuum. *Best Pract Res Clin Rheumatol*. 2016;30(3):503-535.

[20] Patel IJ, Davidson JC, Nikolic B, et al. Standards of practice committee, with Cardiovascular and Interventional Radiological Society of Europe (CIRSE) endorsement. *J Vasc Interv Radiol*. 2012;23(6):727-736.

[21] Thumboo J, O'Duffy JD. A prospective study of the safety of joint and soft tissue aspiration and injections in patients taking warfarin sodium. *Arthritis Rheum*. 1998;41(4): 736-739.

[22] Foremny GB, Pretell-Mazzini J, Jose J, et al. Risk of bleeding associated with interventional musculoskeletal radiology procedures. A comprehensive review of the literature. *Skeletal Radiol*. 2015;44(5):619-627.

[23] Habib GS, Bashir M, Jabbour A. Increased blood glucose levels following intra-articular injection of methylprednisolone acetate in patients with controlled diabetes and symptomatic osteoarthritis of the knee. *Ann Rheum Dis*. 2008;67:1790-1791.

[24] Habib G, Safi A. The effect of intra-articular injection of betamethasone acetate/betamethasone sodium phosphate on blood glucose levels in controlled diabetic patients with symptomatic osteoarthritis of the knee. *Clin Rheumatol*. 2009;28:85-87.

[25] Habib GS, Abu-Ahmad R. Lack of effect of corticosteroid injection at the shoulder joint on blood glucose levels in diabetic patients. *Clin Rheumatol*. 2007;26:566-568.

[26] Rogojan C, Hetland ML. Depigmentation: A rare side effect to intra-articular glucocorticoid treatment. *Clin Rheumatol*. 2004;23:373-375.

[27] Lund IM, Donde R, Knudsen EA. Persistent local cutaneous atrophy following corticosteroid injection for tendinitis. *Rheumatol Rehabil*. 1979;18:91-93.

[28] Shumaker PR, Rao J, Goldman MP. Treatment of local, persistent cutaneous atrophy following corticosteroid injection with normal saline infiltration. *Dermatol Surg*. 2005;31:1340-1343.

[29] Clark SC, et al. Bilateral patellar tendon rupture secondary to repeated local steroid injections. *J Accid Emerg Med*. 1995;12:300-301.

[30] Ford LT, DeBender J. Tendon rupture after local steroid injection. *South Med J*. 1979;72:827-830.

[31] Chen SK, et al. Patellar tendon ruptures in weight lifters after local steroid injections. *Arch Orthop Trauma Surg*. 2009;129:369-372.

[32] Scutt N, Rolf CG, Scutt A. Glucocorticoids inhibit tenocyte proliferation and tendon progenitor cell recruitment. *J Orthop Res*. 2006;24:173-182.

[33] Paik NC, Seo JW. CT-guided needle aspiration of pneumothorax from a trigger point injection. *Pain Med*. 2011;12(5):837-841.

[34] Jalul M, Humphrey AR. Radial artery injury caused by a sclerosant injected into a palmar wrist ganglion. *J Hand Surg Eur Vol*. 2009;34(5):698-699.

[35] Fujita F, Moriyama T, Higashi T, et al. Methyl p-hydroxybenzoate causes pain sensation through activation of TRPA1 channels. *Br J Pharmacol*. 2007;151(1):153-160.

[36] Epstein SP, Ahdoot M, Marcus E, et al. Comparative toxicity of preservatives on immortalized corneal and conjunctival epithelial cells. *J Ocul Pharmacol Ther*. 2009;25(2):113-119.

[37] Dragoo JL, et al. The in vitro chondrotoxicity of single-dose local anesthetics. *Am J Sports Med*. 2012;40(4):794-799

[38] Jacobs TF, et al. The effect of Lidocaine on the viability of cultivated mature human cartilage cells: An in vitro study. *Knee Surg Sports Traumatol Arthrosc*. 2011;19(7):1206-1213.

[39] Wiater BP, et al. Risk factors for chondrolysis of the glenohumeral joint: A study of three hundred and seventy-five shoulder arthroscopic procedures in the practice of an individual community surgeon. *J Bone Joint Surg Am*. 2011;93(7):615-625.

[40] Scheffel PT, et al. Glenohumeral chondrolysis: A systematic review of 100 cases from the English language literature. *J Shoulder Elbow Surg*. 2010;19(6):944-949.

[41] Grishko V, et al. Apoptosis and mitochondrial dysfunction in human chondrocytes following exposure to lidocaine, bupivacaine, and ropivacaine. *J Bone Joint Surg Am*. 2010; 92(3):609-618.

[42] Dragoo JL, et al. Chondrotoxicity of low pH, epinephrine, and preservatives found in local anesthetics containing epinephrine. *Am J Sports Med*. 2010;38(6):1154-1159.

[43] Miller RD, Pardo MC Jr. *Basics of Anesthesia*, 6th Ed. Philadelphia, PA: Elsevier Saunders, 2011:136.

[44] Becker DE, Reed KL. Essentials of local anesthetic pharmacology. *Anesth Prog*. 2006;53(3):98-109.

[45] Kreuz PC, Steinwachs M, Angele P. Single-dose local anesthetics exhibit a type-, dose-, and time dependent chondrotoxic effect on chondrocytes and cartilage: A systematic review of the current literature. *Knee Surg Sports Traumatol Arthrosc*. 2018;26(3):819-830.

[46] McAlindon TE, LaValley MP, Harvey WF, et al. Effect of intra-articular triamcinolone vs saline on knee cartilage volume and pain in patients with knee osteoarthritis: A randomized clinical trial. *JAMA*. 2017;317(19):1967-1975.

[47] Rabih O, Darouiche MD, et al. Chlorhexidine-alcohol versus povidone-iodine for surgical-site antisepsis. *N Engl J Med*. 2010;362:18-26.

[48] Wade RG, Burr NE, McCauley G, et al. The comparative efficacy of chlorhexidine gluconate and povidone-iodine antiseptics for the prevention of infection in clean surgery: A systematic review and network meta-analysis. *Ann Surg*. 2020. Sep 1. doi: 10.1097/SLA.0000000000004076. Epub ahead of print. PMID: 32773627.

[49] Krobbuaban B, Diregpoke S, et al. Alcohol-based chlorhexidine vs. povidone iodine in reducing skin colonization prior to

regional anesthesia procedures. *J Med Assoc Thai*. 2011; 94(7):807-812.

[50] Ostrander RV, Botte MJ, Brage ME. Efficacy of surgical preparation solutions in foot and ankle surgery. *J Bone Joint Surg Am*. 2005;87:980-985.

[51] Bibbo C, Patel DV, Gehrmann RM, et al. Chlorhexidine provides superior skin decontamination in foot and ankle surgery: A prospective randomized study. *Clin Orthop Relat Res*. 2005;438:204-208.

[52] Mangram, AJ, et al. CDC: Guideline for prevention of surgical site infection, 1999. *Infect Control Hosp Epidemiol*. 1999;20(4):250-266. Available at: http://www.cdc.gov/ hicpac/pdf/guidelines/SSI_1999.pdf

[53] Brown TR, et al. A clinical evaluation of chlorhexidine gluconate spray as compared with iodophor scrub for preoperative skin preparation. *Surg Gynecol Obstet*. 1984; 158: 363-366.

[54] Denton GW. Chlorhexidine. In: Block SS, ed. *Disinfection, Sterilization, and Preservation*, 5th Ed. Philadelphia, PA: Lippincott Williams & Wilkins, 2001:321-336.

[55] Berry PH, Dahl JD. The new JCAHO pain standards: Implications for pain management nurses. *Pain Manag Nurs*. 2000;1(1):3-12.

[56] Zhu Y, Peng X, et al. Vapocoolant spray versus placebo spray/no treatment for reducing pain from intravenous cannulation: A meta-analysis of randomized controlled trials. *Am J Emerg Med*. 2018;36(11):2085-2092.

[57] Gebauer's Pain Ease® Topical Anesthetic Skin Refrigerant Technical Data Document. Available at: http://www. gebauer.com/Portals/150313/docs/pe%20technical%20 data%20document.pdf. Accessed on May 3, 2014.

[58] Azar FM, Lake JE, Grace SP, et al. Ethyl chloride improves antiseptic effect of betadine skin preparation for office procedures. *J Surg Orthop Adv*. 2012;21(2):84-87.

[59] Courtney P, Doherty M. Joint aspiration and injection and synovial fluid analysis. *Best Pract Res Clin Rheumatol*. 2013;27(2):137-169.

[60] Pascual E, Sivera F, Andrés M. Synovial fluid analysis for crystals. *Curr Opin Rheumatol*. 2011;23(2):161-169.

[61] Charalambous C, Paschalides C, Sadiq S, et al. Weight bearing following intra-articular steroid injection of the knee: Survey of current practice and review of the available evidence. *Rheumatol Int*. 2002;22(5): 185-187.

[62] Chatham W, et al. Intraarticular corticosteroid injections: Should we rest the joints? *Arthritis Care Res*. 1989;2(2): 70-74.

[63] American Medical Association. CPT® 2021 Professional Edition, 2021:978. ISBN#: 978-1-64016-049-1.

第 3 章　注射制剂
Injectable Agents

James W. McNabb　著

黎　慧　周　凯　何　月　滕学仁　译　张承昊　黎　慧　校

一、局部麻醉药

局部麻醉药，简称局麻药。局麻药是一种膜稳定药物，通过抑制钠离子通道在神经元细胞膜上的钠内流而起作用。它们可逆地降低痛觉感受器中兴奋膜的去极化和复极化率，从而中断痛觉脉冲。

局部麻醉药通常被用来单独注射或与其他药物（如皮质类固醇）联合注射治疗疼痛。将局麻药注射到关节或软组织中有以下几个目的：使用局麻药可短期缓解疼痛；允许患者进行反馈；可以不受疼痛的限制而对受影响的区域进行更全面的检查。尽管可注射类固醇的制造商不建议将类固醇与局麻药混合使用，但在临床上常常在注射前将局麻药与类固醇溶液混合使用。按照惯例，首先用注射器抽出透明液体（局麻药），然后是混浊液体（类固醇）。增加的局麻药量有助于稀释类固醇，使得类固醇分散在大的关节间隙或关节囊内。对临床医师和患者来说，注射后疼痛减轻即证实了皮质类固醇使用到了正确位置。虽然麻醉作用消失后疼痛可能会再次复发，但可以肯定的是，皮质类固醇被注射到正确位置后24～48h便开始发挥其药效。

市面上有几种可供选择的局麻药。最常用的是酰胺类局麻药。表3-1中总结了酰胺类局麻药的临床显著特征。市场上用于局部注射的利多卡因（Lignocaine，Xylocaine®）有0.5%、1%和2%三种浓度的制剂含或不含肾上腺素。对于软组织注射，作者只使用不含肾上腺素的1%利多卡因。这种常见的多用途瓶子通常含有名为对羟基苯甲酸甲酯的防腐剂。也可以选择剂量为2ml不含防腐剂的小瓶利多卡因供一次使用。2%利多卡因溶液在临床意义上无显著优势，并且大剂量使用（超过4.5mg/kg）增加了毒性风险。使用含肾上腺素的利多卡因在肌肉骨骼注射或抽吸时同样没有临床优势，并且在这些操作中没有被用来稀释皮质类固醇。事实上，含肾上腺素的利多卡因是酸性的（pH=4.5），注射后会引起明显的短暂局部烧灼痛。

布比卡因（Marcaine®，Sensorcaine®，Vivacaine®，Exparel®）是另一种常用的局部麻醉药。它起效时间更长，但麻醉效果也更持久。不含肾上腺素时，浸润麻醉作用时间为120～240min。多用途瓶子还含有1mg对羟基苯甲酸甲酯作为防腐剂。许多临床医师倾向于将1%利多卡因与0.25%布比卡因混合使用，以使患者的局部麻醉快速起效并延长持续时间。然而，这种方法还没被证实具有临床益处。由于需要额外的步骤来抽取不同的麻醉药，这种组合在准备时可能会增加污染和针刺伤的机会。它也可能给患者一种虚假的安全感，因为在组织愈合之前，疼痛会缓解很长一段时间。由于在很长一段时间内都没有疼痛的负反

表 3-1 常用局部麻醉药的特点			
麻醉药	起效时间（min）	不含肾上腺素时作用持续时间（min）	不含肾上腺素的最大使用剂量（mg/kg）
利多卡因	<1	30～120	4.5
甲哌卡因	3～20	30～120	6.0
布比卡因	2～10	120～240	2.5
罗哌卡因	3～15	120～240	2.5

改编自 Kouba DJ, LoPiccolo MC, Alam M, et al.Guidelines for the use of local anesthesia in office-based dermatologic surgery. J Am Acad Dermatol.2016;74:1201-1219;Park KK, Sharon VR.A review of local anesthetics:Minimizing risk and side effects in cutaneous surgery.Dermatol Surg.2017;43:173-187.

馈，因此如果患者这时不慎活动患处，可能会导致肌腱断裂等进一步的损伤。

甲哌卡因（Carbocaine®）是一种较新的药物，是布比卡因的一种短效同源物。它有 1%、2% 和 3% 三种浓度的注射溶液，起效时间短，麻醉效果好。不含肾上腺素时，浸润麻醉的作用时间为 30～120min。甲哌卡因有含防腐剂对羟基苯甲酸甲酯的多用途瓶子，也有无防腐剂的一次性使用的小瓶。

罗哌卡因（Naropin®）是一种较新的药物，是布比卡因的一种长效同源物。它有浓度为 0.5% 的注射溶液，具有更长的起效时间和延长的麻醉效果。无肾上腺素使用时，浸润麻醉作用时间延长 120～240min。罗哌卡因有含防腐剂对羟基苯甲酸甲酯的多用途瓶子，也有无防腐剂的一次性使用的小瓶。

左布比卡因（Chirocaine®）是布比卡因的左旋异构体。这也为局麻药提供了一种新选择。市面上左布比卡因有 2.5mg/ml、5.0mg/ml 和 7.5mg/ml 三种规格的溶液。这两种立体异构体的心血管和中枢神经系统的毒性均低于外消旋布比卡因[1]。

可以通过缓冲局麻药的 pH，来减轻局部疼痛。不含肾上腺素的 1% 利多卡因的 pH 为 6.5，而含肾上腺素的 1% 利多卡因 pH 为 4.5。布比卡因是等渗的。在利多卡因中以 1∶10 的比例加入 8.4% 碳酸氢钠和肾上腺素，可以中和混合物，并被证明能显著减轻疼痛。然而，这并不是关节注射的重要临床问题，因为使用的是普通利多卡因，而不是含肾上腺素的利多卡因。

一般情况下，局麻药的注射剂量取决于注射部位和疾病进程。首选使用最小体积、最低浓度、不良反应最小的麻醉药。例如，过去常用大剂量（5～10ml）的利多卡因治疗大关节，如肩关节、骶髂关节、髋关节和膝关节。最近，作者发现小剂量（0.5～1ml）的甲哌卡因或其他麻醉药具有相同的麻醉效果。建议限制麻醉药使用的目的是为了减少局部和全身毒性的可能。

本章的并发症部分包括对酰胺类局麻药的软骨细胞毒性的讨论。

二、皮质类固醇

用于注射目的的皮质类固醇是氢化可的松的合成衍生物。糖皮质激素具有复杂的作用机制，不同部位的作用机制不同。它们与糖皮质激素受体结合，调节基因转录。糖皮质激素通过改变蛋白膜联蛋白 -1 的生成而减少细胞因子和其他炎症介质的产生[2-4]。它们导致免疫功能下调[5]，抑制细胞介导免疫反应，减少炎症部位巨噬细胞和中性粒细胞的数量。通过抑制中性粒细胞黏附分子在内皮细胞中的表达，还可以起到稳定血管的作用，导致毛细血管扩张和血管通透性降低[2, 3]。最终效果是减轻炎症反应，从而减轻肿胀和疼痛。

市面上有几种糖皮质激素可用于关节和软组织注射（表 3-2）。这些产品包括醋酸曲安奈德（Kenalog®）、双乙酸呋曲安奈德（Aristocort®）、己曲安奈德（Aristospan®）、醋酸甲泼尼龙（Depo-Medrol®）、醋酸倍他米松和磷酸钠（Celestone Soluspan®）、醋酸地塞米松（Decadron-LA®）。与氢化可的松相比，这些制剂在溶解度、生物半衰期和效力方面有所不同（表 3-2）。不同的产物在组织中的作用和溶解度不同，溶解度与药剂的生物作用时间成反比。临床上几乎不使用氢化可的松，因为它的溶解度很高，而持续作用时间非常短。它还显著具有其他药物所不具备的盐皮质激素活性。

在肌肉骨骼手术中常用的合成类固醇为泼尼松龙的衍生物。皮质类固醇制剂是可溶性或不可溶性的。大多数皮质类固醇制剂含有皮质类固醇酯，高度不溶于水而形成微晶悬浮液[6]。较难溶的酯化皮质类固醇在注射部位停留的时间比可溶形式的药物要长很多。

然而，地塞米松制剂不是酯类，易溶于水。因此，地塞米松的制备物是透明的（即非颗粒状）。皮质类固醇酯制剂的潜在优势是，一方面，它们需要通过细胞酯酶水解来释放活性部分，因

此应该比非酯制剂在关节中持续时间更长[7]。另一方面，自由水溶性制剂（如地塞米松磷酸钠和倍他米松磷酸钠）能被细胞迅速吸收，因此起效更快，但持续作用时间缩短[4]。

值得注意的是，倍他米松和磷酸钠（Celestone Soluspan®）是包含倍他米松盐和倍他米松酯的组合，因此可以提供快速起效和长期维持的双重作用。然而，大多数研究并没有显示该产品与其他皮质类固醇酯制剂在起效或持续时间方面有显著的临床差异[8, 9]。

很少有研究直接比较不同药物的功效。Derendorf 及其同事比较在关节内分别注射醋酸曲安奈德、己曲安奈德，以及联合醋酸倍他米松后的给药效果，结果显示，注射部位处所有皮质类固醇制剂在 2～3 周的时间内完全吸收。由于己曲安奈德较低的溶解度，其比醋酸曲安奈德吸收更慢，因此维持滑膜水平的时间更长，并产生较低的全身皮质激素水平。内源性氢化可的松抑制与外源性类固醇水平相关[10]。Garg 于 2014 年发表了一篇关于各种皮质类固醇相对疗效的系统综述，其中包括 7 个高质量的试验，结果显示醋酸曲安奈德、己曲安奈德、甲泼尼龙和倍他米松等药物的长期疗效总体上没有差异[11]。Cushman 在 2018 年也报道了类似的结果[12]。在一项对类风湿关节炎患者进行膝关节皮质类固醇注射的双盲研究中，Hajialilo 及其同事发现己曲安奈德和地

表 3-2　皮质类固醇注射剂的性质			
皮质类固醇	相对抗炎效果	溶解度（%Wt/Vol）	生物半衰期（h）
醋酸氢化可的松（Hydrocortone®）	1	高 0.002	8～12
醋酸曲安奈德（Kenalog®）	5	中等 0.004	12～36
己曲安奈德（Aristospan®）	5	中等 0.0002	12～36
醋酸甲泼尼龙（Depo-Medrol®）	5	中等 0.0014	12～36
醋酸倍他米松和磷酸钠（Celestone Soluspan®）	25	低 / 高	26～54
醋酸地塞米松（Decadron-LA®）	25	低	26～54

塞米松对疼痛的影响没有差异[13]。另一项近期针对患有风湿性关节炎或脊柱关节炎并伴有急性膝关节肿胀的患者的双盲随机对照试验结果显示，关节腔内注射醋酸曲安奈德或醋酸甲泼尼龙在24周时对患者疼痛的影响没有差异[14]。

目前没有研究能够确定哪种皮质类固醇是关节和软组织的首选注射药。在没有好的数据的情况下，对特定皮质类固醇药物的选择就只能由临床医师个人喜好来决定。尽管缺乏文献支持，一些临床医师更倾向于选择相对不溶性的注射制剂用于关节腔，而将易溶性的注射制剂用于软组织和腱鞘周围。考虑到药物的可获得性、成本和过去的临床经验，作者更倾向于在任何部位的所有注射中使用醋酸曲安奈德（40mg/ml）。如果选择另一种皮质类固醇，则可根据对照表（表3-3）计算出等效剂量和给药容积。

使用皮质类固醇的剂量一般取决于注射部位、疾病过程和炎症程度。遗憾的是，缺少已发表的高质量医学文献来帮助确定剂量。一般来说，应使用尽可能低的剂量，至少在最开始注射时需要注意。该建议是为了平衡注射的有效性，尽量减少局部和全身不良反应的可能性。糖皮质激素的建议剂量列在每个单独的注射章节中。表3-3列出了用于注射的皮质类固醇的等效剂量。出于本书的目的，醋酸曲安奈德混悬液（Kenalog®）的所有剂量均以mg表示。如果医师选择使用另一种类固醇，那么可以简单地从表中计算出等效剂量。例如，如果本章指

出20mg曲安奈德用于手腕关节注射，那么可以使用20mg的醋酸曲安奈德（Kenalog®），20mg的己曲安奈德（Aristospan®），20mg的醋酸甲泼尼龙（Depo-Medrol®），4mg的醋酸地塞米松（Decadron-LA®），3mg醋酸倍他米松和磷酸钠（Celestone Soluspan®）进行注射。

关节腔内皮质类固醇注射频率目前主要基于专业意见确定。2014年发表的一篇文章对这一问题进行了综述[15]。糖皮质激素治疗中最常见和最危险的不良反应是抑制下丘脑-垂体-肾上腺轴（hypothalamic-pituitary–adrenal axis，HPAA），但往往未被发现和治疗。风险和持续时间取决于患者自身和治疗的特点。Guaraldi及其团队确定，对足部进行单次注射40mg醋酸甲泼尼龙或醋酸曲安奈德便可以抑制下丘脑-垂体-肾上腺轴长达45天[16]。尽管一般无明显症状，还是应指导患者识别并报告肾上腺皮质功能减退症的症状表现，以便及时诊断并及时治疗，从而避免严重并发症。重复给药和大剂量给药的确切效果尚不清楚。一般来说，大多数专家认为每次注射皮质类固醇的间隔时间不应超过3个月。未基于循证的该项指南旨在预防潜在的类固醇相关并发症，包括下丘脑-垂体-肾上腺轴抑制、骨质疏松和局部关节退化。

在注射麻醉药或皮质类固醇溶液时，作者通常只使用一个小注射器。所有关节和软组织注射部位的注射均使用3ml注射器。可容纳多达1ml局麻药（不含肾上腺素的利多卡因或甲哌卡因）

表3-3 皮质类固醇注射制剂的等效剂量		
皮质类固醇制剂	商品名	等效剂量/容积（mg/ml）
醋酸曲安奈德	Kenalog®	40
己曲安奈德	Aristospan®	40
醋酸甲泼尼龙	Depo-Medrol®	40
醋酸地塞米松	Decadron-LA®	8
醋酸倍他米松和磷酸钠	Celestone Soluspan®	6

和多达 1ml 的皮质类固醇。在手术过程中，每一支注射器都要先抽出局麻药，然后再抽出皮质类固醇。在给患者注射局麻药或皮质类固醇混合物之前，常能观察到的现象是不溶性皮质类固醇常常沿着注射器的内面形成沉淀。在注射局麻药或皮质类固醇混合物之前，先用注射器抽吸 1ml 空气，形成一个"混合气泡"（图 3-1）。快速旋转注射器，使皮质类固醇均匀地分散在局麻药的体积内。将注射器的针头指向上方，排出少量空气后将针头插入目标部位的皮肤。

在大范围内使用皮质类固醇会增强软组织注射的效果是一种普遍的误解。实际操作者经常使用"扇形"或"撒胡椒粉"技术来将药物喷洒到邻近相应区域。然而，这种做法通常是不必要的，局麻药或皮质类固醇溶液的注射量将被动地沿着肌腱鞘和局部筋膜平面移动。当采用注射治疗转子痛综合征时，因为病变受累区域往往相当大，可考虑"扇形"注射方法。

三、黏弹性补充剂

透明质酸（透明质酸钠）是糖胺聚糖家族的一种天然复合糖。骨关节炎患者关节液中内源性透明质酸的浓度和大小均降低。市面上有许多注射产品，可用于在关节液中补充这种物质。这些制剂是高分子量的透明质酸衍生物，由鸡冠提取或细菌发酵后提取而成。关节内注射外源性高分子量透明质酸，可通过下调炎症细胞因子和抑制酶的产生，促进天然透明质酸的产生和恢复，减缓骨关节炎的进展，阻断骨关节炎的级联反应。黏弹性补充剂的确切作用机制尚不清楚，但可以改善膝关节的物理缓冲作用，恢复关节液良好的黏度，刺激滑膜细胞产生内源性透明质酸，减少炎症和疼痛，从而改善膝关节功能。

黏弹性补充剂在治疗膝关节骨性关节炎中起着重要作用。这种情况是一种慢性疾病状态，有许多治疗选择。其中，减肥和物理治疗是最有效的措施。然而，当疼痛持续存在时，可以使用药物治疗。遗憾的是，口服非甾体抗炎药和对乙酰

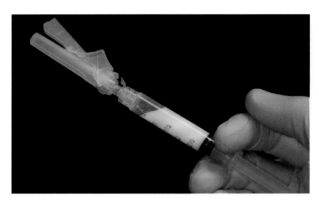

▲ 图 3-1 混合气泡

氨基酚的疗效有限，而且不良反应很大。在这种情况下，阿片类药物也不应长期使用。在骨关节炎发作短期到中期期间，注射皮质类固醇是有效的，特别是对于急性疼痛和肿胀发作的患者。黏弹性补充剂在膝关节骨性关节炎的中期（3 个月）到长期（6 个月）治疗中占有重要的地位。它们的使用可以适当推迟实施膝关节置换术且有效性和长期安全性都被记录在案。此外，黏弹性补充剂在治疗不稳定型糖尿病患者、皮质类固醇注射失败的患者、频繁接受皮质类固醇且重复使用后有明显不良反应的患者或对皮质类固醇有罕见过敏的患者等人群可能有特定的优势。

表 3-4 列出了目前已在美国上市的黏弹性补充剂。它们被美国 FDA 归类为医疗器械而不是药物。这些透明质酸产品仅被批准用于对保守的非药物治疗和简单的止痛剂（如对乙酰氨基酚）无效的膝关节骨性关节炎患者的疼痛治疗。尽管有越来越多的文献支持将黏弹性补充剂用于临床，但在除膝关节外的其他关节中使用这些黏弹性补充剂还没有得到 FDA 的批准。

在 2013 年发布的一份基于共识的指南中，一方面，美国骨科医师学会认为将透明质酸用于关节腔注射不是一种合适的治疗方式[17]。另一方面，总部位于欧洲的国际骨关节炎研究学会（Osteoarthritis Research Society International, OARSI）于 2019 年发布的共识性指南将透明质酸注射列为 1B 级推荐意见[18]。医学文献中对透明

黏弹性补充剂	品　牌	网　站	规　格	用　法
		表 3-4　　FDA 批准的黏弹性补充剂		
从鸡冠中提取	Gel-One®(Zimmer)	http://gelone.zimmerbiomet.com	30mg/ml，每支 3ml	单次注射
	Synvisc®(Sanofi-Aventus)	www.synvisc.com	8mg/ml，每支 2ml	每周注射 3 次
	Synvisc-One®(Sanofi-Aventus)	www.synviscone.com	8mg/ml，每支 6ml	单次注射
	Hyalgan®(Fidia Pharma)	www.hyalgan.com	10mg/ml，每支 2ml	每周注射 3～5 次
通过细菌发酵和提取	Supartz®(Bioventus)	www.supartz.com	10mg/ml，每支 2.5ml	每周注射 5 次
	Euflexxa®(Ferring)	www.euflexxa.com	10mg/ml，每支 2ml	每周注射 3 次
	Durolane®(Bioventus)	www.durolane.com	20mg/ml，每支 3ml	单次注射
	Gelsyn-3®(Bioventus)	https://www.oakneepainrelief.com/gelsyn_3/	16.8mg/ml，每支 2ml	每周注射 3 次
	Orthovisc®(Anika)	https://www.anikatherapeutics.com/products/orthobiologics/orthovisc/	15mg/ml，每支 2ml	每周注射 3～4 次
	Monovisc®(Anika)	https://www.anikatherapeutics.com/products/orthobiologics/monovisc/	22mg/ml，每支 4ml	单次注射
	Genvisc-850®(OrthogenRx)	https://genvisc850.com/	10mg/ml，每支 2.5ml	每周注射 5 次
	Hymovis®(Fidia Pharma)	https://hymovis.com/	8mg/ml，每支 3ml	每周注射 2 次

质酸衍生物使用的循证推荐意见不一致，尽管有越来越多的文献阐述了积极的结果。出现分歧的主要原因是所研究的透明质酸产品存在差异，特别是在实验设计和实施的质量上存在显著差异。为了解决这个问题，Xing 及其同事对重叠的 Meta 分析进行了符合 PRISMA 声明的系统评价，表明注射透明质酸是治疗膝关节骨性关节炎的一种有效干预措施，不会增加不良事件的风险[19]。此外，Altman 表明，关节腔内多次注射透明质酸是一种有效且安全的治疗膝关节骨性关节炎的方法[20]。

虽然这些产品在许多方面相似，但它们的物理性质存在显著差异（表 3-5）。一些透明质酸产品是由鸡冠提取而来，还有一些是从细菌中提取出来的，这些细菌经过基因工程改造，可以产生完全相同于人类的透明质酸。从临床角度来看，更关注和重要的是药物的分子量和分子的交联。较高的分子量和交联的存在延长了药物在关节腔内的停留时间，通常预示着长期疗效。研究表明，存在一个最佳分子量范围，最大限度地提高了透明质酸与滑膜细胞表面受体相互作用的能力，从而最大限度地提高了天然透明质酸合成[21]。最佳分子量的分子（50 万～400 万道尔顿）与细胞表面受体紧密结合，最大限度地刺激天然透明质酸的生物合成。此外，市面上销售的产品在药效持续时间（13～26 周）和一个疗程所需注射次数（单次注射或每周 3～5 次）方面也存在差异。单针透明质酸注射治疗骨关节炎所致膝关节疼痛的疗效与多针注射方案相似，减少了患者接受注

表 3-5　FDA 批准的黏弹性补充剂的物理性质						
产　品	摩尔质量	弹　性	黏　度	交　联	注射次数	持续时间（周）
健康年轻人滑液	6	117	45	无	不涉及	—
骨关节炎滑液	1.1～1.9	1.9	1.4	无	不涉及	—
Euflexxa®	2.4～3.6	92	38	无	3	26
Gel-One®	未知	未知	未知	是	1	13
Hyalgan®	0.5～0.7	0.8	4	否	5	26
Orthovisc®	1.0～2.9	60	46	否	3～4	22
Hymovis®	0.5～0.7	未知	未知	否	2	26
Supartz®	0.6～1.2	9	15	否	5	26
Synvisc®	6	111	25	是	3	26
Synvisc-One®	6	111	25	是	1	26
Durolane®	未知	未知	未知	是	1	26
Gelsyn-3®	1.1	未知	未知	是	3	26
Genvisc-850®	0.62～1.2	未知	未知	否	5	30
Monovisc®	1.0～2.9	未知	未知	是	1	26

射程序的风险，最大限度地提高了患者完成治疗的依从性，降低了成本，增加了患者的便利性[22]。所有这些制剂都预先包装在无菌注射器中。它们价格昂贵，因此非常有必要提供报销流程的相关知识。

对于已知透明质酸产品过敏的患者或在拟注射的膝关节及周围存在感染的患者禁用。确保黏弹性补充剂准确地注射并留置在膝关节腔内是极其重要的。因此，在膝关节腔内注射任何一种黏弹性补充剂前，操作者必须抽吸滑液，以显示成功通过膝关节囊。超声引导下进行抽吸和注射对保证手术成功非常有帮助。无意中注射到关节外滑膜组织、脂肪垫或血管内，则大大增加了不良反应的风险。注射黏弹性补充剂最常见的不良反应包括短暂的局部疼痛、关节痛、关节僵硬、关节肿胀、关节发热和步态障碍。在对禽类蛋白、羽毛或蛋制品过敏的患者注射鸡冠衍生产品时要

格外小心。

四、肉毒杆菌毒素

肉毒杆菌神经毒素是由肉毒梭菌产生的一组 7 种相关蛋白。在这些毒素中，只有 A 型和 B 型神经毒素被批准在美国使用。肉毒杆菌毒素不可逆地结合到突触前神经膜上，并在神经肌肉接头处阻断乙酰胆碱的形成和传递。肉毒杆菌毒素会导致注射的肌肉松弛性麻痹。它有效地为目标肌腱创造了"医用夹板"，防止继续使用，迫使靶区休息大约 3 个月，使病理组织有机会愈合。

注射使用解剖标志或肌电图引导。对临床和肌电图活动最高的受影响肌肉进行注射。注射的治疗效果通常发生在最初 7 天，反应平均持续 12 周。每 3～4 个月可重复注射一次。恢复是通过近端轴突发芽和肌肉神经再生形成新的神经肌肉连接。

临床研究表明，肉毒杆菌毒素的有效治疗方法对各种肌肉骨骼疾病有效，包括颈肌张力障碍、颈源性头痛、偏头痛、伴有肌肉活动增加的颞下颌关节疾病、肌筋膜疼痛障碍、梨状肌综合征、肢体张力障碍（作家痉挛）、外上髁炎、足底筋膜炎。表3-6列出了美国目前批准使用的肉毒杆菌毒素产品。美国FDA批准使用肉毒杆菌神经毒素治疗肌肉骨骼疼痛，仅用于成人患者的颈椎肌张力障碍、成人患者的上肢痉挛，以及预防成人慢性偏头痛（每月≥15天，每天持续4h以上）患者的头痛[23]。用肉毒杆菌毒素治疗其他疼痛被认为是超说明书使用。然而，个别医师可能会认为它适用于对其他治疗方案无反应或被认为不适合的患者。

五、其他

其他研究中药物可能在未来的医学实践中发挥作用，并能够进行关节腔内注射。这些药物包括酮咯酸（Toradol®）[24, 25]和依那西普（Enbrel®）等生物制剂[26]。Sprifermin是一种用于关节腔注射治疗骨关节炎的药物，随着膝关节软骨厚度的增加而预示着良好的效果[27]。一种令人兴奋的治疗方法可能在未来实现，包括向关节注射适当的病毒载体，将基因转移到滑膜细胞中，用于治疗类风湿关节炎、银屑病关节炎、其他炎性关节炎和骨关节炎[28, 29]。

表 3-6　肉毒杆菌神经毒素
A 型肉毒杆菌神经毒素产品
• Botox®（Allergan）http://www.allergan.com/products/eye_care/botox.htm 100U/瓶
• Dysport®（Ipsen）www.dysport.com 500U/瓶
B 型肉毒杆菌神经毒素产品
MyoBloc®（Solstice Neurosciences）http://www.myobloc.com 5000U/ml

参考文献

[1] Miller RD, Pardo MC Jr. *Basics of Anesthesia*, 6th Ed. Philadelphia, PA: Elsevier Saunders; 2011: 140-141.

[2] Schramm R, Thorlacius H. Neutrophil recruitment in mast cell-dependent inflammation: Inhibitory mechanisms of glucocorticoids. *Inflamm Res*. 2004;53:644-652.

[3] Malemud CJ. Cytokines as therapeutic targets for osteoarthritis. *BioDrugs*. 2004;18:23-35.

[4] Barnes PJ. Anti-inflammatory actions of glucocorticoids: Molecular mechanisms. *Clin Sci (Lond)*. 1998;94:557-572.

[5] Eymontt MJ, Gordon GV, Schumacher HR, et al. The effects on synovial permeability and synovial fluid leukocyte counts in symptomatic osteoarthritis after intraarticular corticosteroid administration. *J Rheumatol*. 1982;9:198-203.

[6] MacMahon PJ, Eustace SJ, Kavanagh EC. Injectable corticosteroid and local anesthetic preparations: A review for radiologists. *Radiology*. 2009;252(3):647-661.

[7] Wright JM, Cowper JJ, Page Thomas DP, et al. The hydrolysis of cortisol 21-esters by a homogenate of inflamed rabbit synovium and by rheumatoid synovial fluid. *Clin Exp Rheumatol*. 1983;1:137-141.

[8] Blankenbaker DG, De Smet AA, Stanczak JD, et al. Lumbar radiculopathy: Treatment with selective lumbar nerve blocks—comparison of effectiveness of triamcinolone and betamethasone injectable suspensions. *Radiology*. 2005;237:738-741.

[9] Stanczak J, Blankenbaker DG, De Smet AA, et al. Efficacy of epidural injections of Kenalog and Celestone in the treatment of lower back pain. *AJR Am J Roentgenol*. 2003;181:1255-1258.

[10] Derendorf H, Möllmann H, Grüner A, et al. Pharmacokinetics and pharmacodynamics of glucocorticoid suspensions after intra-articular administration. *Clin Pharmacol Ther*. 1986;39(3):313-317.

[11] Garg N, Perry L, Deodhar A. Intra-articular and soft tissue injections, a systematic review of relative efficacy of various corticosteroids. *Clin Rheumatol*. 2014;33(12):1695-1706.

[12] Cushman DM, Bruno B, Christiansen J, et al. Efficacy of injected corticosteroid type, dose, and volume for pain in large joints: A narrative review. *PM R*. 2018;10(7):748-757.

[13] Hajialilo M, Ghorbanihaghjo A, Valaee L, et al. A double-blind randomized comparative study of triamcinolone hexacetonide and dexamethasone intra-articular injection for the treatment of knee joint arthritis in rheumatoid arthritis. *Clin Rheumatol*. 2016;35(12):2887-2891.

[14] Kumar A, Dhir V, Sharma S, et al. Efficacy of methylprednisolone acetate versus triamcinolone acetonide intra-articular knee injection in patients with chronic inflammatory arthritis:

A 24-week randomized controlled trial. *Clin Ther*. 2017; 39(1):150-158.

[15] Johnston PC, Lansang MC, Chatterjee S, et al. Intra-articular glucocorticoid injections and their effect on hypothalamic-pituitary-adrenal (HPA)-axis function. *Endocrine*. 2015; 48(2):410-416.

[16] Guaraldi F, Gori D, Calderoni P, et al. Comparative assessment of hypothalamic-pituitary-adrenal axis suppression secondary to intrabursal injection of different glucocorticoids: A pilot study. *J Endocrinol Invest*. 2019;42(9): 1117-1124.

[17] Sanders JO, Murray J, Gross L. Non-arthroplasty treatment of osteoarthritis of the knee. *J Am Acad Orthop Surg*. 2014;22(4):256-260.

[18] Bannuru RR, Osani MC, Vaysbrot EE, et al. OARSI guidelines for the non-surgical management of knee, hip, and polyarticular osteoarthritis. *Osteoarthritis Cartilage*. 2019;27(11):1578-1589.

[19] Xing D, Wang B, Liu Q, et al. Intra-articular hyaluronic acid in treating knee osteoarthritis: A PRISMA compliant systematic review of overlapping meta-analysis. *Sci Rep*. 2016;6:32790.

[20] Altman R, Hackel J, Niazi F, et al. Efficacy and safety of repeated courses of hyaluronic acid injections for knee osteoarthritis: A systematic review. *Semin Arthritis Rheum*. 2018;48(2):168-175.

[21] Smith MM, Ghosh P. The synthesis of hyaluronic acid by human synovial fibroblasts is influenced by the nature of the hyaluronate in the extracellular environment. *Rheumatol Int*. 1987;7(3):113-122.

[22] McElheny K, Toresdahl B, Ling D, et al. Comparative effectiveness of alternative dosing regimens of hyaluronic acid injections for knee osteoarthritis: A systematic review. *Sports Health*. 2019;11(5): 461-466.

[23] Botox prescribing information. Available at: http://www. allergan.com/assets/pdf/botox_pi.pdf Accessed on August 2, 2020.

[24] Min KS, St Pierre P, Ryan PM, et al. A double-blind randomized controlled trial comparing the effects of subacromial injection with corticosteroid versus NSAID in patients with shoulder impingement syndrome. *J Shoulder Elbow Surg*. 2013;22(5):595-601.

[25] Lee SC, Rha DW, Chang WH. Rapid analgesic onset of intra-articular hyaluronic acid with ketorolac in osteoarthritis of the knee. *J Back Musculoskelet Rehabil*. 2011;24(1): 31-38.

[26] Roux CH, Breuil V, Valerio L, et al. Etanercept compared to intraarticular corticosteroid injection in rheumatoid arthritis: Double-blind, randomized pilot study. *J Rheumatol*. 2011;38(6):1009-1011.

[27] Hochberg MC, Guermazi A, Guehring H, et al. Effect of intra-articular sprifermin vs placebo on femorotibial joint cartilage thickness in patients with osteoarthritis: The FORWARD randomized clinical trial. *JAMA*. 2019; 322(14):1360-1370.

[28] Evans CH, Ghivizzani SC, Robbins PD. Arthritis gene therapy and its tortuous path into the clinic. *Transl Res*. 2013;161(4):205-216.

[29] Weber C, Armbruster N, Scheller C, et al. Foamy virus-adenovirus hybrid vectors for gene therapy of the arthritides. *J Gene Med*. 2013;15(3-4):155-167.

第 4 章　生物制剂
Orthobiologics

Francis G. O'Connor　著

黎　慧　付维力　李宇娟　译　张承昊　黎　慧　校

一、再生医学

"再生医学"是肌肉骨骼医学中的一个新兴领域，它通过对自体、异体或增生性注射剂的精确应用，从而增强机体在特定损伤部位的内源性修复能力[1]。越来越多的证据促进了再生医学的发展，这些证据对常见肌肉骨骼疾病的常规治疗方法疗效提出了挑战。1999 年，国外学者 Kraushaar 和 Nirschl 通过电子显微镜观察网球肘手术切片，证实炎症细胞的缺失，对炎症作用提出了质疑，并创造了"血管成纤维性肌腱病"一词，为识别过度使用导致损伤的退行性病变奠定了基础[2]。这种对退行性病变的识别引起了对抗炎药物作用的关注[2]。传统的做法是，医师会开具非甾体抗炎药治疗这些疾病，但随着对退行性腱鞘病变认识的增加，它们的作用受到质疑[3]。尤其是皮质类固醇注射，已经有几个与这一主题相关的系统评价明确表示，皮质类固醇注射在肌肉骨骼软组织受伤时使用，可能提供短暂的缓解。但从长远来看，这些积极的影响可能并不会比安慰剂好多少，甚至在某些情况下是有害的[4]。对于脊柱注射，包括亚急性和慢性腰痛的硬膜外类固醇注射，一份更新的 Cochrane 综述指出，目前没有足够的证据支持在亚急性和慢性腰痛中使用皮质类固醇注射疗法[5]。

除了许多关节和软组织疾病的注射药物外，传统的外科手术也因其手术疗效而受到挑战。最近的一项 Meta 分析显示，关节镜手术修复 40 岁以上患者的膝关节半月板撕裂并不比假手术或保守治疗更好[6, 7]，同样手术治疗肩袖撞击征因未能改善患者的预后而受到挑战[8]。在关节炎的治疗中，关节置换术极大地改善了许多患者的生活质量，但这些手术只是一种管理技术，并非没有一些自身的并发症和风险[9]。这些已发表的同行评议医学文献不仅引起了研究者和医师的关注，也引起了患者对当前治疗常见肌肉骨骼疾病方法的关注，并集中考虑其他潜在的替代治疗方法，包括再生医学模式。

Mulvaney 等将再生医学治疗模型描述为从分解代谢和组织变性到合成代谢和组织修复的范式转变[1]。在慢性损伤的情况下，有几种自我组织修复失败的假设机制，Mulvaney 等所述如下。

1. 身体无法识别损伤，并产生无效的愈合反应。

2. 因持续的组织损伤而导致修复机制不堪重负，如慢性重复运动后不能充分恢复，韧带松弛导致病理性关节运动，功能性运动障碍导致病理性运动。

3. 修复机制被一个未达最佳标准的愈合环境所抑制。导致分解代谢、非理想愈合环境的因素包括但不限于暴露于毒素（包括许多药物）、不良饮食、肥胖、缺乏定期锻炼、慢性全身炎症、慢性感染、睡眠不良、激素缺乏和慢性压力 [10, 11]。

上述原因使自我修复失败是再生医学治疗和咨询的潜在目标和机会。再生医学治疗的目的是促进和增强自然过程 [1]。尽管目前有大量的再生疗法可供使用，但这篇综述集中描述一些更常见并最有循证依据支持的疗法：增生疗法，自体血液，富血小板血浆治疗，自体间充质干细胞。

二、增生疗法

增生疗法最初由 Hackett 提出 [12]，自 20 世纪 50 年代以来，一直被用作一种治疗方式。支持增生疗法作为一种治疗手段的理论是，逐渐累积的韧带松弛（通过急性创伤或慢性微创伤造成）导致关节移动超出预期生理参数限值。而这种不成比例的运动会导致病理反应，包括环状韧带撕裂导致椎间盘突出，或软骨退化导致骨关节炎。因为许多韧带协同工作，以防止异常的关节运动，增生疗法通常被用来作为一种局部治疗方式。增生疗法也用于退行性肌腱疾病的治疗 [13]。

虽然临床中使用了许多药剂（如鱼肝油酸钠），但研究最多的增生剂溶液是 15% 葡萄糖。当高渗葡萄糖注射到距离韧带或肌腱非常近的部位时，高渗葡萄糖被认为会通过液体的快速渗透转移而引起轻微的细胞损伤，进而引发炎症反应 [14]。这种愈合级联的集中启动反应被假设为治愈以前未被认识的韧带损伤，并将受损的韧带恢复到理想的长度和结构。通过治愈疼痛的关节或脊柱的全部或大部分主要韧带，正常的运动参数将恢复，该区域也将随时间愈合。由于愈合级联反应是由炎症诱导而启动的，因此患者在治疗前 7 天和治疗后恢复期间需要避免使用抗炎药物。

多年来，支持使用增生疗法的科学证据远落后于其在临床实践中的使用。然而，在过去的 10 年里，这种缺乏医学证据的现象已经被专注于该方面的研究人员有效地改善了。高质量的研究目前支持在许多慢性损伤中使用增生疗法。其中最重要的一项研究是 Rabago 及其同事进行的多中心随机对照试验，研究人员对 90 名患者进行了 1 年的跟踪研究后得出结论，与生理盐水注射或居家锻炼相比，增生疗法对膝关节骨性关节炎（osteoarthritis，OA）的疼痛、功能和僵硬评分有临床意义的改善。研究中使用的方案同时针对膝关节周围的关节内和韧带结构 [15]。Hauser 等发表了一篇关于葡萄糖增生疗法治疗慢性肌肉骨骼疼痛的系统综述。他们的论文回顾了 14 项随机对照试验，并得出结论，"支持使用葡萄糖增生疗法治疗肌腱疾病、膝关节和手指关节炎、韧带功能障碍导致的脊柱或盆腔疼痛" [16]。Dumais 及其同事进行了一项关于膝骨关节炎治疗的随机交叉研究，并得出结论，"增生疗法的使用与症状的显著减少相关，并且效果持续 24 周以上" [17]。现在有许多高质量、具有统计学意义的研究支持在关节骨关节炎、肌腱疾病和慢性脊柱疼痛中使用增生疗法 [13, 18-22]。

三、自体血液

自体血液注射（autologous blood injections，ABI）含有血小板生长因子，可能有助于慢性损伤的愈合过程。血小板中特异性识别包括转化生长因子 -β、血小板衍生生长因子、胰岛素样生长因子、血管内皮生长因子和表皮生长因子。这些血小板生长因子刺激愈合过程，并被认为导致受损组织的修复。这些生长因子的假设作用机制为刺激血管生成和细胞增殖，增加拉伸强度，促进修复细胞的聚集。

自体血液注射术在临床工作中很容易实施。通过标准的静脉穿刺方法从患者体内抽出不同数量的血液，在注射器中通常会注入 2～3ml 的麻醉药。通常在超声引导下，将血液和麻醉药注入受损肌腱及其周围。"撒胡椒粉"技术有时被用来注射自体血液。这一流程包括将针插入肌腱，注射一些血液，在不从皮肤中取出针头的情况下，稍微改变方向，然后再插入（见第 6 章）。手术后，通常建议患者在几周内避免剧烈运动或过度使用肌腱，然后开始物理治疗。尽管该手术是微创的，但仍有潜在的不良反应，包括注射区域感染的风险和注射部位的暂时疼痛。自体血液注射术比其他涉及使用血液制品的治疗术更有优势，由于是患者自己的血液注射，因此没有输血传播感染或反应的风险。

关于自体血液注射术作为再生疗法的疗效证据是有限的。自体血液注射术被广泛用于治疗各种肌腱疾病，其中一个常见的用途是治疗顽固性网球肘。在一项研究中，28 例外上髁炎患者在桡侧腕短伸肌下注射了 2ml 自体血液。所有患者之前的非手术治疗均失败，包括所有单纯或联合物理治疗、夹板、非甾体抗炎药和类固醇注射。在接受自体血液注射术治疗后，22 例（79%）非手术治疗失败的患者即使在剧烈活动时，疼痛也完全缓解[23]。Chou 等随后的一项 Meta 分析得出自体血液注射术治疗肱骨外上髁炎比皮质类固醇注射更有效，但并不比注射富血小板血浆（platelet-rich plasma，PRP）更有效[24]。最后，虽然自体血液注射术很有前景，但 De Vos 等的系统综述指出，目前仍缺乏高质量的临床研究。未来的临床研究应采用适当的对照组、随机分组、盲法或经过验证的疾病特异性结局指标来评估疼痛和功能。此外，作者指出，一个好的研究肌腱病变的实验模型将有助于基础研究[25]。

四、富血小板血浆

富血小板血浆（PRP）定义为血小板浓度高于基线的血浆，自 20 世纪 90 年代以来一直在临床使用[26]。PRP 是从自体血液中制备的，方法是使用离心密度分离法去除红细胞，然后进一步浓缩剩余血浆中富含血小板的部分。当血小板接触到空气、破碎的胶原（如受损组织）或感觉到附近的另一个血小板正在脱颗粒时，它们就会被激活（脱颗粒作用）。当血小板脱颗粒时，它们会释放含有转化生长因子 –β、血小板衍生生长因子、胰岛素样生长因子、血管内皮生长因子和表皮生长因子等生长因子的 α 颗粒，这些生长因子会发出炎症信号，并刺激机体的内源性修复机制。

在许多高质量的随机对照试验中，PRP 已被证明是一种有效的治疗方式[27-32]，尽管一些证据显示了混合的结果[33]。Laver 等发表了一篇系统的文献综述，其中 29 项研究（11 项随机对照试验）比较了 PRP 和透明质酸（hyaluronic acid，HA）对膝关节和髋关节骨性关节炎的治疗效果。他们的结论是，目前的临床证据支持 PRP 治疗膝关节和髋关节骨性关节炎效果优于其他几种替代治疗[34]。有一个令人困惑的研究结果是，许多随机对照试验将受测物质与对照组注射盐水进行比较，有合理的证据表明，注射盐水不是一种对照组，而是一种治疗[35]。另一个有关 PRP 研究的困惑是，事实上很难用统计对相似类型的损伤、治疗后的恢复机制、注射方法、临床医师的技能和伴随的药物使用（和许多其他因素）的差异进行解释，因此需要适当地对该问题加强研究。此外，也还没有一个比较制备相应的 PRP 制剂的文献[36]。有许多商业上可用来制备 PRP 的系统和基于实验室制备的方案。而且，肌肉骨骼修复的最佳血小板浓度尚未确定。PRP 的质性差异也是研究中的一个混杂变量。各种血液成分，包括红细胞、白细胞和血小板的存在和浓度，都被认为具有有益或有害的影响。例如，有一些数据支持，在关节内应用贫白细胞 PRP 比富白细胞 PRP 更有益，而富白细胞 PRP 可能应用在肌腱内更佳[37, 38]。尽管如此，任何一种制剂的临床优势都不是正在进行的研究的主题[39]。Mautner 等描述了一篇全面命名 PRP 方法的论文，旨在基于变量成分定义 PRP，从而准确、快速地描述前瞻性研究中使用的 PRP 类型[36]。

五、自体间充质干细胞

自体间充质干细胞（mesenchymal stems cells，MSC）似乎不是通过分化成所需的目标组织来促进肌肉骨骼修复，而是通过与损伤部位结合，并以旁分泌的方式促进组织修复[40]。自体干细胞制剂可以由脂肪来源的间充质干细胞和骨髓来源的间充质干细胞制备。目前，关于哪种来源更适合肌肉骨骼应用还存在争议。在体外研究中，骨髓干细胞已被证明具有更高的成骨和成软骨潜能。但是研究脂肪干细胞治疗骨关节炎的人类研究已经显示出与骨髓干细胞治疗类似的结果。此外，在每一等效单位中，脂肪的干细胞数量明显高于骨髓。然而，在人类研究中，这些差异是否会导致改善结果的临床意义仍有待观察。综上所述，来自骨髓和脂肪的干细胞数量是非常少的，估计大约是 1/10 000。此外，注射后存活的活细胞的数量目前还不清楚。

Mulvaney 等对医学文献进行了回顾，发现了 6 个使用骨髓和脂肪来源的干细胞治疗膝关节骨性关节炎的随机对照试验，其结论如下：没有严重的不良事件，并且干细胞注射有更好的治疗结果[1]。两项试验报道显示改善了组织学结果，改善了关节镜评分愈合率，以及患者报道结果更优。然而，由于感知偏差风险，一些研究中的证据水平降低到 3 级[41]。Maddening 等发表了一项随机、三盲、安慰剂对照试验，使用骨髓浓缩液（bone marrow aspirate concentrate，BMAC）治疗 43 例膝关节骨性关节炎患者，得出结论：BMAC 是安全的，与安慰剂相比，BMAC 能在 6 个月以上的时间内提供临床显著的疼痛缓解[42]。Centeno 及其同事发表了一项对 840 例膝关节骨性关节炎患者应用骨髓干细胞治疗并进行长期随访的研究发现，应用骨髓干细胞既安全又有效。Centeno 及其同事还发表了一项对 115 例肩关节骨性关节炎和肩袖撕裂患者进行骨髓干细胞治疗的前瞻性多中心研究，结果显示肩关节功能评分显著改善[43]。Hernigou 等最近发表了一篇具有里程碑意义的随机对照研究，比较了全膝关节置换术（total knee arthroplasty，TKA）与软骨下骨髓注射治疗严重膝关节骨性关节炎的疗效，随访 12 年。两组结果均有相似的良性改善，并且细胞治疗组软骨和骨髓病变均有改善。与细胞注射组相比，全膝关节置换术术后的内科和外科并发症明显增多[44]。尽管关于哪种来源的骨髓间充质干细胞更适合骨科再生应用还存在争议，但两者都需要进一步高质量高水平的随机对照试验证据来支持其临床疗效。

2016 年，澳大利亚运动医师学院（Australasian College of Sports Physicians）发表了一份立场声明，声称自体间充质干细胞治疗在被认为是安全的之前，应进行与新药相同的四期安全性试验。他们的立场声明也覆盖培养扩张骨髓间充质干细胞的潜在用途[45]。关于来自骨髓或脂肪组织的非培养扩张间充质干细胞的安全性，目前的医学文献支持这两种来源似乎都是安全的，对于治疗膝关节和髋关节骨性关节炎、一些肌腱疾病和肌腱撕裂都是合理有效的。然而，还需要更多高质量的研究。

六、结论

再生医学为肌肉骨骼损伤提供了有发展前景的新方法。这些疗法基本上已被证明是安全的。然而，目前仍然仅有有限的基于证据的数据可以指导它们的使用。值得注意的是，目前没有证据表明美国现有的生物疗法可以导致任何组织再生。至关重要的是，在与患者讨论这些方法时，医务工作者要诚实地对待数据，并谨慎行事。随着时间的推移，会有更多的证据和指导。美国国家橄榄球联盟最近发布的指导与关键总结点，很好地解决了我们目前常规使用的生物疗法的情况[46]。

• PRP 和"干细胞"等骨科生物疗法有望缓解疼痛，并可能改善影响肌腱、韧带和关节的某些疾病的愈合。

• 现有证据还不能支持 PRP 或干细胞治疗后的组织再生的观点及明确其适应证。

• 滥用生物疗法和（或）缺乏组织处理和输送的严格协议，可能危及运动员的健康和安全。

• 科学家积极研究将有助于确定生物疗法的最佳适应证和应用，使我们的运动员的利益和安全最大化。

总而言之，对许多目前有限的接受的治疗和手术的支持性医学证据保持看法很重要。对于许多损伤和长期患者的健康来说，再生疗法可能是一种更安全、更符合生理学的治疗选择。临床医师需要仔细和持续地评估文献，并做他们认为对患者最好的选择。

参考文献

[1] Mulvaney SW, Tortland P, Shiple B, et al. Regenerative medicine options for chronic musculoskeletal conditions: A review of the literature. *Endurance Sports Med*. 2018;(Fall/Winter): 6-15.

[2] Kraushaar BS, Nirschl RP. Tendinosis of the elbow (tennis elbow). Clinical features and findings of histological, immunohistochemical, and electron microscopy studies. *J Bone Joint Surg Am*. 1999;81(2):259-278.

[3] Kane SF, Olewinski LH, Tamminga KS. Management of chronic tendon injuries. *Am Fam Physician*. 2019;100(3):147-157.

[4] Coombes BK, Bisset L, Vicenzino B. Efficacy and safety of corticosteroid injections and other injections for management of tendinopathy: A systematic review of randomised controlled trials. *Lancet*. 2010;376(9754):1751-1767.

[5] Staal JB, de Bie RA, de Vet HC, et al. Injection therapy for subacute and chronic low back pain: An updated Cochrane review. *Spine (Phila Pa 1976)*. 2009;34(1):49-59.

[6] Lee DY, Park YJ, Kim HJ, et al. Arthroscopic meniscal surgery versus conservative management in patients aged 40 years and older: A meta-analysis. *Arch Orthop Trauma Surg*. 2018;138(12):1731-1739.

[7] Siemieniuk RAC, Harris IA, Agoritsas T, et al. Arthroscopic surgery for degenerative knee arthritis and meniscal tears: A clinical practice guideline. *BMJ*. 2017;357:j1982.

[8] Khan M, Alolabi B, Horner N, et al. Surgery for shoulder impingement: A systematic review and metaanalysis of controlled clinical trials. *CMAJ Open*. 2019;7(1):E149-E158.

[9] Skou ST, Roos EM, Laursen MB, et al. A randomized, controlled trial of total knee replacement. *N Engl J Med*. 2015;373(17):1597-1606.

[10] Anderson K, Hamm RL. Factors that impair wound healing. *J Am Coll Clin Wound Spec*. 2012;4(4): 84-91.

[11] Gosling CM, Forbes AB, Gabbe BJ. Health professionals' perceptions of musculoskeletal injury and injury risk factors in Australian triathletes: A factor analysis. *Phys Ther Sport*. 2013;14(4):207-212.

[12] Hackett GS. Joint stabilization through induced ligament sclerosis. *Ohio State Med J*. 1953;49(10): 877-884.

[13] Yelland MJ, Sweeting KR, Lyftogt JA, et al. Prolotherapy injections and eccentric loading exercises for painful Achilles tendinosis: A randomised trial. *Br J Sports Med*. 2011;45(5):421-428.

[14] Jensen KT, Rabago DP, Best TM, et al Early inflammatory response of knee ligaments to prolotherapy in a rat model. *J Orthop Res*. 2008;26(6):816-823.

[15] Rabago D, Patterson JJ, Mundt M, et al. Dextrose prolotherapy for knee osteoarthritis: A randomized controlled trial. *Ann Fam Med*. 2013;11(3):229-237.

[16] Hauser RA, Lackner JB, Steilen-Matias D, et al. A systematic review of dextrose prolotherapy for chronic musculoskeletal pain. *Clin Med Insights Arthritis Musculoskelet Disord*. 2016;9:139-159.

[17] Dumais R, Benoit C, Dumais A, et al. Effect of regenerative injection therapy on function and pain in patients with knee osteoarthritis: A randomized crossover study. *Pain Med*. 2012;13(8):990-999.

[18] Smigel LR, Reeves KD, Lyftogt J, et al. Poster 385 caudal epidural dextrose injections (D5W) for chronic back pain with accompanying buttock or leg pain: A consecutive patient study with long-term follow-up. *PM R*. 2016;8(9S): S286-S287.

[19] Dwivedi S, Sobel AD, DaSilva MF, et al. Utility of prolotherapy for upper extremity pathology. *J Hand Surg Am*. 2019; 44(3): 236-239.

[20] Watson JD, Shay BL. Treatment of chronic low-back pain: A 1-year or greater follow-up. *J Altern Complement Med*. 2010;16(9):951-958.

[21] Kim WM, Lee HG, Jeong CW, et al. A randomized controlled trial of intra-articular prolotherapy versus steroid injection for sacroiliac joint pain. *J Altern Complement Med*. 2010;16(12):1285-1290.

[22] Ryan M, Wong A, Taunton J. Favorable outcomes after sonographically guided intratendinous injection of hyperosmolar dextrose for chronic insertional and midportion Achilles tendinosis. *AJR Am J Roentgenol*. 2010;194(4):1047-1053.

[23] Calandruccio JH, Steiner MM. Autologous blood and platelet-rich plasma injections for treatment of lateral epicondylitis. *Orthop Clin North Am*. 2017;48(3):351-357.

[24] Chou LC, Liou TH, Kuan YC, et al. Autologous blood injection for treatment of lateral epicondylosis: A meta-analysis of randomized controlled trials. *Phys Ther Sport*. 2016;18:68-73.

[25] de Vos RJ, van Veldhoven PL, Moen MH, et al. Autologous growth factor injections in chronic tendinopathy: A systematic review. *Br Med Bull*. 2010;95:63-77.

[26] Marx RE, Carlson ER, Eichstaedt RM, et al. Platelet-rich plasma: Growth factor enhancement for bone grafts. *Oral Surg Oral Med Oral Pathol Oral Radiol Endod*. 1998;85(6):638-646.

[27] Smith PA. Intra-articular autologous conditioned plasma injections provide safe and efficacious treatment for knee osteoarthritis: An FDA-sanctioned, randomized, double-blind, placebo-controlled clinical trial. *Am J Sports Med*. 2016;44(4):884-891.

[28] Dai WL, Zhou AG, Zhang H, et al. Efficacy of platelet-rich plasma in the treatment of knee osteoarthritis: A meta-analysis of randomized controlled trials. *Arthroscopy*. 2017;33(3):659-70.e1.

[29] Peerbooms JC, Lodder P, den Oudsten BL, et al. Positive effect of platelet-rich plasma on pain in plantar fasciitis: A double-blind multicenter randomized controlled trial. *Am J*

Sports Med. 2019;47(13): 3238-3246.

[30] Gosens T, Peerbooms JC, van Laar W, et al. Ongoing positive effect of platelet-rich plasma versus corticosteroid injection in lateral epicondylitis: A double-blind randomized controlled trial with 2-year follow-up. *Am J Sports Med.* 2011;39(6):1200-1208.

[31] Mishra AK, Skrepnik NV, Edwards SG, et al. Efficacy of platelet-rich plasma for chronic tennis elbow: A double-blind, prospective, multicenter, randomized controlled trial of 230 patients. *Am J Sports Med.* 2014;42(2):463-471.

[32] Laudy AB, Bakker EW, Rekers M, et al. Efficacy of platelet-rich plasma injections in osteoarthritis of the knee: A systematic review and meta-analysis. *Br J Sports Med.* 2015; 49(10):657-672.

[33] Yerlikaya M, Talay Çaliş H, Tomruk Sütbeyaz S, et al. Comparison of effects of leukocyte-rich and leukocyte-poor platelet-rich plasma on pain and functionality in patients with lateral epicondylitis. *Arch Rheumatol.* 2018;33(1): 73-79.

[34] Laver L, Marom N, Dnyanesh L, et al. PRP for degenerative cartilage disease: A systematic review of clinical studies. *Cartilage.* 2017;8(4):341-364.

[35] Bar-Or D, Rael LT, Brody EN. Use of saline as a placebo in intra-articular injections in osteoarthritis: Potential contributions to nociceptive pain relief. *Open Rheumatol J.* 2017;11:16-22.

[36] Mautner K, Malanga GA, Smith J, et al. A call for a standard classification system for future biologic research: The rationale for new PRP nomenclature. *PM R.* 2015;7(4 Suppl):S53-S59.

[37] Xu Z, Yin W, Zhang Y, et al. Comparative evaluation of leukocyte- and platelet-rich plasma and pure platelet-rich plasma for cartilage regeneration. *Sci Rep.* 2017;7:43301.

[38] Zhou Y, Zhang J, Wu H, et al. The differential effects of leukocyte-containing and pure platelet-rich plasma (PRP) on tendon stem/progenitor cells—Implications of PRP application for the clinical treatment of tendon injuries. *Stem Cell Res Ther.* 2015;6(1):173.

[39] Andia I, Martin JI, Maffulli N. Advances with platelet rich plasma therapies for tendon regeneration. *Expert Opin Biol Ther.* 2018;18(4):389-398.

[40] Caplan AI. Why are MSCs therapeutic? New data: New insight. *J Pathol.* 2009;217(2):318-324.

[41] Pas HI, Winters M, Haisma HJ, et al. Stem cell injections in knee osteoarthritis: A systematic review of the literature. *Br J Sports Med.* 2017;51(15):1125-1133.

[42] Emadedin M, Labibzadeh N, Liastani MG, et al. Intra-articular implantation of autologous bone marrowderived mesenchymal stromal cells to treat knee osteoarthritis: A randomized, triple-blind, placebocontrolled phase 1/2 clinical trial. *Cytotherapy.* 2018;20(10):1238-1246.

[43] Centeno CJ, Al-Sayegh H, Bashir J, et al. A prospective multi-site registry study of a specific protocol of autologous bone marrow concentrate for the treatment of shoulder rotator cuff tears and osteoarthritis. *J Pain Res.* 2015;8:269-276.

[44] Hernigou P, Auregan JC, Dubory A, et al. Subchondral stem cell therapy versus contralateral total knee arthroplasty for osteoarthritis following secondary osteonecrosis of the knee. *Int Orthop.* 2018;42(11):2563-2571.

[45] Osborne H, Anderson L, Burt P, et al. Australasian College of Sports Physicians-position statement: The place of mesenchymal stem/stromal cell therapies in sport and exercise medicine. *Br J Sports Med.* 2016;50(20):1237-1244.

[46] Rodeo S, Bedi A. 2019-2020 NFL and NFL physician society orthobiologics consensus statement. *Sports Health.* 2020;12(1):58-60.

第5章　肌肉骨骼超声
Musculoskeletal Ultrasound

Francis G. O'Connor　著

张明智　徐　潇　李鹏程　黄　景　译　张承昊　黎　慧　校

在过去的十年中，超声在肌肉骨骼系统中的应用发生了革命性的变化。以前只能由介入放射科医师完成的手术，现在可以由初级保健工作者在护理点进行 [1, 2]（图 5-1）。介入超声在住院医师培训和进修教育中是常规的教学内容，超声也越来越多地作为本科医学教育的一部分被纳入解剖学的教学中 [3]。最近，美国运动医学协会（American Medical Society for Sports Medicine，AMSSM）发布了肌肉骨骼超声教育的课程指南 [4]。

支持超声引导的"增加价值"的证据不断积累 [1, 2, 5, 6]。多篇文献记录了触诊引导注射精确度的不可控性 [7, 8]。Eustace 报道，只有 29% 的肩峰下注射到达了目标位置。另外，Blum 等在一项对膝关节骨性关节炎患者的研究中发现，只有 83% 的触诊引导注射法（盲法）成功找到关节腔，而超声引导注射法（ultrasound-guided injections，USGI）的成功率为 96%。超声引导注射在实时成像，并通过软组织的可视化来帮助临床医师避开周围的神经血管结构等方面明显优于触诊引导注射法。越来越多的论文发表支持 USGI 更准确、更有效并可能更经济的观点。2015 年，AMSSM 发表了关于介入性肌肉骨骼超声的共识。此共识的结论是：有强有力的证据表明 USGI 更加准确；中等证据表明 USGI 更有效；初步证据表明 USGI 更经济 [5]。

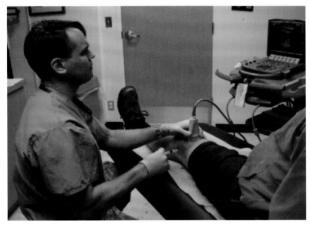

▲ 图 5-1　初级保健工作者在办公室进行超声引导下的髌上膝关节注射

一、适应证

USGI 遵循已经讨论过的触诊引导注射的相关指南。然而，还有其他一些适应证支持超声的应用（表 5-1）。在第 4 版中描述了几种具有挑战性的注射方法，这些方法可能需要更高的准确性来确保能够进行精确的诊断或在特定的部位给药。例如，梨状肌注射时，触诊引导下的注射可能无法在髋后深部的多个肌群之间划定位置。第二个明确的指征是，注射部位的护理标准建议在透视镜或超声引导下进行注射，以保证安全性或准确性。需要引导的例子包括髋关节内或关节突关节内注射（图 5-2）。

表 5-1 超声引导下注射的适应证	
适应证	实例
准确引导	梨状肌
推荐引导	髋关节内
触诊引导注射失败	肩峰下撞击综合征（肥胖者）
解剖学评估	髂腰肌囊 – 股动脉
高风险操作	靠近肺部的穿刺

另一种从触诊引导注射变更为 USGI 的常见情况是前者不能提供临床改善，例如，在合并有肥胖的患者中，注射失败并不罕见。另外，超声引导在目标接近脆弱的神经与血管结构时也是必要的（如在进行股动脉旁的髂腰肌注射时），或者在一个被针穿刺可能导致严重后果的结构附近进行高风险操作时（如肺部并发症气胸）。

二、禁忌证

USGI 的禁忌证与体表接触注射的禁忌证一致。需要注意的是，使用超声进行实时进针引导需要有对解剖关系的三维认知，以及良好的手眼协调能力。至关重要的是，操作者需要认识到自身的局限性，因为熟练地使用超声引导需要大量的培训和实践。

三、正常超声解剖信号

肌肉骨骼超声是一个非凡的工具，代表了在诊断和治疗肌肉骨骼疾病的一项跨时代的创新。然而，这项技术与"显著"的学习曲线有关，需要新的认知模式，需要将三维和断层解剖学知识与已知的能够被明显触诊的浅表解剖结构相结合。超声解剖信号的完整介绍超出了本书概述的范围，感兴趣的读者可以参考几篇优秀的文章[9, 10]。在这里，基本的解剖结构，以及各向异性和声影等人为的概念都会介绍到。

超声成像产生三个特征信号：高回声、低回声和无回声。高回声表示一种强反射，在 B 模式（亮度模式）成像上呈现明亮的回波信号；低回声被解释为微弱或较低强度（不太亮）的回波信号；无回声是指没有回声信号的黑暗区域。这三个术语用来描述常见的肌肉骨骼结构的特征模式（表 5-2）：肌肉（图 5-3）、肌腱（图 5-4）、韧带（图 5-5）、神经（图 5-6）和骨（图 5-7）。

为了正确地解释图像，除了理解正常的超声

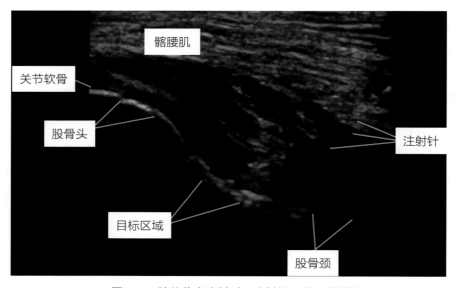

▲ 图 5-2 髋关节内注射时，注射针入髋关节前囊

表 5-2　常见解剖结构的超声信号	
解剖结构	超声信号
肌肉	• 低回声伴多条高回声线，高回声线代表纤维脂肪隔或肌周 • 横断面：松散排列的高回声点，呈"星空"状的外观 • 纵断面：斜向丛束状、呈"多羽状"外观
肌腱	• 具各向异性的高回声 • 排列紧密，纵断面呈亮线或垂直横断面呈亮点的紧密纤维结构
神经	• 纵断面呈束线状：神经束呈低回声、结缔组织呈高回声 • 横断面呈聚集束状：呈"蜂窝"状、"葡萄串"样或"斑点"样外观
韧带	• 呈比肌腱更紧密的条纹状高回声 • 呈中心为低回声层的三层样外观 • 连接两个骨结构
骨	• 皮质骨呈高回声表现 • 透明软骨呈低回声或无回声

信号，理解超声伪像也至关重要。虽然存在许多影响肌肉骨骼超声成像和穿刺针引导的伪像，但各向异性和声影是其中两个值得特别注意的伪像。

各向异性是肌肉骨骼超声的常用术语，用来描述在扫描某些组织时人为地由于探头倾斜引起的回声改变所造成的伪像。某些肌肉骨骼结构，如肌腱，由于角度依赖，当入射超声束角度发生变化时，会使回声强度发生变化（高回声到低回声）（图 5-8）。为了防止将这种现象误解为病理现象，识别这种超声伪像至关重要。肌腱比神经更容易受到各向异性的影响。

对于使用肌骨超声的操作者来说，声影是另一种需要理解的常见的人为伪像。超声图像依赖于声束反射来产生超声图像：当声束遇到高反射界面时，如骨头或钙化组织，就没有声束可以进一步穿透该组织并产生阴影（图 5-9）。另外，当组织中有空气或气体时，也会产生这种伪影。

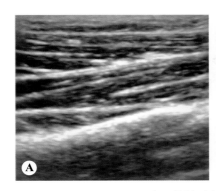
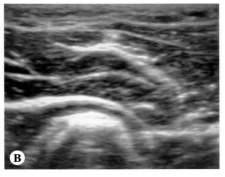

▲ 图 5-3　A. 肌肉，长轴（多羽状）；B. 肌肉，短轴（星空样）

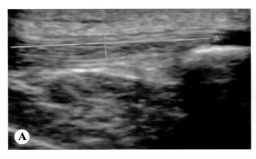
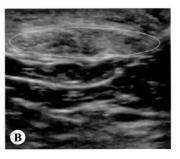

▲ 图 5-4　A. 肌腱，长轴（髌腱），A 线和 B 线显示髌腱边界；B. 肌腱，短轴（髌腱）（黄色圆圈显示边界）

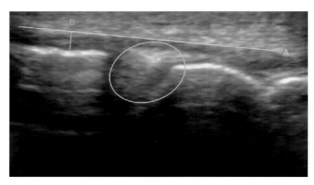

▲ 图 5-5　韧带，长轴（内侧副韧带）
A 线和 B 线显示内侧副韧带的宽度和长度边界，圆圈显示内侧半月板

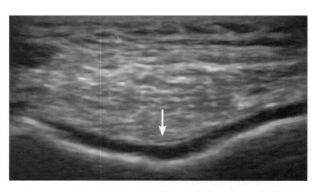

▲ 图 5-7　骨和表面的关节软骨（股骨滑车），箭所指为股骨软骨

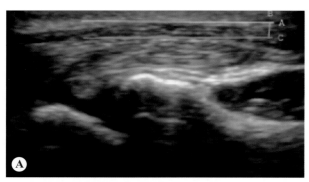

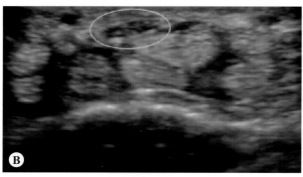

▲ 图 5-6　A. 神经，长轴（正中神经），A 线、B 线、C 线显示正中神经的长轴和宽轴边界；B. 神经短轴（正中神经）和肌腱短轴，黄色圆圈显示正中神经的短轴

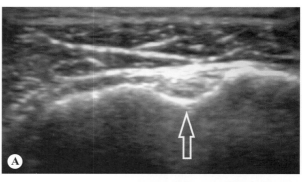

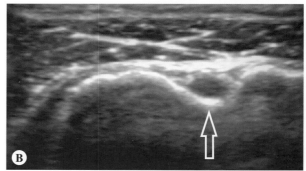

▲ 图 5-8　肱二头肌腱短轴视图显示各向异性。A 和 B 中的箭直接指向短轴上的肱二头肌肌腱
A. 显示探头垂直于肌腱时的高回声信号；B. 显示当探头不垂直于肌腱时的无回声信号

四、超声穿刺引导的术语

　　介绍 USGI 操作的特定术语和定义。这些定义的核心是理解和描述探头相对于目标和穿刺针的关系[11]。"长轴"（纵断面）图像是指探头的长轴平行于解剖目标时的图像（图 5-10），而"短轴"（横断面）对齐是指探头垂直于目标结构（图 5-11）。"平面外"注射是指注射时探头垂直于穿刺针的长轴，只能观察到高回声的针尖或针轴（图 5-12）；而"平面内"注射是指探头与穿刺针平行，可以看到针轴和针尖的整个部分接近目

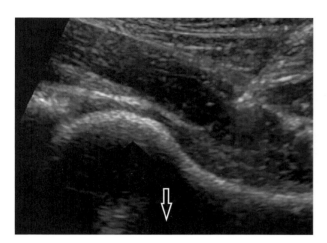

▲ 图 5-9　髋关节关节内注射时的长轴视图，箭显示股骨颈皮质深处的声影

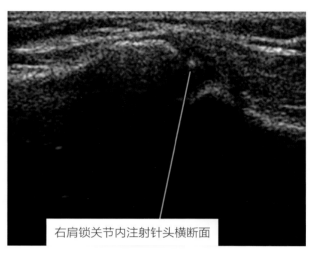

右肩锁关节内注射针头横断面

▲ 图 5-12　平面外注射（肩锁关节）

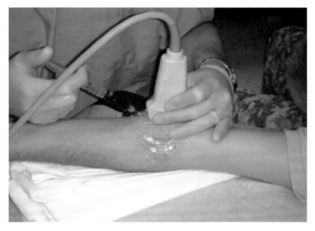

▲ 图 5-10　长轴方向，平面内注射（肘管）

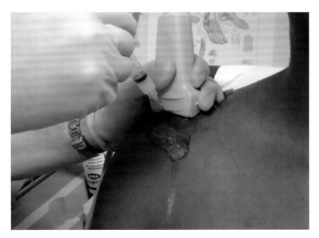

▲ 图 5-11　短轴方向，平面外注射（肩锁关节）

标的过程（图 5-13）。在临床实践中首选平面内注射。

五、超声和穿刺针引导

顺利地执行超声引导注射需要同时具有三个因素：选择有适应证的患者，超声解剖学知识（超声解剖学）及操作者看见针头并将针头移动到预定目标的能力。前两个因素可以通过培养相关人员的临床经验与临床知识来解决，第三项需要针对图像信息的视觉空间感觉的感统练习。同时控制、观察和引导穿刺针是一项复杂的操作，需要手眼协调及熟练灵巧的手法。超声探头可以在多个方向上操作，以提高目标和穿刺针的图像采集的质量。探头操作的各个方面可以归纳为"PART"，即加压（Pressure）、对齐（Alignment）、旋转（Rotation）和倾斜（Tilt）[12]（图 5-14）。

操作者对探头施加压力可以显著影响图像质量和组织的回声反射，并可以缩短与目标组织的距离。操作者通常通过探头均匀施压，也可在一侧不对称施压，以便将超声波束指向所需的方向，以使目标更易显示或为针头进入预留更多的空间。轴向移位，或"平移"，可以在探头接触区的长轴或短轴方向上进行。这种轴向运动的主要目的是找到目标结构，并将其显示在屏幕上最

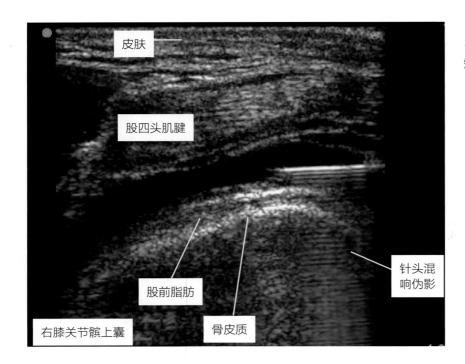

◀ 图 5-13 平面内注入，髌上隐窝短轴（横向）图像

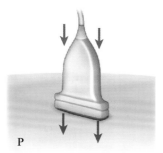 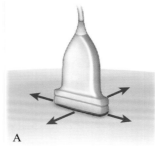 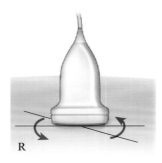 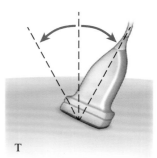

▲ 图 5-14 探头操作运动的 PART
加压、轴向滑动、旋转和倾斜

佳的位置，以便引导针头行进。在长轴或短轴上的轴向平移都被称为"滑行"。"旋转"是指探头绕其中心轴旋转；这样能够显示目标的各轴向视图，其目标的长轴平行于表面，但非垂直于当前的超声波束平面。通过将探头逐渐旋转到与初始探头位置垂直，可以将结构的图像从其短轴视图改变为其长轴视图。最后，"倾斜"是指探头在其短轴平面上呈一定角度，这也被描述为"扫描"、"拨扭式扫描"或探头"扇形扫描"。探头倾斜可以方便在探头进行短轴滑动前进行预览。

进行实时超声引导时，识别针头图像是很有

挑战性的，需要眼睛与执探头和穿刺针的双手熟练同步协调。培训工作者开发了"STAR"技术 [观察（See）、倾斜（Tilt）、对齐（Align）、旋转（Rotate）] 来帮助初学者掌握超声引导注射必需的操作技能[13]（表 5-3 和图 5-15）。

除了应用"STAR"技术外，与长轴面注射技术相比，短轴面注射技术还面临着额外的挑战，因为在进针过程中，无法看到针头靠近目标的全过程。当使用平面外技术时，只有当高回声针尖或针体开始穿过超声波束的平面时才会被识别。因此，在针头的行进过程中，操作者在针尖

表5-3 超声穿刺和引导"STAR"技术		
观察	S	指导操作者直接观察探头和针头，而不是超声屏幕，不移动探头或针头
倾斜	T	操作者在水平轴上前后倾斜换能器，以显示出最大亮度的针头
对齐	A	操作者保持同样的倾斜角度，并将探头向针头方向滑动（在"观察"步骤中确定的方向），直到针进入视野
旋转	R	操作者在其长轴上转动传感器，直到实现全针可视化

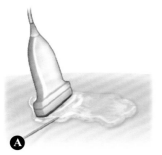 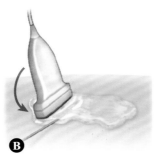 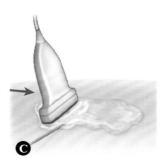 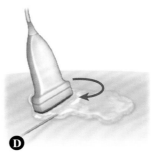

▲ 图 5-15 STAR 技术用于穿刺针的超声显示和引导
A. 观察；B. 倾斜；C. 对齐；D. 旋转

通过探头平面之前是无法成像针尖的。在注射过程中需要全程跟踪针尖移动的技术被称为"示踪"技术。该技术需要探头随着针尖沿着目标方向逐步深入软组织时，不断进行横向线性移动并成像。这种平面外技术还可以在不移动探头的情况下将针引导向更深的地方，可将针放在探头中心的下方的平面外，以便看到针尖越过既定目标，然后撤回一段距离以重新朝向更深的地方，再次推进，可以看到针尖出现在比以前更深、更接近目标的地方。重复这个过程，直到针尖到达目标位置。重复的重定向就像针在一步一步走到目标的过程。而这个过程中最关键的一点就是，一旦针尖出现在视野中，就不能继续推针，因为这时已无法确定针尖在软组织中的位置。

六、超声引导步骤

与触诊引导程序相比较，超声引导注射程序有几个不同的步骤。这些最初由 Lento 描述的步骤，加上增加的步骤和一些改动，均列在表 5-4 中 [14]。

步骤 1：了解病史和体格检查

超声引导注射的成功与否取决于正确的诊断。在开始注射之前，应完成对病史的了解和体格检查，包括对诊断性影像学检查的回顾。

步骤 2：获得患者知情同意

如前所述，对所有的注射都应取得医患双方书面知情同意并记录在医疗文书中。对于 USGI 来讲，应当仔细讨论与标准的触诊引导注射相比，超声在注射过程中所起到的作用。此外，还应询问患者是否愿意在手术过程中看到注射的过程。虽然大多数患者都对这项技术感兴趣，但一些患者在看到自己体内的针头时，可能会感到焦虑，并可能产生迷走神经反应。

步骤 3：设备准备

应当在无菌场所放置相关仪器和注射用品。这一步骤与之前讨论过的触诊引导注射相类似。

步骤 4：摆放患者和仪器位置

超声仪器应放置在患者的另一侧，使显示器与操作者眼睛平齐并正对操作者，这样可减少头

表 5-4 超声引导程序步骤	
步 骤	操作过程
1	了解病史与体格检查
2	获得患者知情同意
3	设备准备
4	摆放患者和仪器位置；输入患者 ID
5	初步扫描
6	皮肤标记
7	戴无菌手套
8	消毒皮肤（必要时铺巾）
9	准备药物，根据需要局部麻醉
10	准备探头，必要时探头套上无菌套
11	将注射器接在针头上
12	将针置于探头下，进行手术
13	记录：手术情况，重新评估患者术后情况，清洁设备

部的运动，并有助于提高进针位置和方向的准确性。患者应保持舒适和放松，如果可能，应保持仰卧位，以降低发生血管迷走神经反应的可能性。操作者应该学会使用非惯用手握探头进行扫描，惯用手应当用来持针及进针。另外，操作者握探头手的示指、小指应保持与患者皮肤接触，将探头固定在患者身上，以防止无意识的移动。

步骤 5：初步扫描

初步扫描确认诊断结果，确定目标，并帮助操作者选择平面内进针或平面外进针的最佳入路。初步扫描还可以帮助操作者确定适合的针头长度及对预定操作进行修正（如注射前抽吸关节积液）。

步骤 6：皮肤标记

在初步扫描时，在体表皮肤进行标记将有助于确定适当的目标，以便在皮肤消毒准备后对探头的位置进行标记。可以用适合的皮肤标记笔在探头的任意一端对皮肤进行标记，以便进行准确的替换。

步骤 7：戴无菌手套

注射前应选择合适的手套。只有当操作者想要接触注射针头的位置时，才需要无菌手套。无菌手套和非无菌手套的问题已经详细讨论过。

步骤 8：消毒皮肤

在注射前，应选择适当的皮肤消毒剂 [如葡萄糖酸氯己定（洗必泰）]。先前已经讨论了多种消毒剂，然而，对于超声这个可变因素，需要确保符合探头制造商的建议，以避免损坏探头。

步骤 9：准备药物；根据需要局部麻醉

注射前的药物和局部麻醉的皮肤准备过程与触诊引导下的注射类似。

步骤 10：准备探头

在进行超声引导注射之前，探头的准备是一个有争议的问题，并由美国超声医学研究所（American Institute of Ultrasound in Medicine，AIUM）的报告参数提出[15]。最重要的是，超声引导的手术应按照操作者的设备感染控制指南进行。患者的皮肤应适当地用消毒清洁剂清洁。超声探头也是一个潜在的污染源。因此，应根据制造商的建议和专用设备的感染控制指南，在每个步骤之间对探头进行消毒[15]。

使用无菌超声凝胶、手术洞巾和探头保护套 / 橡皮套可能是减少污染和感染风险的最佳方法。替代方案包括使用无菌手套覆盖探头，并结合无菌凝胶；使用无菌橡皮套覆盖的探头并结合无菌凝胶；使用无菌封闭敷料，如 Tegaderm®，直接用于探头与无菌凝胶相结合的表面。如前所述，使用"无接触"技术的操作者。将探头置于目标区域，但远离针头准备进入皮肤的区域。针穿过消毒好的皮肤，并在探头下方穿进人体内部。该技术应仅由有经验的临床医师使用，以避免因误操作探头或针头而引起交叉污染的风险[15]。

步骤 11：将注射器接在针头上

针可以直接连接延长管然后连接到注射器。

这是一个有用的方法，因为在不移动针尖的情况下，注射器活塞可以更容易地压下。

步骤 12：将针置于探头下

使用"STAR"技术，观察实际针头（与屏幕图像上的针头方向相反）被引导进入探头深面的组织中。当看到探头下的实际针头，操作者就可以通过屏幕在超声图像上识别针头。在一个正交短轴平面上的探头滑动被用于在注射期间维持正常的已辨识的解剖关系。

步骤 13：记录

AIUM 实践报告为实际操作步骤的记录做了详细明确的指导说明[15]。"充分的记录是必要的，并且应当永久的保存在患者的医疗记录里。超声检查的保留应符合临床需要和相关法律及当地卫生保健单位的要求。手术记录应包括以下内容：①患者信息；②设备信息；③手术日期；④进行的手术，包括操作的身体部位；⑤手术指征；⑥超声引导的理由；⑦目标及相关联结构的描述，包括正常和不正常的；⑧超声定位目标和操作步骤的基本要素说明，包括探头的位置、接近目标的路径和针头跟踪方法（平面内或平面外），偏离标准操作的做法应当在记录中描述并论证；⑨如果有使用药物，应当记录所用药物的种类和数量；⑩针头/设备的种类和规格；⑪如果有取出的标本，记录标本处置。"[15] 报告中应记录超

声引导手术中选择的无菌技术。

AIUM 实践报告还提供了正确使用图像和记录的指导[15]。"手术前、手术中和手术后的静态图像或视频：①图像应标注患者 ID、设备信息、手术日期和手术部位（右侧或左侧）；②除非使用间接技术，否则需要包含至少一幅显示针头或设备置入目标区域的图像；③所有图像都应永久存档并易于检索；④应记录并测量异于正常的大小或形态变化情况。"[15]

七、超声新技术

随着超声技术的不断发展，超声成像仪器的质量不断提高，这些仪器具有更小的接口，并且在各种护理环境中更加便于移动。此外，集成功能使用户更容易成像的高质量且对临床有用的图像。随着高分辨率成像技术的不断改进，在更精细的结构（如神经）内及周围进行介入手术正变得越来越普遍，这在以前对于高手来讲都是挑战。最后，最新的技术进步正在将超声从基于工作站的机器转移到手持便携式设备。手持超声系统可以连接智能手机，提供卓越的分辨率和穿透性，并能方便地放进终端用户的工作服里。随着时间的推移，成本正在逐渐降低，这些设备将为初级医疗机构和其他医疗点及医院提供肌肉骨骼超声的广泛应用。

参考文献

[1] Sorensen B, Hunskaar S. Point-of-care ultrasound in primary care: A systematic review of generalist performed point-of-care ultrasound in unselected populations. *Ultrasound J*. 2019; 11(1):31.

[2] Sconfienza LM, Albano D, Allen G, et al. Clinical indications for musculoskeletal ultrasound updated in 2017 by European Society of Musculoskeletal Radiology (ESSR) consensus. *Eur Radiol*. 2018;28:5338-5351.

[3] Berko NS, Goldberg-Stein S, Thornhill BA, et al. Survey of current trends in postgraduate musculoskeletal ultrasound education in the United States. *Skeletal Radiol*. 2016;45:475-482.

[4] Finnoff JT, Berkoff DJ, Brennan F, et al. American Medical Society for Sports Medicine (AMSSM) recommended sports ultrasound curriculum for sports medicine fellowships. *Br J Sports Med*. 2015;49:145-150.

[5] Finoff J, et al. American Medical Society for sports medicine position statement: Interventional musculoskeletal ultrasound in sports medicine. *Clin J Sports Med*. 2015;25:6-22.

[6] Daniels EW, Cole D, Jacobs B, et al. Existing evidence on ultrasound-guided injections in sports medicine. *Orthop J Sports Med*. 2018;6(2):2325967118756576.

[7] Bum Park Y, et al. Accuracy of blind versus ultrasound guided suprapatellar bursal injection. *J Clin Ultrasound*. 2012; 40(1):20-25.

[8] Eustace JA, et al. Comparison of accuracy of steroid placement

with clinical outcomes in patients with shoulder symptoms. *Ann Rheum Dis*. 1995;38:59-63.

[9] Jacobsen JA. *Fundamentals of Musculoskeletal Ultrasound*, 3rd Ed. Philadelphia, PA: Elsevier, 2018.

[10] Bianchi S, Martionoli C, Abdelwahad IF, et al. *Ultrasound of the Musculoskeletal System*. New York: Springer-Verlag Berlin Heidelberg, 2008.

[11] Visco CJ. Introduction to interventional ultrasound. In: Malanga G, Mautner K, eds. *Atlas of Ultrasound-Guided Musculoskeletal Injections*. New York: McGraw Hill, 2014.

[12] Ihnatsenka B, Boezaart AP. Ultrasound: Basic understanding and learning the language. *Int J Shoulder Surg*. 2010; 4(3): 55-62.

[13] Lam NC, Fishburn SJ, Hammer AR, et al. A randomized controlled trial evaluating the See, Tilt, Align, and Rotate (STAR) maneuver on skill acquisition for simulated ultrasound-guided interventional procedures. *J Ultrasound Med*. 2015;34(6):1019-1026.

[14] Lento PH. Preparation and setup for musculoskeletal ultrasound-guided procedures. In: Malanga G, Mautner K, eds. *Atlas of Ultrasound-Guided Musculoskeletal Injections*. New York: McGraw Hill, 2014.

[15] AIUM Practice Parameter for the Performance of Selected Ultrasound-Guided Procedures. Available at: https://www.aium.org/resources/guidelines/usGuidedProcedures.pdf. Last Assessed on December 22, 2019.

第6章　高级辅助技术
Advanced and Adjunctive Techniques

Francis G. O'Connor　著

王可心　何红晨　宁　宁　译　张承昊　黎　慧　校

鉴于很多治疗未必有手术的条件，提供初级诊疗服务的医务人员可以选择有循证证据的注射相关技术，来治疗肌肉骨骼疾病的软组织和关节疾病[1]。精准定位损伤部位的能力，不仅最大限度地有利于患者，而且预防了全身不良反应。随着注射舒适度和使用率的提高，特别是超声引导技术的引入，使得注射技术和相关工具在肌肉骨骼系统治疗中得到了广泛传播[2]。在过去的十年中，又有大量的循证文献证实了这些干预手段的有效性，临床效果和成本效益都得到明显提升[3]。这些先进的技术可以帮助减轻疼痛，缓解软组织的病变，最终达到临床效果的改善。本章讨论的技术包括耳郭战地针灸（疼痛管理）、往返吸注疗法（钙化性腱病）、大容量注射/肌腱松解（肌腱病/腱鞘炎）、针刺开窗术（肌腱病）、神经水分离技术（神经卡压）、关节囊扩张术/成形术（粘连性关节囊炎）、触发点干针疗法（肌筋膜疼痛）、经皮肌腱切开清创术（肌腱病）。本章在回顾这些技术的同时也介绍它们在临床实践中使用时的证据，应该强调的是，这些技术被认为是高级技能，需要额外培训和大量实践才能熟练使用。

一、耳郭战地针灸

战地针灸（battlefield acupuncture，BFA）由美国空军医师 Richard Niemtzow 博士于 2001 年开发[4]。该技术是专门用于在不具有使用阿片类镇痛药指征或不合适的情况下缓解战士疼痛，其次，担心全身用药的不良反应可能会影响军事任务的完成。BFA 是耳穴治疗常用技术的延伸，旨在快速缓解疼痛。利用外耳上被认为与中枢神经系统疼痛处理相互作用的特定穴位，耳郭针刺可以提供一种快速、方便的镇痛方法（图 6-1）。该技术使用的是半永久的 ASP（Aiguille Semi-Permanente）针，这种针具有在耳穴停留 3～4 天的特点，然后被扁平的表皮生长推向表面。这种疼痛缓解的持续时间从几分钟到几天不等，这取决于个体和正在解决的病理情况。虽然这项技术最初是为了帮助战场上受伤士兵的疼痛管理而开发的，但 BFA 已经广泛流行起来，并提供了一种替代或辅助全身镇痛药的方法。

（一）证据

BFA 已经被针灸医师和使用针灸治疗的医师在战场上广泛使用。虽然 BFA 被越来越多的应用，但在耳郭治疗领域的研究一直受到限制。一项针对女性急性偏头痛的小型随机对照试验（94 例）表明，当使用特定的耳穴时，耳穴疗法可提供短期疼痛缓解[5]。另一项针对急诊科患者的研究显示，接受耳针治疗的患者（87 例）在出急诊科前疼痛缓解比常规治疗的患者更为显著，可达 23%。不过两组患者在进入急诊科 24h 后的疼痛缓解程度相同[6]。最近的一项 Meta 分析评估

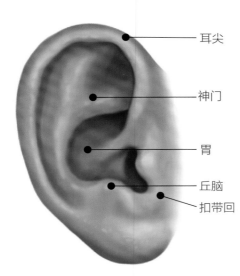

▲ 图 6-1　耳穴

耳尖
神门
胃
丘脑
扣带回

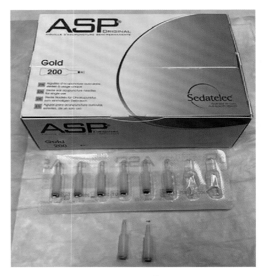

▲ 图 6-2　ASP 针（ASP® 引自 Sedatelec.）

在紧急情况下耳穴治疗缓解疼痛的疗效。该 Meta 分析纳入了几项随机研究的数据，总共纳入了 286 名患者，均无明显不良反应，并且患者满意度显著提高。然而，关于针灸是否减少了镇痛药的使用，得到的结果是不确定的。尽管临床研究的数量有限，但是耳穴治疗无论是作为一项单独的治疗技术还是作为一项辅助技术，都显著降低了患者的疼痛评分[7]。虽然目前证据有限，但是 BFA 正在广泛应用于军事医学和急诊医学界，并被证明是治疗急性疼痛的有效辅助技术。

（二）禁忌证

活动性皮肤感染，针头恐惧症，孕妇。

（三）用物准备

• ASP 针或针灸针（图 6-2）。

• 酒精垫。

（四）术前准备

在操作前应告知患者，留置针可能有轻微的不适，但通常耐受性良好。针可随时自行拔出，不过大多数情况会在 2~10 天内脱落。还要告知患者，疼痛缓解可能不会立即生效，可能需要几天时间。在初次放置针后，患者还要被告知在感受到 ASP 针头反应之前不应该进行剧烈活动。

（五）麻醉

BFA 通常不需要局部麻醉。

（六）技术

BFA 技术由 Niemtzow 开发和描述[4]。临床医师实施战地针灸"技术"首先进行病史询问和体格检查。依次找到五个穴位，随后进行针刺治疗：扣带回、丘脑、耳尖、胃和神门。这种注射顺序通常用缩写词"CTOPS"或"CCTTOOPPSS"，表示两耳交替治疗的过程。

1. 选择左耳或右耳来留针；如果疼痛没有明显的偏侧，请使用在非惯用手那一侧的耳朵。

2. 首先将 ASP 针刺入扣带回。

3. 让患者走动约 2min 以确定疼痛是否减弱。如果疼痛没有减弱，将一根 ASP 针刺入对侧耳的扣带回，让患者走动以确定新的疼痛水平。

4. 如果通过针刺扣带回减轻了疼痛，将另一根 ASP 针刺入耳朵的丘脑前部，让患者走动以确定新的疼痛水平。

5. 无论耳朵刺入能否减少疼痛，ASP 针都以类似的顺序放置在单侧耳朵的耳尖、神门和胃。

6. 在优势耳接受所有"战地针灸"穴位的 ASP 针刺后，评估疼痛水平。如果疼痛等级为 0~1/10，则达到治疗目标。在疼痛水平超过 1/10 的情况下，对侧耳朵以类似的方式进行针刺（图 6-3）。

（七）护理

临床医师应观察耳部有无刺激或感染，术后

可能会出现轻微红斑。经典的术后指导包括以下几点。

• 如果疼痛在最初几天增加，这是一种正常的反应，不应认为是失败的治疗。

• 在睡觉或刷牙时，针头可能会使患者感到不舒服。如果患者感到不舒服，可以在自行脱落之前将其移除，或者可以使用 BFA 工具包中提供的胶布绷带敷贴。

• 注意感染的临床表现，包括发红、分泌物或明显疼痛。

• 在治疗后初期避免过度活动，之后应该根据身体反应调整活动量。

• 合理安排自己的活动，包括治疗后的休息；不要在治疗后立即进行剧烈运动。

• 遵医嘱服用药物。

• 及时记录治疗过程，并保持随访。

CPT 编码

• 97811：针灸，一根或多根针，无电刺激。

（八）注意事项

• BFA 是一种先进的辅助治疗技术，可以作为一个临床应用推荐，观察患者是否会对针灸治疗有反应。

• BFA 可以在任何时间进行重复，但对于急性疼痛的患者通常的治疗方案如下：治疗早期，在 3～6 天重复 1 次，随着疗效的减弱，开始延长时间。

• 对于慢性疼痛，可能会有一个 1～2 周的有限反应时间。

• 如果疼痛不是明显单侧的，首选非优势手那一侧的耳朵；因为现代人使用手机可能会刺激 ASP 针。

• 如果疼痛明显减轻，考虑只治疗一边耳郭。这有助于患者能够拥有一个舒适的睡眠姿势。

二、往返吸注疗法

超声引导下的往返吸注疗法，是一种反复注射和抽吸的治疗，通常用于软组织钙化疾病的治疗[8]。肌腱钙化会在全身很多部位出现，包

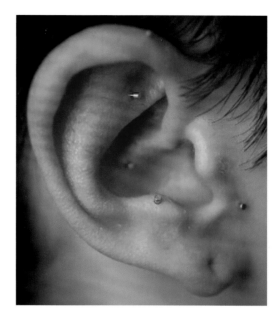

▲ 图 6-3 ASP 针刺入耳穴

括髌骨肌腱和臀肌肌腱，但最常见的是在肩关节的肩袖肌肉。肩袖钙化性肌腱炎（rotator cuff calcific tendinopathy，RCCT）是一种常见病，在无症状成年人中发病率高达 7.5%，在肩关节疼痛的患者中发病率高达 20%，常见于 40—50 岁的女性。RCCT 通常不会导致残疾，可采用保守治疗[9]。

钙化性肌腱炎的确切病因目前尚不清楚，但推测是局部组织退行性病变导致。钙化过程被认为与一种细胞介导的疾病有关，在这种疾病中，肌腱细胞向软骨细胞的化生诱导了肌腱内的钙化[10]。Uhthoff 将其发病机制分为三个阶段：①肌腱内纤维软骨转化的前钙化阶段；②有钙沉积的钙化阶段；③钙化后阶段，在这一阶段，受影响的肌腱进行自我修复，可持续数月[11]。在钙化期，会发现有吸收现象，其特征是血管浸润、水肿、肌腱内压力增加，肩峰下囊内可能有钙盐结晶外溢。这一阶段通常与急性疼痛的发展有关，急性疼痛可以引起严重功能障碍，并且常见的镇痛药物效果欠佳[9]。急性期通常伴有边界不清晰的"软性"代谢物，而较慢性的"硬性"病变往往出现边界清晰的颗粒状沉积物。

（一）证据

超声引导下往返吸注疗法是一种安全、成功率高、并发症少的技术[12]。与其他主要治疗方式（包括体外冲击波治疗、肩峰下皮质类固醇注射、干针疗法或关节镜下钙化沉积物切除术）相比，目前尚无证据评估其疗效。然而，正在进行的临床试验中有一些新的证据。最近一项纳入 908 名患者的系统回顾推荐采用超声引导下的往返吸注疗法[13]。有趣的是，De Witte 等发表了两篇论文，研究了超声引导下往返吸注疗法结合肩峰下皮质类固醇注射与超声引导下单独进行肩峰下皮质类固醇注射的 1 年和 5 年随访结果。虽然结果显示在 1 年有明显的获益，但在 5 年时没有显著的临床或影像学差异[14, 15]。

如前所述，往返吸注疗法可以用单针和双针技术来完成。一项已发表的研究评估了单针技术和双针技术的疗效，发现在 1 年的随访中，临床结果没有显著差异。但数据表明双针技术可能更适合治疗较硬的沉积物，而单针技术可能更适合治疗液体或较软的钙化[16]。此外，最近的证据表明，使用温热盐水既可缩短治疗时间，又可改善钙沉积溶解，特别是在硬性钙化的情况下[17]。最后，如果要使用超声引导下往返吸注疗法，证据表明最佳的治疗是在肩峰下注射皮质类固醇[18]。

（二）禁忌证

往返吸注疗法有与既往描述的所有囊内注射类似的禁忌证。此外，当患者无症状、钙化非常小（≤5mm）或钙化物已迁移至囊腔时，超声引导下的往返吸注疗法并不适用。有更多的证据表明，钙化骨内迁移的患者的效果更差[19]。

（三）用物准备

- 1 个或 2 个 18 号针（取决于技术选择：单针或者双针）。
- 2 个 25 号针用于在往返吸注疗法的前后进行肩峰下注射。
- 2 个注射器（20ml 和 3ml）。
- 1 根 10cm 的 18 号或 20 号脊椎穿刺针（可选）。
- 换药碗（收集冲洗液）。
- 无菌生理盐水（100～200ml）加热至 38～40℃。
- 1% 利多卡因或甲哌卡因（10ml）。
- 类固醇（1ml，40mg/ml）。
- 高频线阵超声。

（四）术前准备

患者取仰卧位，以防止患者在治疗过程中活动。根据钙化部位，患肩手臂应完全伸展，轻微内旋或外旋。超声引导的治疗，包括无菌技术，在前文已进行了详细介绍。

（五）麻醉

采用超声引导下的平面内入路，沿针道向肩峰下滑囊及钙化周围注射最多 10ml 利多卡因或甲哌卡因。

（六）技术

患者以仰卧位行超声引导下的往返吸注疗法，Sconfienza 和 Messina 对单针和双针技术进行了描述[19]。常规的皮肤消毒和超声探头准备后，用高频线阵超声观察目标钙化灶。使用 25 号针以平面内入路注入肩峰下滑囊和钙化周围进行局部麻醉（最多 10ml 利多卡因或甲哌卡因）。当使用双针技术时，第一针插入钙化的最低部分，针斜面朝向探头。将第二根针插入钙化处，与第一根针平行并浅于第一针，与第一根针斜面相对，成 25°～30°，以便形成正确的冲洗循环。在钙化处注入生理盐水，施加轻微的间歇压力以溶解其核心，让钙化液通过第二根针流出，直到可以看到内部完全排空。当钙化液填满注射器时，用新的注射器替换，直到不再有新的钙化液被排出。剩下的钙化灶可以用针尖反复穿刺。最后是肩峰下类固醇注射。单针技术可与双针技术相媲美，但需要注意的是，钙化处仅用单针穿刺。冲洗是通过推动注射器使沉积物水化来完成的。当回抽注射器时，钙化物和盐水溶液一起回流到同一个注射器里。

单针技术被认为具有较低的感染和出血风险。另外，使用双针技术可以确保盐水在钙化外流动，减少钙化破坏和术后滑囊炎的风险。

（七）护理

目前尚无循证医学证据的术后护理指南。然而，Messina 等已经发表了他们的方案[19]。他们建议进行不超过 2 周的短疗程非甾体抗炎药，以及进行适当的休息（如手臂不抬高过肩）。随后进行短暂的物理治疗。随访期间影像学检查不做常规要求。告知患者，如果治疗后疼痛持续数天以上，或出现发热，或治疗后 2 个月疼痛复发，应立刻联系医师。

CPT 编码

- 20551：注射，单肌腱起始点 / 附着点。
- 76942：带成像监督和永久记录解释的针头放置的超声指南。

（八）注意事项

- 最初在肩峰下注射 5～10ml 利多卡因，以促进患者在治疗过程中的体验感；在治疗后将皮质类固醇注入肩峰下间隙可以减少术后疼痛。
- 热盐水辅助的往返吸注疗法已被证明可缩短治疗时间，改善钙沉积物溶解。
- 数据表明，双针法可能更适合处理较硬的沉积物，而单针法可能更适用于处理液体或较软的钙化。
- 应避免空气渗入软组织，这可能会影响钙化沉积物和周围组织解剖在超声下成像观察。
- 其他的提示和细节，有兴趣的读者可以参考已经出版的专著[19]。

三、肌腱松解 / 大容量注射

与针刺开窗术和肌腱切开术不同，采用肌腱内针刺法直接治疗退行性肌腱病变并清除异常血管成纤维组织。与之不同的是，肌腱松解重点是破坏粘连的肌腱周围新生血管和新生神经。肌腱松解最早于 1997 年首次描述，最初旨在通过启动愈合级联来中断肌腱的退行性循环，但本质上似乎等同于目前描述的大容量注射（high-volume injections，HVI）[20]。松解是指将液体注入肌腱及其腱膜、腱周或腱周脂肪垫之间的间隙。虽然目前疗效的机制尚不确切，但这一过程被广泛认为可能会破坏瘢痕组织，以及相关的新生血管和新生神经，并最终刺激肌腱的愈合。肌腱松解和 HVI 本质上是一种对软组织进行静水压减压的治疗。松解技术和 HVI 最常用于跟腱和髌腱，但也用于与滑膜鞘相关的其他肌腱，如腓骨肌腱。

（一）证据

目前有一些文章介绍了 HVI 治疗。超声引导下的 HVI 疗法治疗髌骨肌腱病变由 Crisp 及其同事在 2008 年首次描述[21]。9 例经超声证实伴有新生血管的顽固性髌骨肌腱病变患者接受了髌骨肌腱与 Hoffa 脂肪垫之间的 HVI 治疗。注射 10ml 0.5% 布比卡因，25mg 可的松，20～40ml 生理盐水。受试者报告治疗后 2 周有显著改善。

Chan 等的一项研究包括 30 名顽固性跟腱病患者[22]。所有患者均接受 HVI 注射，包括 10ml 0.5% 布比卡因、25mg 氢化可的松和 4～10ml 的生理盐水，在跟腱前部和 Kager 脂肪垫之间进行注射。随后采用多普勒和偏心负荷评估血管情况。视觉疼痛评分结果显示在短期内（2 周）有显著改善，平均变化 50mm，从平均 76mm 到平均 25mm。在功能上也有明显改善，平均增益为 50mm。同时，在 30 周的随访评估中显示疼痛评分显著下降。

除了上述研究，HVI 也可以纳入皮质类固醇的使用，有少数研究仅使用液体量，通常是结合利多卡因和生理盐水（Wheeler[23]，Mafulli[24]）。虽然这些研究表明了一些积极结果，但它们纳入的患者数量有限，缺乏对照组进行比较。HVI 技术虽然很有前途，而且对于那些采用保守康复治疗疗效欠佳的患者来说是一种潜在有效的方法，但由于目前缺乏强有力的证据而受到限制。

（二）禁忌证

肌腱松解 /HVI 治疗的禁忌证与前述所有适用于囊内和腱鞘周围的注射类似。在肌腱局部或全层撕裂明显的部位，治疗者应尤其谨慎，因为疼痛缓解或不当的肌腱内皮质类固醇注射可能会加重撕裂。

（三）用物准备

- 1 根 21～22 号针。
- 无菌生理盐水（20～100ml）。
- 1% 利多卡因（10ml）。
- 类固醇（1ml，40mg/ml）（可选）。
- 高频线阵超声。

（四）术前准备

患者取仰卧位，以防止其在治疗过程中活动。患肢应完全沿身体伸展，以方便操作者观察。超声引导下治疗技术，包括无菌技术，在前文已进行了详细介绍。

（五）麻醉

采用超声引导下的平面内入路，沿针道的路径，从皮肤和软组织近端到治疗区域注射最多 10ml 利多卡因。

（六）技术

将患者置于适当位置（如易患跟腱病变），并进行适当的准备和覆盖后，用超声检查受累肌腱，以确定肌腱病变区域。使用 25 号针对皮肤和皮下组织进行麻醉。在皮肤麻醉后，可以使用 21 号或 22 号针进行松解或 HVI。使用垂直于受影响区域的高频线阵超声来识别肌腱或肌腱脂肪垫界面。将针头刺入目标区域，注射利多卡因和生理盐水的混合物，以达到麻醉效果。注射量不是固定的，文献描述为 5～100ml。一些学者认为，过大的注射量可能会有致肌腱断裂和（或）引起骨筋膜室综合征的风险。

（七）护理

肌腱松解或 HVI 治疗后，特别是跟腱或髌骨肌腱，要求患者在几天内避免过度活动。对于跟腱，需要使用步行靴；对于髌骨肌腱，可以使用膝关节支具。这种支具通常不用于上肢或大转子区域。肌腱松弛后的拉伸训练和物理治疗的时间在文献报道中也是各有差异。

CPT 编码

- 20550：注射，单肌腱鞘或韧带、腱膜。
- 27899：未列出的手术，腿或踝。
- 76942：带成像监督和永久记录解释的针头

放置的超声指南。

（八）注意事项

- 治疗时患者取仰卧位，仔细观察是否有血管迷走神经性晕厥。
- 在负重肌腱附近进行松解或 HVI 治疗的患者应至少保护患肢达 48～72h。
- 应在治疗后进行物理治疗以达到最佳愈合效果。

四、开窗术：经皮肌腱切开术

使用针在肌腱上刺出多个点状切口或开口用于肌腱病变称为肌腱开窗术，这一治疗的重要特点是不使用注射药物[25]。肌腱切开术，或经皮针肌腱切开术，在文献中也被用作同义词，通常用于肌腱延长、松解或清创术的治疗。这一过程背后的理论是，反复用针头穿刺肌腱病灶会破坏慢性变性过程，导致出血和炎症，并在局部增加生长因子和其他促进愈合的物质。肌腱开窗术的主要目的是将慢性肌腱异常转化为急性状态，以促进愈合。针刺开窗术通常用于多种结构的肌腱病变，包括髌骨、肘关节、臀中肌和跟腱。

（一）证据

在同行评阅的文献中，有多篇文献支持开窗术在治疗常见肌腱疾病中的作用[25-27]。McShane 及其同事是最早报道针刺开窗术的益处的人之一[28]。在一项涉及 52 名患者的研究中，他们进行了 22 个月的随访，92% 的受试者报告显示了良好到优秀的结果[26]。Krey 等最近对针刺开窗术的文献进行了系统回顾，发现只有 4 篇文章符合他们的纳入标准。然而，他们得出的结论是，目前的证据表明，肌腱针刺改善了肌腱病变患者的预后指标。他们还得出结论，有一种趋势表明，添加自体血液来源的因子（如富血小板血浆）可能会进一步改善这些结果。

（二）禁忌证

在实施任何超声引导下的经皮治疗时，有几个禁忌证需要考虑。

- 有出血障碍的患者。
- 使用抗凝血药的患者。

- 存在局部感染的患者。

另外，作为手术并发症的潜在肌腱撕裂的风险也值得讨论，因为肌腱断裂作为治疗的并发症的风险，随着预先存在的肌腱撕裂的程度而增加。虽然没有基于循证证据的指南，但大多数权威专家主张在肌腱病、间质撕裂或部分撕裂达肌腱厚度 50% 以下可行针刺开窗术，如果撕裂超过肌腱厚度的 50%，则应避免进行开窗术[25-26]。

（三）用物准备

- 27 号针。
- 22 号针。
- 5～10ml 1% 利多卡因。
- 高频线阵超声。

（四）术前准备

针刺开窗术治疗前，告知患者在术前 2 周内避免使用非甾体抗炎药物。理论上，避免使用这些药物愈合程度会增加，因为炎症、生长因子和愈合级联反应不会受影响。

（五）麻醉

采用超声引导下的平面内入路，沿针道向计划的针刺开窗术的腱周组织注射最多 10ml 利多卡因。当针在肌腱表面时，有些患者会感到明显疼痛。在肌腱表面注射麻醉药通常能有效地减轻症状。麻醉药用量应尽量减少，因为它可能会干扰开窗术后愈合过程。

（六）技术

首先使用超声诊断肌腱病变，规划最佳的穿刺方法。肌腱病变的区域是有特殊性的，通常靠近肌腱的附着点。在皮肤上进行标记，用以指示针穿刺位置和放置超声探头的位置。此外，调试超声探头到准确的成像平面。首先，消毒皮肤，在穿刺部位周围铺无菌布。将超声探头置入有凝胶的无菌探头套中，在皮肤表面使用无菌凝胶。使用 27 号针，注射局麻药物到皮下组织（图 6-4）。关于开窗术使用的针的尺寸，肩关节、髋关节和膝关节使用 20 号针，在较小关节的肌腱使用 22 号针。针的长度分为 1.5cm 和 3.0cm。针通常沿着肌腱的长轴刺入，与超声探头平行。通过平面

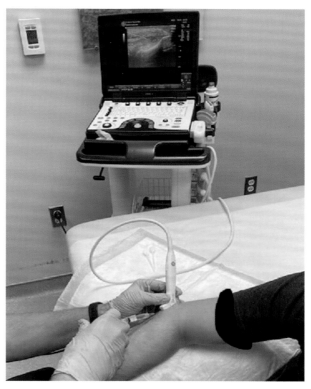

▲ 图 6-4　桡侧腕短伸肌肌腱的针刺开窗术

内的针，或平行于超声探头的长轴，通常是超声引导时的首选方法，因为针在超声下完全可见。可以在治疗过程中调整针的角度，以保证开窗术的实时全程可视化。

在进入肌腱之前，应该考虑一些技术方面的问题，以尽量减少患者的不适。首先，针应定位在平面内，沿着探头和肌腱的长轴。其次，应以适当的角度放置针头，而针头仍处于皮下组织的浅表位置。当针处于浅表的时候，针的轨迹更容易发生变化。在进入更深的结构，如肌肉或肌腱，针变得更难以改变方向。一旦在平面内确定了针，看到了目标位置，就将针推进到肌腱异常处。如果针有针芯，则应在开窗术前将其移除。在肌腱病变区域内将针刺过肌腱，然后部分退出和重新定向，依次向较浅或较深部位进针以覆盖探头平面内的肌腱病变区域。如果肌腱异常是在骨骼附近，针会触抵骨骼。将探头旋转 90°，以确定针是否需要定位或重新定向到与肌腱短轴相

关的内侧或外侧。将针再次部分退回，然后重新定向，向内侧或外侧推进，依次重新定向，覆盖肌腱变性的短轴区。将探头再次旋转 90°，平面内以类似的方式继续行开窗术，直到在目标区域达到足额开窗治疗效果。如果患者有症状，可以向肌腱注射少量局麻药物。每个患者给予针穿刺肌腱的次数各不相同，但通常在 15～50 次，这取决于病变肌腱的大小。当针穿过病变肌腱时，肌腱趋于软化。当整个肌腱病变区域治疗后，并且在针进出过程感觉柔软时，结束治疗。

（七）护理

肌腱开窗术后，要求患者 2 周内避免使用非甾体抗炎药，以免影响恢复过程。出于类似的原因，避免使用冷疗，以免抑制炎症反应，因为炎症是肌腱愈合的前兆。对于负重肌腱，应考虑加强愈合，避免肌腱撕裂的并发症。对于跟腱，需要使用步行靴；对于髌骨肌腱，可以使用膝关节支具。这种支具通常不用于上肢或大转子区域。肌腱开窗术后的拉伸和物理治疗的时间在文献报道中也是各有不同，有许多学者主张开窗术后 2 周可以开展治疗。

CPT 编码

• 20551：注射，单肌腱起始点 / 附着点。

• 76942（可选）：带成像监督和永久记录解释的针头放置的超声指南。

（八）注意事项

• 除了针刺开窗术外，可以考虑使用增殖疗法、自体血或其他再生方法也是有用的。

• 告知患者可能需要治疗后 6 周才能看到临床疗效。

• 术后应避免使用非甾体抗炎药，因为这可能抑制诱导炎症。

五、神经水分离技术

神经水分离技术，也称粘连松解神经成形术，随着超声在肌肉骨骼领域中的应用越来越广泛 [29, 30]。神经水分离技术可定义为在组织平面之间引入一种压力向下的溶液，实现分离组织粘连，目的是缓解软组织对周围神经的卡压 [29, 31]。水分离术被认为是一种安全可靠的方法，可以用来钝性分离组织。话虽如此，在两个轴向平面上沿从小到中等神经超声引导穿刺是一个对技能要求很高的操作。

虽然在周围神经卡压综合征的治疗中使用水分离术是一个相对较新的概念，但这个概念已经在各种情况下运用了多年。在泌尿外科根治性前列腺肿瘤切除术中，水分离术用于保存神经血管束，并在肾脏肿瘤射频消融术中预防神经损伤 [32, 33]。在乳房重建过程中，它被用来保留穿孔动脉，以及在眼科手术中用来确定手术平面 [34, 35]。周围神经水分离术最常见风险是出现神经内注射和由此引发的一系列神经损伤。但是，对一项纳入 257 例在肩关节镜检查前接受周围神经阻滞的患者的研究报道显示，神经内注射的发生率为 17%，没有患者出现术后神经并发症 [36]。第二项研究评估了 72 例明确的神经内注射，没有一例导致永久性神经损伤 [37]。这些研究表明，虽然应该避免意外的神经内注射，但神经内注射的并发症并不像曾经认为的那样构成不良风险。

（一）证据

已经发表的病例报道了使用水分离术成功治疗周围神经病变，如 Mulvaney 在 2011 年描述的 1 例感觉异常的痛风病例，以及 Tabor 等在 2017 年描述的 1 例足下垂病例的治疗 [38, 39]。这些病例使用局部麻醉或皮质类固醇作为注射溶液的一部分。有 1 例在超声引导下在神经周围注射 5% 葡萄糖水溶液后，桡神经麻痹症状和体征有所改善 [40]。最近的一项研究比较了腕管综合征患者使用皮质类固醇注射与 5% 葡萄糖水溶液正中神经周围注射，研究显示，在随访 4～6 个月时，5% 葡萄糖水溶液组的获益高于皮质类固醇组 [41]。

（二）禁忌证

在实施任何超声引导下的经皮治疗时，有几个禁忌证需要考虑。

• 有出血障碍的患者。

• 使用抗凝血药的患者。

- 存在局部感染的患者。

在进行神经水分离技术时，医师应确保对压迫神经病变的准确诊断。此外，有远端萎缩或进行性肌无力的患者应进行术前评估和会诊。

（三）用物准备

- 1 根 21～22 号针。
- 5% 葡萄糖水溶液（20～100ml）。
- 1% 利多卡因（10ml）。
- 类固醇（1ml，40mg/ml）（可选）。
- 高频线阵超声。

（四）术前准备

患者取舒适体位，以防止患者在治疗过程中活动。应告知患者报告治疗过程中出现的任何麻木或刺痛，因为这将需要术者调整针的深度和方向。超声引导的治疗，包括无菌技术，在前文已进行了详细介绍。

（五）麻醉

用 1% 利多卡因和肾上腺素对表皮进行局部麻醉。

（六）技术

由远端到近端对神经进行水分离。使用一次性氯己定海绵清洗覆盖沿神经走行的表皮，用无菌超声凝胶，在神经卡压部位的近端和远端区域做适当的操作前准备。用杀菌湿巾清洗探头，然后在神经最表浅且易于观察的短轴上观察受累神经。治疗需要两位操作者，第一操作者根据相关

血管解剖，使用超声引导将 21～25 号针在超声引导下穿刺推进到周围结缔组织中神经的浅表、内侧或外侧（图 6-5A）。首先在短轴（平面外）推进针头，以确保定位在正确的神经上，然后切换到长轴（平面内），在接近神经时精确控制深度。针头一头连接到连接管，另一头连接到由第二操作者操作的 10～20ml 注射器。注射器含有 5% 葡萄糖溶液（D5W），作为本操作的唯一注射液。当针头接近神经周围结缔组织时，慢慢注入 5% 葡萄糖溶液，直接从神经上分离周围结缔组织。用液体保持针与神经之间的距离，在浅表、深层和神经周围各方向进行操作，同时在神经周围注入等量液体，直到在短轴和长轴上都能看到一个完整的低回声环（又称晕）（图 6-5）。此时，可以看到神经在长轴上显示，进一步沿着神经的表面推注液体，沿着神经节段的长度刺入，并通过卡压部位扩大水分离的区域。

如果在治疗过程中的任何时候神经看起来越来越肿大，请立即停止。因为此时发生神经内注射，大容量注射可能会损伤神经。如果在治疗过程中的任何时候看到低回声环内的组织从神经处扩张，请立即停止，因为此时正在向神经周围注射，大量注射可能压迫和损伤神经。

（七）护理

操作后，用弹力绷带加压包扎；压力敷料可能会增加摩擦，导致组织受卡压。建议立即进行

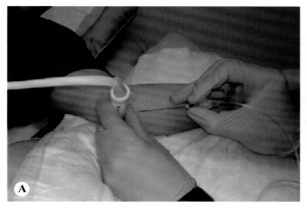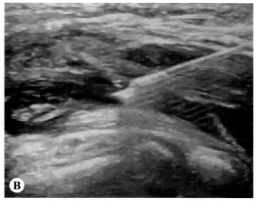

▲ 图 6-5 神经水分离术过程

A. 平面外入路，用于肘管尺神经水分离术；B. 平面内入路，用于肘管尺神经水分离术

物理治疗，加强神经生理滑动。

CPT 编码

- 可选 20526：注射，治疗，腕管。
- 可选 64450：注射，神经阻滞，治疗，其他周围神经或分支。
- 可选 64798 或 64704：经皮神经成形术。编码应与专业编码人员探讨。
- 76942：带成像监督和永久记录解释的针头放置的超声指南。

（八）注意事项

- 考虑需要使用利多卡因；此外，如果患者病史明确有麻醉药物"代谢较慢"，可考虑使用 2% 利多卡因。
- 在开始水分离术之前，测量和记录神经横截面面积，并记录神经外观的表现（例如，神经为 $14mm^2$，在横截面上失去正常的"葡萄束"外观，无回声）。
- 一个操作者的方法（手持注射器法）的优势是在注射过程中保持"注射压力"的感觉，但需要更高的技术水平，而两个操作者的方法（手持针法）在感觉注射压力的基础上提供了更高的穿刺针处理精度。
- 水分离术推荐使用 10ml 或 20ml 注射器。其他注射器（如 60ml）太大不适用，两位操作者无法感觉到注射时的压力，而且相对一个操作者来说，操作较笨重。当然，术前需要准备多个未使用的注射器。
- 物理治疗和家庭锻炼应强调神经滑行训练。

六、关节囊扩张术 / 水囊成形术

关节囊扩张术，也被称为水囊成形术，是一种治疗粘连性肩关节囊炎（冻结肩）的非手术干预手段[42]。粘连性肩关节囊炎是初级保健医师容易遇到的一种常见疾病，患病率为人群的 2%～5%。被诊断为粘连性肩关节囊炎的患者多为 40—60 岁女性，通常伴有糖尿病和甲状腺功能减退。粘连性肩关节囊炎被定义为一种病理过程，其中盂肱关节囊挛缩是一个标志，表现为主动和被动的活动受限。临床表现为疼痛、僵硬和受累肩关节功能障碍；冻结肩的自然过程需要经历三个阶段的进展，即疼痛、僵硬和恢复，也被称为凝结、冻结和解冻。粘连性肩关节囊炎通常被认为是自限性的；但是，它也有可能会持续数年，有些患者的肩关节永远无法完全恢复功能[43]。

（一）证据

水囊成形术（关节囊扩张术）是一种非手术治疗的方法，通过高压向肩关节囊内注射局麻药使关节囊扩张、拉伸或破裂。虽然治疗方案因注射容量而异，但最常见的是在影像指导下向盂肱关节内注入大量含类固醇、局麻药和对比剂的生理盐水，通常为 30ml 左右。一项纳入 46 名患者的随机对照研究将成形术与安慰剂进行了比较，结果显示，干预后 6 周功能结局评分有统计学差异，临床显著改善[44]。一项比较关节囊扩张术与盂肱关节和肩峰下注射的研究发现，虽然在 6 个月时没有显著差异，但关节囊扩张术获得短期内更快的缓解[45]。最后，Cochrane 的一篇综述发现，有 Silver 级水平的证据表明，在粘连性肩关节囊炎中，用生理盐水和类固醇使关节囊扩张对疼痛、活动范围和功能有短期益处；然而，目前还不确定这种干预手段是否比其他干预措施更好[46]。

（二）禁忌证

- 使用抗凝血药 / 凝血功能障碍。
- 全身败血症。
- 对对比剂、类固醇或局麻药过敏。
- 急性创伤。

（三）用物准备

- 1 根 22 号针用于水扩张术。
- 1 根 25 号针用于水扩张之前的软组织注射。
- 4 支注射器 [20ml（2 支）和 3ml（2 支）]。
- 手术导管和三通管（可选）。
- 换药碗（收集冲洗液）。
- 无菌生理盐水（100～200ml）。
- 1% 利多卡因或甲哌卡因（10ml）。
- 类固醇（1ml，40mg/ml）。

- 高频线阵超声。

（四）术前准备

首选后入路，患者取侧卧位，患侧肩部向上且不负重。患肩手臂应处于中立位。标准的超声引导下治疗技术，包括无菌技术，在前文已进行了详细介绍。

（五）麻醉

采用超声引导下的平面内入路，向盂肱关节注射最多 10ml 利多卡因。

（六）技术

扩张术，也被称为水囊成形术，可以从前入路或后入路进行。后入路是我们的首选入路，由以下步骤完成。

1. 患者侧卧位，患肩朝上。屈肘后肩关节内旋，以方便打开后盂肱关节。

2. 高频线阵探头或凸阵探头来识别冈下肌和后盂肱关节。

3. 在无菌部位准备好后，平面内用 25 号针进行穿刺，实施局部麻醉。

4. 用 22 号针沿着先前确定的路径进行穿刺，直到穿过关节囊（图 6-6）。此时，局部麻醉和皮质类固醇被注射到关节内。将注射器更换为装有生理盐水的注射器；另外，还可以附加一个三通管。

5. 将 0.9% 生理盐水（10～40ml）注入关节，使关节产生压力性扩张。

（七）护理

在治疗之后，需要使用弹力绷带加压包扎。建议立即物理治疗，以改善关节囊的活动范围。

CPT 编码

- 20610：关节穿刺，抽吸和（或）注射，大关节或滑膜囊；无超声引导。

- 20611：在超声引导下，有永久记录和报告。

（八）注意事项

- 治疗后患者取仰卧，仔细观察是否有血管迷走神经性晕厥。

- 考虑在治疗前使用肩胛上神经阻滞，无痛治疗可以提升患者的舒适感。

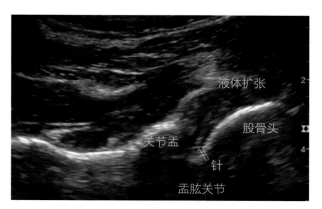

▲ 图 6-6 后盂肱关节水扩张术

- 强烈建议治疗后立即进行物理治疗，达到扩张术的最佳效果。

七、肌筋膜触发点干针疗法

适应证	ICD-10 编码
纤维肌痛 / 纤维肌炎	M79.9
脊柱肌腱炎	M46.0
颈痛	M54.2
紧张性头痛	G44.2

肌筋膜疼痛综合征是一种常见的疾病，源于肌肉或相关筋膜，并与疼痛的肌筋膜触发点（myofascial trigger point，MTrP）有关。每个触发点都是一个高度局部的、高度易激的病灶区域，位于可触及的、紧绷的骨骼肌纤维带中。初级保健医师经常会见到这样的患者。虽然触发点可以注射糖皮质激素或局麻药，但结节通常也需要采用多针穿刺而不是注射来治疗。这种干针疗法的实践归功于 Travell 和 Simons，他们根据经验开发了一种技术，针头插入孤立的触发点，用于治疗肌筋膜疼痛综合征[47]。这种治疗方式也称为肌肉内刺激，其理论基础与传统针灸相似，但并非完全一样。干针疗法是针对离散的触发点，而不是传统的经络，这些点是疼痛的直接和间接来源。

干针疗法是一种侵入性操作，将标准的空心针或实心针针头直接插入 MTrP（图 6-7）。标准

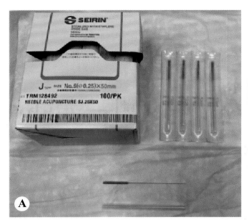 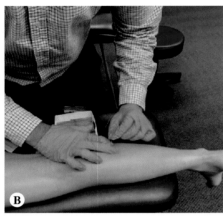

▲ 图 6-7　肌筋膜触发点干针疗法
A. 干针（Lhasa OMS.）；B. 腓肠肌外侧干针疗法

化的干针插入肌筋膜激痛点会引起牵涉性疼痛和"局部抽搐反应"，这是一种不自觉的脊髓反射。这种反射中，紧绷的肌肉纤维迅速收缩。局部抽搐反应表明针头在准确触发点位置。在活跃的触发点，炎症介质水平升高，与持续疼痛状态和肌筋膜压痛有关。这种局部环境随着局部抽搐反应的发生而发生正向的变化[48]。Lewit 证明，通过针刺的疗效不同于注射[49]。

（一）证据

对同行评议的文献中，关于干针的疗效尚无定论。有随机临床试验表明有积极的效果，但与其他疗法效果没有明显差异[50-53]。超声的使用可以提高操作的准确性、临床反应和安全性[54]。然而，最近的一项系统评价表明，用干针疗法治疗肌筋膜疼痛综合征患者的结果没有差异[55]。另一项综合评价研究发现，没有足够的证据推荐针灸或干针疗法来治疗急性腰痛。然而，对于慢性腰痛，短期内针灸治疗比不治疗或假治疗能更有效的缓解疼痛和改善功能[56]。当该技术与其他传统疗法相结合时，其效果会有所增加，但并不比其他传统疗法和替代疗法更有效。

大多数已报道的研究都存在显著的方法学局限性，可能无法推广[56, 57]。此外，关于这种治疗的潜在生理机制和作用缺乏严格的证据。关于针灸进行的研究并不一定适用于干针疗法[58]。由于

一些注射 MTrP 的患者出现了明显的症状改善，需要进一步高质量的研究来确定这种干预在治疗肌筋膜疼痛综合征中的作用。需要解决的领域包括科学的研究设计，包括盲法、随机化、对照及足够数量的患者。

一些与干针疗法相关的不良反应已有报道。这些症状包括疼痛、血肿、晕厥和气胸[59]。总的来说，并发症的发生率很低，由经验丰富的医师提供的干针 / 针灸被认为是一种安全的治疗方法[60]。

（二）禁忌证

干针疗法很少有禁忌证；然而，有一些顾虑会限制使用干针疗法。有晕针的患者，或者不愿意接受这项治疗的患者，或者同意接受这项治疗但有明显禁忌证的患者，这项治疗技术对这类患者不会有帮助。干针疗法禁用于蜂窝织炎或淋巴水肿区域，因为可能会加重这两种情况。相对禁忌证包括但不限于异常出血倾向、免疫系统严重受损（如癌症、人类免疫缺陷病毒、肝炎等）、血管疾病、糖尿病、妊娠、体弱、癫痫、金属或乳胶过敏、儿童和服用某些处方药（如情绪药物、血液稀释剂等）。其他相关禁忌证包括心理状态、器质性问题（必须特别注意胸膜和肺、血管、神经、器官、关节、假体植入物、可植入的电子设备等）、4 个月内的手术部位附近进行针刺、对治疗的耐受能力下降。

（三）术前准备

患者取舒适体位，以防止患者在治疗过程中活动。应告知患者及时报告治疗过程中出现的任何麻木或刺痛，因为这将需要操作者调整针的深度和方向。经皮注射的治疗注意事项，包括无菌技术，在前文中有详细介绍。

（四）用物准备

- 3ml 注射器。
- 针的选择如下。

–25 号 2.54cm 或 5.08cm 针（标准空心皮下注射针）。

–0.30mm × 50mm 实心针灸针。0.30mm 对应的是针的直径，50mm 对应的是长度。

- （可选）每触发点 0.5～1ml1% 利多卡因，不含肾上腺素。
- 1 个酒精棉垫。
- 2 个聚维酮碘棉垫。
- 无菌纱布垫。
- 无菌胶布。

（五）麻醉

皮肤牵张或使用局部蒸汽冷却剂喷雾进行局部麻醉。

（六）技术

1. 标准空心皮下注射针

(1) 针的插入点位于结节的正上方。

(2) 用回缩的圆珠笔尖用力按压皮肤做标记。凹痕的部位，代表针的入针点。

(3) 部位确定后，告知患者不能移动。

(4) 美国目前的护理标准建议在针刺前用70% 异丙醇消毒皮肤（酒精消毒），以及在治疗过程中操作者需要使用手套[61]。

(5) 使用蒸汽冷却剂喷雾做局部麻醉。

(6) 使用非惯用手，用示指和长指用力按压结节的两侧，固定肌肉结节的位置。

(7) 针头和注射器与皮肤成 30°～45°，针尖对准触发点。

(8) 使用非接触技术，将针刺入靶点。

(9) 将针小心地推进结节，直至针尖位于触

发点的中心。成功进入结节将伴随着快速的肌肉收缩，称为局部抽搐反应。在触发点或牵涉性疼痛部位也可能出现疼痛增加。保持不动，肌肉抽动（痉挛）直到放松。

(10) 如果是干针疗法，则将针从结节部分抽回至皮下脂肪层，再进入触发点。重复这个过程5～10 次，或者直到抽搐反应消失。

(11) 如果需要，可以在最后一次进针过程中缓慢地注射 0.5～1ml 1% 利多卡因（不含肾上腺素）到结节中，但需要注意的是，这将构成触发点注射，而不是单纯的干针疗法。

(12) 将针从皮肤中抽出。

(13) 用无菌胶布覆盖。

(14) 按压和拉伸每个注射部位。

(15) 5min 后复查受累部位，确认疼痛是否缓解，观察有无并发症。

2. 实心针　除了空心针，还可以使用实心针，对上述技术进行一些修改。通过前面的触诊方法确定触发点。采用钳式技术轻轻提起皮肤。此外，平触诊可以扶平松弛的皮肤。用一根高质量、无菌、一次性的实心细针直接穿过皮肤刺入[62]。或使用穿刺引导管，然后取出针。穿透深度必须足以刺入触发点。一旦针穿过皮肤并插入肌肉，技术就不同了：操作者可以利用缓慢、稳定、穿刺或活塞式运动进出肌肉（称为"动态针"）；可以将针留在原地（称为"静态针"）；也可以将针旋转几圈，以活动筋膜或软组织[62]。Baldry[63] 建议，敏感者留针 30～60s，耐受者留针 2～3min。虽然对于哪种技术使用实心针最理想尚无共识，但作者认为在大多数情况下，动态针优于静态针（无须肌肉电刺激）。

（七）护理

- 根据需要进行冰敷、热疗、拉伸和（或）物理治疗。
- 基础疾病的治疗。
- 2 周内随访检查。

CPT 编码

- 20552：无图像引导的单个或多个触发点

注射。

- 20553：无图像引导的 3 个及以上肌群触发点注射。
- 20560：无注射的针刺治疗；1 块或 2 块肌肉。
- 20561：无注射的针刺治疗；3 块以上肌肉。

无论注射多少次，这些编码在每次注射中只使用一次。

（八）注意事项

- 该治疗的关键目标是在将针插入肌筋膜激痛点时引起局部抽搐反应。
- 避免针头推进太深，以免发生气胸等并发症。

八、肌腱清创术

超声引导下经皮肌腱清创术是最近 FDA 批准的用于顽固性肌腱炎的手术。目前的具体适应证包括在肘关节、髌骨和跟腱的伸肌腱和屈肌腱病变及足底筋膜炎。其中一项技术（Tenex™）依赖于"超声乳化"的概念，这是一种在白内障手术中使用的技术。在这种技术中，超声振动针尖乳化肌腱病变区域，而设备中的第二个管腔抽吸清创组织。该系统需要实时行超声引导，以及一个使用 18 号双腔针的手持设备 [64]。第二种技术（TenJet™）包括加压、高速水流和抽吸，这是超声清创术的另一种选择。

（一）证据

有几项已发表的研究观察了经皮超声肌腱切开术（percutaneous ultrasonic tenotomy，PUT）联合清创术的作用和疗效。Barnes 等对 19 例患者进行了前瞻性研究，年龄在 38—67 岁，这些患者中，肘关节内侧肌腱病变（7 例）和外侧肌腱病变（12 例）均行保守治疗超过 6 个月，没有明显疗效 [65]。他们证明，对于治疗后长达 1 年的慢性、难治性肘关节外侧或内侧肌腱病变，PUT 可能是一种安全有效的治疗方法。然而，与迄今发表的其他研究一样，本研究受限于有限的病例数，因此与其他治疗方案相比，PUT 的疗效目前尚不清楚。虽然这是一项很有前途的新技术，提供了手术干预的另一种选择，但需要进一步的研究来评估这种技术的作用。

（二）禁忌证

在实施任何超声引导下的经皮手术时，有几个禁忌证需要考虑。

- 有出血障碍的患者。
- 使用抗凝血药的患者。
- 存在局部感染的患者。

潜在的肌腱撕裂存在争议，因为肌腱断裂作为治疗并发症的风险，可能使之前存在的肌腱撕裂程度增加。

（三）用物准备

- 27 号针。
- 22 号针。
- 5～10ml 1% 利多卡因或甲哌卡因。
- 手持设备与设备套件（取决于使用的系统）。
- 高频线阵超声。

（四）术前准备

患者取仰卧位，以防止患者在治疗过程中活动。患肢应完全沿身体伸展，达到最佳视野。超声引导的治疗，包括无菌技术，在前文已进行了详细介绍。

（五）麻醉

采用超声引导下的平面内入路，在皮肤和软组织近端，注射最多 10ml 利多卡因，其目的在于在局部进行松解手术。

（六）技术

首先用超声确认肌腱病变的位置，规划最佳的穿刺方法。肌腱病的区域是有针对性的，通常靠近肌腱的末端或附着在骨头上。针通常沿着肌腱的长轴插入，与传感器平行。通过针平面内，或沿探头长轴，是超声引导的首选方法，因为针是整体可视的。可以在手术过程中矫正针的角度，以实时可视化。在皮肤上标记针穿刺位置和探头位置。表明在操作前需要清洗的区域，此外，它允许超声探头返回到准确的成像平面。首先，消毒皮肤，在穿刺部位周围放置无菌布。将超声探头插入有凝胶的无菌探头罩中，在皮肤表面使用无菌凝胶。使用 27 号针，皮下组织浸润局麻药（图 6-8）。

使用 11 号刀片的手术刀做一个允许进入 PUT 设备的刺伤切口。PUT 设备被引入肌腱病变区域，在那里可以通过使用脚踏板激活。PUT 装置被重新定向到肌腱病变组织区域，类似针刺开窗术。手术结束后，用无菌胶布敷料完成伤口闭合。

（七）护理

术后护理和康复取决于临床清创术的面积和程度。与开窗术相比，要求患者在治疗后 2 周内避免使用非甾体抗炎药，以免影响愈合过程。同样，避免使用冷疗，以免抑制炎症，因为炎症是肌腱愈合的前兆。对于负重肌腱，应考虑加强愈合，避免肌腱撕裂的并发症。对于跟腱，需要使用步行靴；对于髌骨肌腱，可以使用膝关节支具。这种支具通常不用于上肢或大转子区域。肌腱清创术后拉伸和物理治疗的时间在文献中还存在争议，尽管许多学者认为需要在清创治疗后 2 周开始。

CPT 编码

• 肩部：23405（单肌腱切断术），23406（通过同一切口的多个肌腱），23000（开放式去除三角肌下钙质沉积物）。

• 跟腱：27605（经皮肌腱切开术，跟腱局部麻醉）。

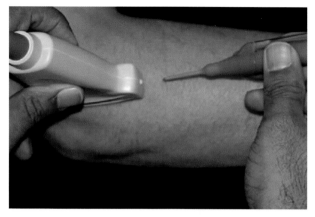

▲ 图 6-8　设备超声引导下肘关节肌腱清创术的设备和位置

• 髋部：27006[肌腱外展肌和（或）髋伸肌切开术]，27000（经皮髋内收肌肌腱切开术），27062（转子囊或钙化切除术），27060（坐骨囊切除术）。

• 足部：28008（筋膜切开术，足部或脚趾）。

• 膝盖：27306（肌腱切开术，经皮，内收肌或腘绳肌单腱）。

• 肘关节：24357（经皮肘关节外侧或内侧肌腱切开术）。

（八）注意事项

• 告知患者术后 6 周可能看到临床疗效。

• 术后应避免使用非甾体抗炎药，因为这样会造成炎症反应从而导致治疗失效。

参考文献

[1] Stephens MB, Beutler AI, O'Connor FG. Musculoskeletal injections: A review of the evidence. *Am Fam Physician.* 2008;78(8):971-976.

[2] Finnoff JT, Hall MM, Adams E, et al. American Medical Society for Sports Medicine (AMSSM) position statement: Interventional musculoskeletal ultrasound in sports medicine. *PM & R.* 2015;7(2):151-168.e12.

[3] Daniels EW, Cole D, Jacobs B, et al. Existing evidence on ultrasound-guided injections in sports medicine. *Orthop J Sports Med.* 2018;6(2):2325967118756576.

[4] Niemtzow RC. Battlefield acupuncture: My story. *Med Acupunct.* 2018;30(2):57-58.

[5] Allais G, Romoli M, Rolando S, et al. Ear acupuncture in the treatment of migraine attacks: A randomized trial on the efficacy of appropriate versus inappropriate acupoints. *Neurol Sci.* 2011;32(Suppl 1):S173-S175.

[6] Goertz CMH, Niemtzow R, Burns SM, et al. Auricular acupuncture in the treatment of acute pain syndromes: A pilot study. *Mil Med.* 2006;171(10):1010-1014.

[7] Jan AL, Aldridge ES, Rogers IR, et al. Does ear acupuncture have a role for pain relief in the emergency setting? A systematic review and meta-analysis. *Med Acupunct.* 2017;29(5):276-289.

[8] Davidson J, Jayaraman S. Guided interventions in musculoskeletal

ultrasound: What's the evidence? *Clin Radiol.* 2011;66(2): 140-152.

[9] Speed CA, Hazleman BL. Calcific tendinitis of the shoulder. *N Engl J Med.* 1999;340(20):1582-1584.

[10] De Carli A, Pulcinelli F, Rose GD, et al. Calcific tendinitis of the shoulder. *Joints.* 2014;2(3):130-136.

[11] Uhthoff HK, Sarkar K. Calcifying tendinitis. *Baillieres Clin Rheumatol.* 1989;3(3):567-581.

[12] Lanza E, Banfi G, Serafini G, et al. Ultrasound-guided percutaneous irrigation in rotator cuff calcific tendinopathy: What is the evidence? A systematic review with proposals for future reporting. *Eur Radiol.* 2015;25(7):2176-2183.

[13] Gatt DL, Charalambous CP. Ultrasound-guided barbotage for calcific tendonitis of the shoulder: A system atic review including 908 patients. *Arthroscopy.* 2014;30(9):1166-1172.

[14] de Witte PB, Selten JW, Navas A, et al. Calcific tendinitis of the rotator cuff: A randomized controlled trial of ultrasound-guided needling and lavage versus subacromial corticosteroids. *Am J Sports Med.* 2013;41(7):1665-1673.

[15] de Witte PB, Kolk A, Overes F, et al. Rotator cuff calcific tendinitis: Ultrasound-guided needling and lavage versus subacromial corticosteroids: Five-year outcomes of a randomized controlled trial. *Am J Sports Med.* 2017; 45(14): 3305-3314.

[16] Sconfienza LM, Viganò S, Martini C, et al. Double-needle ultrasound-guided percutaneous treatment of rotator cuff calcific tendinitis: Tips & tricks. *Skeletal Radiol.* 2013; 42(1): 19-24.

[17] Sconfienza LM, Bandirali M, Serafini G, et al. Rotator cuff calcific tendinitis: Does warm saline solution improve the short-term outcome of double-needle US-guided treatment? *Radiology.* 2012;262(2):560-566.

[18] Arirachakaran A, Boonard M, Yamaphai S, et al. Extracorporeal shock wave therapy, ultrasound-guided percutaneous lavage, corticosteroid injection and combined treatment for the treatment of rotator cuff calcific tendinopathy: A network meta-analysis of RCTs. *Eur J Orthop Surg Traumatol.* 2017; 27(3):381-390.

[19] Messina C, Banfi G, Orlandi D, et al. Ultrasound-guided interventional procedures around the shoulder. *Br J Radiol.* 2016;89(1057):20150372.

[20] Johnston E, Scranton P Jr, Pfeffer GB. Chronic disorders of the Achilles tendon: Results of conservative and surgical treatments. *Foot Ankle Int.* 1997;18(9):570-574.

[21] Crisp T, Khan F, Padhiar N, et al. High volume ultrasound guided injections at the interface between the patellar tendon and Hoffa's body are effective in chronic patellar tendinopathy: A pilot study. *Disabil Rehabil.* 2008;30(20-22):1625-1634.

[22] Chan O, O'Dowd D, Padhiar N, et al. High volume image guided injections in chronic Achilles tendinopa thy. *Disabil Rehabil.* 2008;30(20-22):1697-1708.

[23] Wheeler PC, Tattersall C. Novel interventions for recalcitrant Achilles tendinopathy: Benefits seen following high-volume image-guided injection or extracorporeal shockwave therapy-a prospective cohort study. *Clin J Sport Med.* 2020;30(1):14-19.

[24] Maffulli N, Del Buono A, Oliva F, Testa V, Capasso G, Maffulli G. High-volume image-guided injection for recalcitrant patellar tendinopathy in athletes. *Clin J Sport Med.* 2016;26(1):12-16.

[25] Chiavaras MM, Jacobson JA. Ultrasound-guided tendon fenestration. *Semin Musculoskelet Radiol.* 2013;17(1):85-90.

[26] Krey D, Borchers J, McCamey K. Tendon needling for treatment of tendinopathy: A systematic review. *Phys Sportsmed.* 2015;43(1):80-86.

[27] Mattie R, Wong J, McCormick Z, et al. Percutaneous needle tenotomy for the treatment of lateral epicon dylitis: A systematic review of the literature. *PM R.* 2017;9(6):603-611.

[28] McShane JM, Shah VN, Nazarian LN. Sonographically guided percutaneous needle tenotomy for treat ment of common extensor tendinosis in the elbow: Is a corticosteroid necessary? *J Ultrasound Med.* 2008;27(8):1137-1144.

[29] Cass SP. Ultrasound-guided nerve hydrodissection: What is it? A review of the literature. *Curr Sports Med Rep.* 2016;15(1):20-22.

[30] Norbury JW, Nazarian LN. Ultrasound-guided treatment of peripheral entrapment mononeuropathies. *Muscle Nerve.* 2019;60(3):222-231.

[31] Bokey EL, Keating JP, Zelas P. Hydrodissection: An easy way to dissect anatomical planes and complex adhesions. *Aust N Z J Surg.* 1997;67(9):643-644.

[32] Guru KA, Perlmutter AE, Butt ZM, et al. Hydrodissection for preservation of neurovascular bundle during robot-assisted radical prostatectomy. *Can J Urol.* 2008;15(2):4000-4003.

[33] Lee SJ, Choyke LT, Locklin JK, et al. Use of hydrodissection to prevent nerve and muscular damage during radiofrequency ablation of kidney tumors. *J Vasc Interv Radiol.* 2006; 17(12):1967-1969.

[34] Ting J, Rozen WM, Morsi A. Improving the subfascial dissection of perforators during deep inferior epigastric artery perforator flap harvest: The hydrodissection technique. *Plast Reconstr Surg.* 2010;126(2):87e-89e.

[35] Malavazzi GR, Nery RG. Visco-fracture technique for soft lens cataract removal. *J Cataract Refract Surg.* 2011; 37(1): 11-12.

[36] Liu SS, YaDeau JT, Shaw PM, et al. Incidence of unintentional intraneural injection and postoperative neurological complications with ultrasound-guided interscalene and supraclavicular nerve blocks. *Anaesthesia.* 2011;66(3):168-174.

[37] Bigeleisen PE. Nerve puncture and apparent intraneural injection during ultrasound-guided axillary block does not invariably result in neurologic injury. *Anesthesiology.* 2006;105(4):779-783.

[38] Mulvaney SW. Ultrasound-guided percutaneous neuroplasty of the lateral femoral cutaneous nerve for the treatment of meralgia paresthetica: A case report and description of a new ultrasound-guided technique. *Curr Sports Med Rep.*

2011;10(2):99-104.

[39] Tabor M, Emerson B, Drucker R, et al. High-stepping cross-country athlete: A unique case of foot drop and a novel treatment approach. *Curr Sports Med Rep.* 2017;16(5):314-316.

[40] Chen S-R, Shen Y-P, Ho T-Y, et al. Ultrasound-guided perineural injection with dextrose for treatment of radial nerve palsy: A case report. *Medicine (Baltimore).* 2018;97(23):e10978.

[41] Wu Y-T, Ke M-J, Ho T-Y, et al. Randomized double-blinded clinical trial of 5% dextrose versus triamcino lone injection for carpal tunnel syndrome patients. *Ann Neurol.* 2018; 84(4): 601-610.

[42] Halverson L, Maas R. Shoulder joint capsule distension (hydroplasty): A case series of patients with "fro zen shoulders" treated in a primary care office. *J Fam Pract.* 2002;51(1):61-63.

[43] Ramirez J. Adhesive capsulitis: Diagnosis and management. *Am Fam Physician.* 2019;99(5):297-300.

[44] Buchbinder RGS, Forbes A, Hall S, et al. Arthrographic joint distension with saline and steroid improves function and reduces pain in patients with painful stiff shoulder: Results of a randomised, double blind, placebo controlled trial. *Ann Rheum Dis.* 2004;63(3):302-309.

[45] Yoon JP, Chung SW, Kim J-E, et al. Intra-articular injection, subacromial injection, and hydrodilatation for primary frozen shoulder: A randomized clinical trial. *J Shoulder Elbow Surg.* 2016;25(3):376-383.

[46] Buchbinder R, Green S, Youd JM, et al. Arthrographic distension for adhesive capsulitis (frozen shoulder). *Cochrane Database Syst Rev.* 2008;(1):CD007005.

[47] Simons DG, Travell JG, Simons LS. *Travell and Simons' Myofascial Pain and Dysfunction: The Trigger Point Manual,* 2nd Ed. Philadelphia. PA: Lippincott Williams & Wilkins, 1999.

[48] Vulfsons S, Ratmansky M, Kalichman L. Trigger point needling: Techniques and outcome. *Curr Pain Headache Rep.* 2012;16(5):407-412.

[49] Lewit K. The needle effect in the relief of myofascial pain. *Pain.* 1979;6(1):83-90.

[50] Tekin L, Akarsu S, Durmuş O, et al. The effect of dry needling in the treatment of myofascial pain syndrome: A randomized double-blinded placebo-controlled trial. *Clin Rheumatol.* 2013;32(3):309-315.

[51] Ga H, Choi J-H, Park C-H, et al. Acupuncture needling versus lidocaine injection of trigger points in myofascial pain syndrome in elderly patients—A randomised trial. *Acupunct Med.* 2007;25(4):130-136.

[52] Barbagli P, Bollettin R, Ceccherelli F. Acupuncture (dry needle) versus neural therapy (local anesthesia) in the treatment of benign back pain. Immediate and long-term results. *Minerva Med.* 2003;94(4 Suppl 1): 17-25.

[53] Hong CZ. Lidocaine injection versus dry needling to myofascial trigger point. The importance of the local twitch response. *Am J Phys Med Rehabil.* 1994;73(4):256-263.

[54] Chiavaras MM, Jacobson JA. Ultrasound-guided tendon fenestration. *Semin Musculoskelet Radiol.* 2013;17(1):85-90.

[55] Cummings TM, White AR. Needling therapies in the management of myofascial trigger point pain: A systematic review. *Arch Phys Med Rehabil.* 2001;82(7):986-992.

[56] Furlan AD, van Tulder MW, Cherkin DC, et al. Acupuncture and dry-needling for low back pain. *Cochrane Database Syst Rev.* 2005;(1):CD001351.

[57] Tough EA, White AR, Cummings TM, et al. Acupuncture and dry needling in the management of myofascial trigger point pain: A systematic review and meta-analysis of randomised controlled trials. *Eur J Pain.* 2009;13(1):3-10.

[58] Cagnie B, Dewitte V, Barbe T, et al. Physiologic effects of dry needling. *Curr Pain Headache Rep.* 2013;17(8):348.

[59] Witt CM, Pach D, Brinkhaus B, et al. Safety of acupuncture: Results of a prospective observational study with 229,230 patients and introduction of a medical information and consent form. *Forsch Komplementmed.* 2009;16(2):91-97.

[60] White A, Hayhoe S, Hart A, et al. Adverse events following acupuncture: Prospective survey of 32,000 consultations with doctors and physiotherapists. *BMJ.* 2001; 323(7311): 485-486.

[61] Stephens MB, Beutler AI, O'Connor FG. Musculoskeletal injections: A review of the evidence. *Am Fam Physician.* 2008;78(8):971-976.

[62] Finnoff JT, Hall MM, Adams E, et al. American Medical Society for Sports Medicine (AMSSM) position statement: Interventional musculoskeletal ultrasound in sports medicine. *PM & R.* 2015;7(2):151-168.e12.

[63] Baldry P. Superficial versus deep dry needling. *Acupunct Med.* 2002;20(2-3):78-81.

[64] Peck E, Jelsing E, Onishi K. Advanced ultrasound-guided interventions for tendinopathy. *Phys Med Rehabil Clin N Am.* 2016;27(3):733–748.

[65] Barnes DE, Beckley JM, Smith J. Percutaneous ultrasonic tenotomy for chronic elbow tendinosis: A prospective study. *J Shoulder Elbow Surg.* 2015;24(1):67–73.

第 7 章　皮肤麻醉
Skin Anesthesia

James W. McNabb　著

周　棱　李宇娟　张承昊　译　　张承昊　黎　慧　校

一、局部浸润麻醉

局部浸润麻醉，即在手术区域注射局麻药物，可为手术提供精确有效的镇痛，适用于皮肤小范围手术。一般来说，绝大多数皮肤手术采用加入含 1/100 000（5mg/ml）肾上腺素的 1% 利多卡因即可，如牵涉骨骼肌内注射，则使用不含肾上腺素的 1% 利多卡因或 1% 甲哌卡因。如果需要麻醉的时长超过 60min，可考虑含或不含肾上腺素的 0.25% 布比卡因单独使用，或与利多卡因混合使用。局部麻醉药物中加入肾上腺素具有延长麻醉作用时长和收缩血管以提供一定止血作用的优点。同时由于真皮血管收缩，相应区域的皮肤变白，可以对麻醉范围进行目测，从而降低切割未麻醉皮肤的可能性。另外，肾上腺素引起的血管收缩也会延迟利多卡因的吸收，从而降低局麻药中毒风险，增加局麻药的使用容量，如加入肾上腺素后利多卡因的最大推荐剂量从未添加肾上腺素的 4mg/ml 增加至 7mg/ml[1]。

多种方法可用于减轻注射痛。例如，使用最小针头，通常为 30 号；局部蒸汽冷却剂喷雾或局部按摩皮肤等辅助技术可减少穿刺引起的疼痛；快速将针头插入皮肤、加热注射液[2]、缓慢推注麻醉药物[3] 均可减轻疼痛。如果临床上允许，皮下注射比直接真皮内浸润疼痛轻。然而，皮下注射局部麻醉药物比真皮内注射局部麻醉药物麻醉起效时间延迟，一般来说大约 5min。

含肾上腺素利多卡因溶液的 pH 为 4.5，为酸性，因此注射后会引起强烈的烧灼痛。可在利多卡因 / 肾上腺素溶液中加入碳酸氢钠进行缓冲，成为 pH 高于 6.8[4] 的中性溶液，能显著降低注射痛[5, 6]。该方法特别适用于注射痛非常显著的情况，如大面积浸润、面部或生殖器等敏感区域操作、儿童[7]。在麻醉操作前将 1 份 8.4% 碳酸氢钠加至 9 份含肾上腺素的 1% 利多卡因中。可直接在注射器中混匀，简单地说，抽取两种溶液，加入 0.5ml 空气，然后旋转注射器使其混合，倒置注射器，排出气泡，即可进行操作。提高 pH 可以减轻注射疼痛，而不会影响麻醉起效时间或麻醉效果。

（一）患者体位

• 任何体位均可，通常平躺在检查 / 手术床上，将操作相关区域充分暴露于临床医师。

（二）麻醉

• 使用局部蒸汽冷却剂喷雾以减轻注射痛，也可以采用局部皮肤按摩的方法缓解疼痛。

（三）用物准备

• 局部蒸汽冷却剂喷雾。

• 3ml 注射器。

• 注射针（30 号 1.27cm）。

• 含肾上腺素的 1% 利多卡因。

• 8.4% 碳酸氢钠（可选）。

• 酒精消毒剂。

- 无菌纱布。

（四）技术

1. 抽取 2～3ml 1% 利多卡因 / 肾上腺素。

2. 如果需要，在注射器内混合 9 份 1% 利多卡因 / 肾上腺素和 1 份 8.4% 碳酸氢钠。

3. 注射部位消毒。

4. 喷洒局部蒸汽冷却剂喷雾或局部按摩皮肤以减轻注射痛。

5. 使用无接触技术，将针头快速刺入皮肤（图 7-1）。

6. 以病变为中心，将针以低于皮下组织的角度进针，穿刺到位后，回抽注射器以确保没有血液回流。注射 1～2ml 麻醉药。

7. 退针至真皮层深处，在皮损中心正下方真皮内的位置注射大约 1ml 麻醉药，形成皮丘。

8. 此时病灶向上抬起，使得病灶与皮下结构（血管、神经、肌腱）分开，从而提高了手术的安全性（图 7-2）。

9. 取出针头，用无菌纱布按压穿刺部位。

10. 只有在确保目标区域完全麻醉后，方可进行手术。

（五）护理

- 无须护理。

CPT 编码

- 无（局部浸润麻醉被认为是皮肤手术 CPT 编码的一部分）。

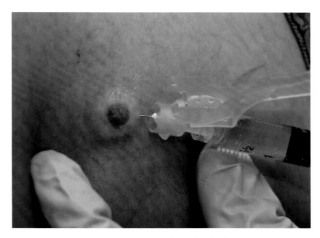

▲ 图 7-1 局部浸润麻醉

二、区域注射麻醉

将局部麻醉药注射到计划手术区域周围，使得手术区域无痛的麻醉方式被称为区域注射麻醉。与局部浸润麻醉相比，该方法麻醉的范围更广，实施后即可立即开展手术，因此可适用于较大范围皮肤的手术。另外，当手术部位不能实施局部浸润麻醉或者直接注射局麻药可导致手术区域变形扭曲影响手术，也是区域注射麻醉的适应证。区域注射麻醉技术把局麻药注射入计划手术区域周围的真皮组织内，药物的渗透形成了一个菱形的虚拟"栅栏"，阻止神经冲动离开目标区域，从而实现使用较小容量的局麻药即可麻醉较大的区域。通常选择加入肾上腺素的 1% 利多卡

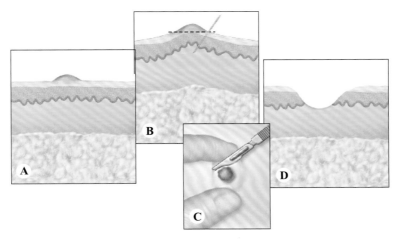

▲ 图 7-2 局部浸润麻醉的步骤

因（可选择用碳酸氢钠缓冲）。如果麻醉时长超过 60min，可以考虑选择 0.25% 布比卡因联合或不联合肾上腺素，或与利多卡因混合使用。

区域注射麻醉进针方向平行于皮肤表面，而不是垂直进针。实施前首先确定并标记出需麻醉的区域，通常为梭状轮廓。该方法需较长的穿刺针（面部注射用 30 号 2.54cm 穿刺针，其他部位用 25 号 5.08cm 穿刺针），保证注射点正好位于梭状轮廓的边角之外。沿需麻醉区域的边缘外在真皮层内进针（不注射），进针到刚好超过病灶中点的位置。慢慢退针的同时，将局部麻醉药逐段地注射到真皮层中。调整进针的方向，将针头推进到需麻醉区域的另一边，注射局麻药后将针抽出，在病变的另一侧重复这个过程。

（一）患者体位

• 任何体位均可，通常仰卧于检查 / 手术台上，并将手术区域面向临床医师。

（二）麻醉

• 使用局部蒸汽冷却剂喷雾或局部皮肤按摩的方法减少与注射相关的疼痛。

（三）用物准备

• 局部蒸汽冷却剂喷雾。

• 5ml 或 10ml 注射器。

• 面部选用 30 号 2.54cm 注射针，其他部位选用 25 号 5.08cm 注射针。

• 含肾上腺素的 1% 利多卡因。

• 8.4% 碳酸氢钠（选择性使用，但推荐使用）。

• 酒精消毒剂。

• 无菌纱布。

（四）技术

1. 用 5ml 或 10ml 注射器抽取 5～10ml 1% 利多卡因 / 肾上腺素。

2. 如果需要，在注射器内将 9 份 1% 利多卡因 / 肾上腺素与 1 份 8.4% 碳酸氢钠混合。

3. 确定入针点（图 7-3）。

4. 消毒穿刺部位。

5. 使用局部蒸汽冷却剂喷雾或局部按摩皮肤以减轻注射痛。

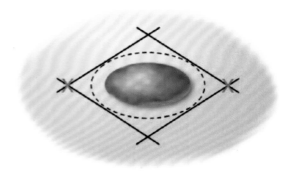

▲ 图 7-3　区域阻滞麻醉的注射部位

6. 使用无接触技术，平行于皮肤表面进针。

7. 沿需麻醉区域的边缘外在真皮层内（不注射）进针直到刚好超过病灶中点的位置。进针时可以观察到针头位置。

8. 随着针头慢慢抽出，将局麻药注射入真皮内。沿注射针道形成皮丘（图 7-4）。

9. 在针头退出皮肤之前，将针头的尖端重新定向并推进到切除部位的另一侧。

10. 注射局麻药后，将针完全抽出，在病变的另一侧重复这个过程。

11. 两侧均完成后，退针，无菌纱布按压。

12. 只有在确保手术区域完全麻醉后，才能进行手术。

（五）护理

• 无须术后护理。

CPT 编码

无（区域注射麻醉被认为是皮肤手术 CPT 编

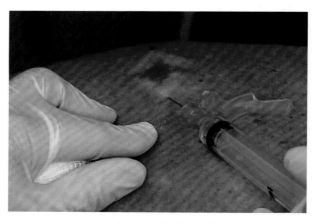

▲ 图 7-4　区域阻滞

码的一部分）。

三、指（趾）神经阻滞

指（趾）神经阻滞是指将局部麻醉药注射在指（趾）神经周围，对拇指、手指和脚趾区域提供有效麻醉，从而进行外科手术的一种麻醉方式。在局麻药中加入肾上腺素不仅可以延长局麻药的作用时间，而且通过收缩局部血管减少术野出血。多年来，传统观念认为，应避免在含有末梢小动脉的肢端区域使用肾上腺素，如手指、脚趾、阴茎、鼻尖和耳垂，或边缘存活的皮瓣。然而越来越多的证据表明，对于血流量正常的患者可以使用肾上腺素。

1920—1940 年，有报道普鲁卡因单独使用或联合肾上腺素使用时，出现了手指坏死的案例，故有学者提出禁止肾上腺素注射到手指的观点。其实在 1950 年之前，48 例手指坏死的案例几乎都可归因于普鲁卡因的使用，其中大部分并未联合使用肾上腺素[8]。普鲁卡因强酸性物质，pH 为 3.6，随着储存时间的延长，其 pH 可降至 1。因此，报道中导致手指坏死的原因很可能是普鲁卡因的强酸性，而非肾上腺素的使用[9]。

回顾 1880—2000 年的相关文献，包括一个 3110 例[10] 的前瞻性研究，两个分别为 1111[11] 例和 1334[12] 例的回顾性研究，一篇 4953 例关于耳、鼻、广泛皮瓣和皮肤移植手术的研究[13]，这些研究均揭示了在肢端、手指、脚趾区域使用含肾上腺素的利多卡因是安全的。已发表的文章均未报道与使用肾上腺素相关的血管并发症。综上所述，是否使用含肾上腺素的利多卡因将由医师自行决定，这对合并雷诺综合征、结缔组织病、晚期糖尿病、外周血管疾病和 Buerger 病（血栓闭塞性脉管炎）的患者尤为重要。

拇指、手指和脚趾均由位于指（趾）内侧和外侧的两对神经支配，分别是背神经和掌/跖神经，并与相应的动脉伴行。指（趾）神经阻滞是指将含肾上腺素的局部麻醉药物注入四根神经周围，同时避免损伤血管和神经，以达到手术麻醉效果的一种操作。传统的指（趾）神经阻滞多采用两针背侧注射技术，现在则以两针指蹼间隙阻滞为主。然而越来越多的证据表明，在指（趾）掌侧根部近侧皮褶的位置单次皮下阻滞的方式更受欢迎，并且具有效果相当的麻醉[14-18]。

含肾上腺素的利多卡因（1%）与布比卡因（0.5%）起效时间相当，但注射痛明显小于后者，作用时间更短[19-21]。因此，目前进行指（趾）神经阻滞的首选方法是将含肾上腺素（1:100 000）的 1% 利多卡因单次注射到手指近端的掌侧皮下组织，使组织有紧实肿胀的感觉。这种技术称为"SIMPLE"阻滞 [单次（single），皮下（subcutaneous），注射（injection），中段（at the middle），近侧指骨（proximal phalanx），使用利多卡因（using lidocaine），含肾上腺素（with epinephrine）][8]。

相关解剖见图 7-5。

（一）患者体位

• 患者平躺在检查/手术床上，手或脚暴露于临床医师。

（二）麻醉

• 使用局部蒸汽冷却剂喷雾或局部皮肤按摩的方法减轻注射痛。

（三）用物准备

• 局部蒸汽冷却剂喷雾。
• 3ml 注射器。
• 注射针（30 号 1.27cm）。
• 2ml 含肾上腺素的 1% 利多卡因。
• 8.4% 碳酸氢钠（可选）。
• 酒精消毒剂。
• 无菌纱布。

（四）技术

1. 定位穿刺点：穿刺点位于手指与手掌、脚趾和脚掌交界处，手指、脚趾根部皮褶上方[22]。

2. 穿刺部位消毒。

3. 使用局部蒸汽冷却剂喷雾或局部按摩皮肤以减轻注射痛[4]。

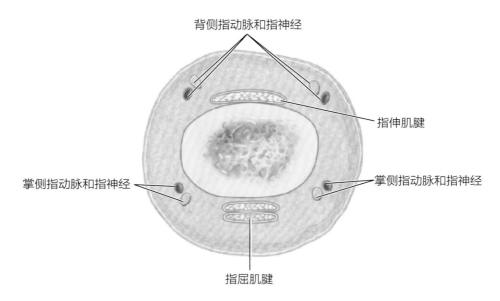

背侧指动脉和指神经

指伸肌腱

掌侧指动脉和指神经

掌侧指动脉和指神经

指屈肌腱

▲ 图 7-5　手指解剖

4. 使用无接触技术，将针头快速垂直刺入皮肤。针穿过皮肤后向前推进几毫米进入皮下组织（图 7-6）。

5. 回抽注射器，以确保注射器内没有血液回流。

6. 皮下注射 2ml 含肾上腺素的利多卡因。

7. 拔出针头，用无菌纱布直接按压，待局部麻醉药物扩散至指（趾）神经周围。

8. 局麻药完全起效需 5～10min。

9. 如有必要，可重复上述步骤。

10. 只有在确保完全麻醉后，方能进行后续手术操作。

（五）护理

• 无须护理。

CPT 编码

• 无（注射局部麻醉药包含在皮肤手术 CPT 编码中）。

四、面部神经阻滞

面部神经阻滞是将少量的局麻药注射到支配特定皮肤区域的神经周围，从而实现面部各区域无痛的麻醉技术，此技术适用于不能在手术区域

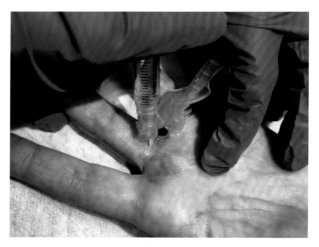

▲ 图 7-6　指神经阻滞

直接注射麻醉药物，以及注射局麻药可导致局部组织扭曲变形影响手术操作。相较于局部直接注射，该技术使用小剂量局麻药就可获得较大的麻醉区域，进而减轻与多次注射相关的疼痛和瘀斑，同时还减少了所需局麻药的总量，将局麻药中毒的概率降至最低。面部神经阻滞主要包含三种传统的神经阻滞，即眶上神经 / 滑车上神经阻滞、眶下神经阻滞和颏神经阻滞。这些神经为第 V 对脑神经感觉支的终末支，经骨孔出颅。确认骨孔的位置后，在该部位注射少量麻醉药物

（0.5～1ml）即可达到满意的麻醉效果。如图 7-7
所示，骨孔均位于通过瞳孔中点的垂直线上。

眶上孔最容易辨认，位于瞳孔中点上方，在
眉毛下方眶上嵴可触摸到一个细微的凹陷。滑车
上神经位于眶上嵴，紧靠眼睛内眼角的上方，绝
大多数人位于眉毛内侧。由于眶上神经和滑车上
神经的解剖位置非常相近，滑车上神经通常可与
眶上神经一起阻滞，从而将麻醉效果扩散至前额
中线。

眶下孔位于上颌骨眶下缘下方约 1.5cm 处，
沿瞳孔中点垂直线上。该切迹无法触诊。

颏孔位于患者瞳孔中点垂直（矢状）线上，
下颌骨下缘。体表不易触及。

按压相应的骨孔可引起明显的钝痛感，而邻
近区域无法引出，此特点可以协助正确定位。从
编码的角度来看，为行外科手术而进行的所有局
部麻醉操作都被认为是该手术的一部分。因此，
面部神经阻滞 CPT 编码包含在手术内，不单独
计费。

五、眶上神经阻滞和滑车上神经阻滞

眶上神经和滑车上神经为第 V 对脑神经分支
眼神经的终末感觉支，该神经阻滞是最容易实施
的面部神经阻滞。该技术可以对前额进行可逆的
局部麻醉，满足多种手术需求，包括裂伤修复
术、皮肤病变切除术、光动力疗法、额部激光皮
肤修复术等。丛集性头痛、紧张性头痛和偏头痛
等头痛也可以通过该技术得到部分缓解[23, 24]。

相关解剖见图 7-8。

（一）患者体位

• 患者取仰卧位，头部面向医师，医师站在被
注射面部的侧方。

（二）确定标志点

1. 眶上孔位于瞳孔中心上方，为眉下的眶上
嵴处可触摸到的一个细微凹陷。

2. 颅骨解剖的研究表明，眶上孔位于前正中
线外侧约 25mm，额骨颞嵴内侧约 30mm，距离眶
上缘 2～3mm。14% 的眶上神经经其他路径出颅[25]。

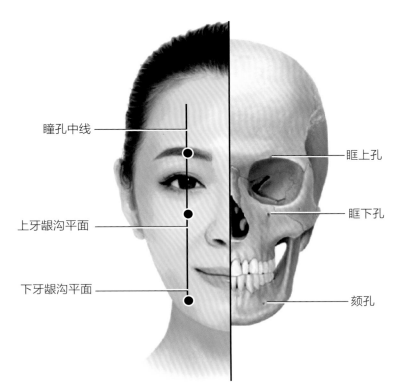

瞳孔中线

上牙龈沟平面

下牙龈沟平面

眶上孔

眶下孔

颏孔

▲ 图 7-7 神经阻滞的定位

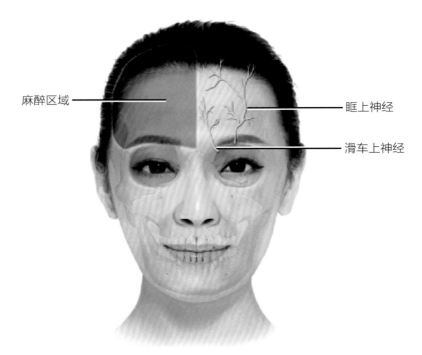

麻醉区域

眶上神经

滑车上神经

▲ 图 7-8　眶上神经和滑车上神经及其支配区

3. 滑车上神经位于眼内眦上方的眶上嵴，绝大多数人位于眉毛内侧。

4. 在确定体表定位后，用回缩的圆珠笔尖用力按压皮肤做体表标记，压痕即为入针点。

（三）麻醉

• 由于穿刺点离眼睛很近，不建议使用局部蒸汽冷却剂喷雾。但可以使用局部皮肤按摩的方法减轻注射痛。

（四）用物准备

• 局部蒸汽冷却剂喷雾（可选）。

• 3ml 注射器。

• 注射针（30 号 1.27cm）。

• 1ml 含或不含肾上腺素的 1% 利多卡因（取决于手术时长）。

• 酒精消毒剂。

• 无菌纱布。

（五）技术

1. 穿刺部位消毒。

2. 将非优势手的示指尖端固定在眶上孔下方的眶上缘，此举可以防止针尖意外穿出，并有助于针尖保持在正确位置。

3. 将针以 90° 对准眉毛上方的皮肤，针尖指向眶上孔。

4. 用止痛喷雾浸湿无菌棉签，涂抹穿刺点以提供表面麻醉。

5. 使用无接触技术，将针头快速刺入皮肤。

6. 将针头直接刺入眶上孔，针尖触及骨质后，退针约 1mm。

7. 回抽活塞，确保注射器内无血液回流。

8. 在眶上孔注入 1ml 含或不含肾上腺素的 1% 利多卡因。

9. 退针。

10. 将针置于眼内眦正上方的眶上嵴，重复上述操作，对滑车上神经进行阻滞。

11. 确保完全麻醉后，方能进行后续手术操作。

（六）护理

• 无须护理。

CPT 编码

• 无（局麻药注射被认为是皮肤手术 CPT 编码的一部分）。

- 64400：注射，麻醉药，三叉神经，任何分支或分支。

六、眶下神经阻滞

眶下神经是第V对脑神经三叉神经上颌支的终末感觉支。眶下神经阻滞可对除鼻以外的面中部施行可逆的局部麻醉。皮肤及上唇撕裂修复术、光动力疗法、面中部/上唇的激光皮肤修复术、皮肤和上唇填充术、皮肤病变切除等多种手术均可在眶下神经阻滞下完成。

相关解剖见图7-9。

（一）患者体位

- 患者取仰卧位，头部面向医师，医师站在被注射面部的侧方。

（二）确定标志点

1. 颅骨解剖的研究表明，眶下孔位于前正中线外侧28.5mm，眶下缘下方约7mm，位于沿瞳孔中点的垂直线上[26]。眶下孔在上颌骨上不能触及，为了准确定位，在眶下孔上方用力按压，可引出明显的钝痛感，邻近区域则无法引出。

2. 定位眶下孔后，用回缩圆珠笔尖用力按压皮肤进行体表定位。压痕即为入针点。

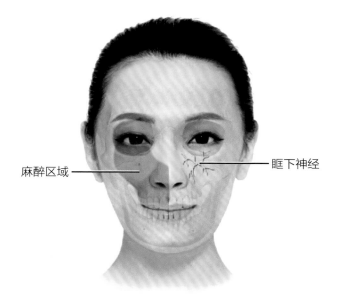

麻醉区域 ——　　　　　—— 眶下神经

▲ 图7-9　眶下神经及其支配区域

（三）麻醉

- 由于穿刺点离眼睛很近，不建议使用局部蒸汽冷却剂喷雾。可以使用局部皮肤按摩的方法减轻注射痛。

（四）用物准备

- 头灯或其他光源（用于口内入路）。
- 局部蒸汽冷却剂喷雾（可选）。
- 3ml注射器。
- 经皮入路选用30号1.27cm注射针，经口内入路选用25号3.81cm注射针。
- 1ml含或不含肾上腺素的1%利多卡因（取决于手术时长）。
- 酒精消毒剂（用于经皮入路）。
- 无菌纱布。

（五）技术

1. 经皮入路

(1) 穿刺部位消毒。

(2) 针垂直于上颌骨皮肤，针尖指向眶下孔。

(3) 在针刺入皮肤前，通过挤压、拉伸、摩擦等方法按摩邻近皮肤，或用止痛喷雾浸湿无菌棉签，涂抹于穿刺点以提供表面麻醉。

(4) 使用无接触技术，将针头快速刺入皮肤。

(5) 将针尖直接刺入眶下孔，针尖触及骨质后停止进针，回退约1mm。

(6) 回抽活塞，确保注射器内无血液回流。

(7) 在眶下孔处注入1ml含或不含肾上腺素的1%利多卡因。

(8) 退针。

(9) 确认手术区域完全麻醉后，方能进行后续操作。

2. 经口内入路

(1) 患者体位与经皮入路一致，但患者头部要尽量伸展以便头后仰。

(2) 使用头灯或其他光源，为手术提供良好的照明条件。

(3) 用纱布包住上唇，向上提起。

(4) 识别上颌从中线算起的第3～4颗牙齿(尖牙/第一前磨牙)。眶下孔位于这些牙齿之间的黏膜颊窝的顶点下方。

（5）针与牙齿的长轴平行，矢状面放置，针尖指向同侧瞳孔。

（6）定位后，快速刺入黏膜，并向前进针约 0.5cm 后到达眶下孔的位置。

（7）回抽活塞，确保注射器内无血液回流。

（8）在眶下孔处注入 1ml 含或不含肾上腺素的 1% 利多卡因。

（9）注射后，取出针头。

（10）确认手术区域完全麻醉后，方能进行后续操作。

（六）护理

· 无须护理。

CPT 编码

· 无（局麻药注射被认为是皮肤手术 CPT 编码的一部分）。

七、鼻背神经阻滞

眶下神经阻滞可以对鼻两侧皮肤提供可逆性麻醉，但不能阻滞鼻部。可通过鼻背神经阻滞对鼻背软骨和鼻尖的皮肤进行麻醉。

鼻背神经是由第 V 对脑神经发出的筛前神经的终末感觉支。它位于鼻骨下缘的骨性交界处，在中线外侧 5～10mm 处穿出。

鼻背神经阻滞后可进行多种手术操作，包括皮肤裂伤修复术、光动力疗法、鼻子的激光面部皮肤修复术和皮肤病变切除术等。

相关解剖见图 7-10。

（一）患者体位

· 患者取仰卧位，头部面向医师，医师站在被注射面部的侧方。

（二）确定标志点

1. 于鼻骨远端边缘处触诊骨性软骨交界，并在正中线外 7.5mm 处标记[27]。

2. 确定穿刺点后，用回缩圆珠笔尖用力按压皮肤。压痕即为入针点。

（三）麻醉

· 由于穿刺点离眼睛很近，不建议使用局部蒸

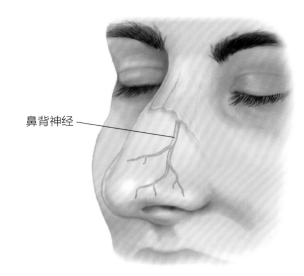

鼻背神经

▲ 图 7-10　鼻背神经及其支配区

汽冷却剂喷雾。可以使用局部皮肤按摩的方法减轻注射痛。

（四）用物准备

· 局部蒸汽冷却剂喷雾（可选）。

· 3ml 注射器。

· 注射针（30 号 1.27cm）。

· 1ml 含或不含肾上腺素的 1% 利多卡因（取决于预计手术时长）。

· 酒精消毒剂。

· 无菌纱布。

（五）技术

1. 穿刺部位消毒。

2. 如前所述，将针垂直放置在鼻子侧面骨性软骨交界处皮肤的上方。

3. 在针刺入皮肤前，通过挤压、拉伸、摩擦邻近的皮肤或用止痛喷雾浸湿无菌棉签涂抹穿刺点以减轻穿刺疼痛。

4. 使用无接触技术，将针头快速刺入皮肤。

5. 把针刺进真皮层深处（若继续进针至皮下组织，很容易针过深而刺入鼻腔）。

6. 回抽活塞，确保注射器内无血液回流。

7. 缓慢注入 1ml 含或不含肾上腺素的 1% 利多卡因。

8. 注射后，取出针头。

9. 确认手术区域完全麻醉后，方能进行后续操作。

（六）护理

• 无须护理。

CPT 编码

• 无（局麻药注射被认为是皮肤手术 CPT 编码的一部分）。

八、颏神经阻滞

颏神经是第 V 对脑神经下颌支的末梢感觉支。颏神经阻滞可对面中部靠下区域进行可逆性局部麻醉。阻滞后可进行各种手术操作，包括皮肤和下唇裂伤修复术、光动力疗法、激光面部皮肤修复术、皮肤和下唇填充术和皮肤病变切除术等。

相关解剖见图 7-11。

（一）患者体位

• 患者取仰卧位，头部朝向医师，医师站在被注射面部的侧方。

（二）确定标志点

1. 根据颅骨解剖的研究，颏孔大多位于前正中线外侧 25.8mm，下颌下缘上方约 13mm 处，处于患者瞳孔正中的垂直线上[28]。下颌骨上的颏孔凹陷很难被触诊。为了准确定位，术者应在上方用力按压，正确区域可引出明显的钝痛感，邻近区域则无法引出。

2. 确定穿刺点后，用回缩圆珠笔尖用力按压皮肤。压痕即为经皮入路的入针点。

（三）麻醉

• 可使用局部蒸汽冷却剂喷雾减轻因注射引起的疼痛，局部皮肤按摩也是一个很好的选择。

（四）用物准备

• 头灯或其他光源（用于口内入路）。

• 3ml 注射器。

• 经皮入路选用 30 号 1.27cm 注射针，经口内入路选用 25 号 3.81cm 注射针。

• 1ml 含或不含肾上腺素的 1% 利多卡因（取决于预计手术时长）。

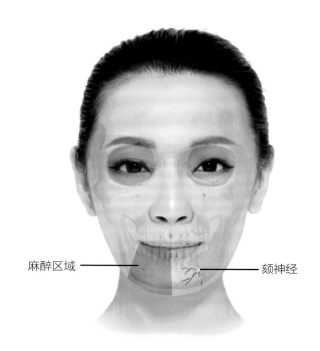

麻醉区域 —— 颏神经

▲ 图 7-11 颏神经及其支配区

• 酒精消毒剂（用于经皮入路）。

• 无菌纱布。

（五）技术

1. 经皮入路

(1) 消毒穿刺部位。

(2) 将针垂直放置于上述入针点，针尖指向颏孔。

(3) 穿刺部位喷洒局部蒸汽冷却剂喷雾以减轻注射痛。或者在针刺入皮肤的同时，通过挤压、拉伸、摩擦等方式缓解疼痛。

(4) 使用无接触技术，将针尖快速刺入穿刺点。

(5) 进针至颏孔上，接触骨头后，退针约 1mm。

(6) 回抽活塞，确保注射器内无血液回流。

(7) 在颏孔处注入 1ml 含或不含肾上腺素的 1% 利多卡因。

(8) 退针。

(9) 确认手术区域完全麻醉后，方能进行后续操作。

2. 经口内入路

(1) 使用头灯或其他光源，为手术提供良好的照明条件。

(2) 用纱布包住下唇并向下拉。

(3) 识别下颌从中线算起的第 3～4 颗牙齿（尖牙 / 第一前磨牙）。颏孔位于两颗牙齿之间的黏膜颊窝顶点的下方。

(4) 矢状位放置注射器，针尖指向下方的颏孔。

(5) 快速刺入黏膜，向前进针约 0.5cm 后到达颏孔。

(6) 回抽活塞，确保注射器内无血液回流。

(7) 在颏孔处注入 1ml 含或不含肾上腺素的 1% 利多卡因。

(8) 注射后，取出针头。

(9) 确认手术区域完全麻醉后，方能进行后续操作。

（六）护理

• 无须护理

CPT 编码

• 无（局麻药注射被认为是皮肤手术 CPT 编码的一部分）。

九、外耳区域注射麻醉

外耳的神经支配较复杂，有四条神经参与感觉传入。如图 7-12A 所示，耳颞神经支配外耳上部，枕小神经支配外耳后部，耳大神经支配耳朵下部。最重要的是，迷走神经的耳支为外耳道和外耳的中央提供感觉传入。

如前所述，将局部麻醉药物注射到计划手术区域周围的皮肤被称为区域注射麻醉。它可以让较小剂量的局部麻醉药物作用较大的范围。在外耳区域，可采用该方法。入针点位于耳朵的正上方和正下方，局麻药在耳朵周围形成一个虚拟的菱形"栅栏"，为整个耳朵进行环形浸润麻醉。此操作的局麻药一般选择含肾上腺素的 1% 利多卡因（可选择用碳酸氢钠缓冲）。

如果手术涉及外耳道或外耳中央区域，则需要将局部麻醉药注射到患处，为迷走神经的耳支支配区域提供补充麻醉。

外耳的区域注射麻醉可用于多种手术，包括耳撕裂修复、血肿清除术和外耳皮肤病变切除术等。

相关解剖见图 7-12。

（一）患者体位

• 患者取仰卧位，床头略微抬高。

（二）麻醉

• 使用局部蒸汽冷却剂喷雾或局部皮肤按摩的方法减轻注射痛。

（三）用物准备

• 局部蒸汽冷却剂喷雾。

• 10ml 注射器。

• 25 号 3.81cm 或 5.08cm 注射针。

• 含肾上腺素的 1% 利多卡因。

• 8.4% 碳酸氢钠。

• 酒精消毒剂。

• 无菌纱布。

（四）技术

1. 取 9ml 含肾上腺素的 1% 利多卡因与 1ml 8.4% 碳酸氢钠（如果需要）混合。

2. 识别外耳正上方和正下方的穿刺点（图 7-12B）。

3. 消毒穿刺部位。

4. 穿刺部位喷洒局部蒸汽冷却剂喷雾以减轻注射痛。或者在针刺入皮肤的同时，通过挤压、拉伸、摩擦皮肤等方法缓解疼痛。

5. 先穿刺外耳的上方，使用无接触技术，快速插入针头。

6. 长针在耳朵周围皮肤的真皮层水平向前进针，进针时，观察针尖位置。

7. 回抽活塞，确保注射器内无血液回流。

8. 慢慢退针的同时行皮内注射，将局麻药逐段注入真皮层，形成皮丘。

9. 在针退出皮肤前，调整针尖方向朝耳朵的另一侧进针。

10. 回抽无血液回流，重复上述步骤。

11. 局麻药注射完毕后，将针取出，在耳的下方重复上述操作。

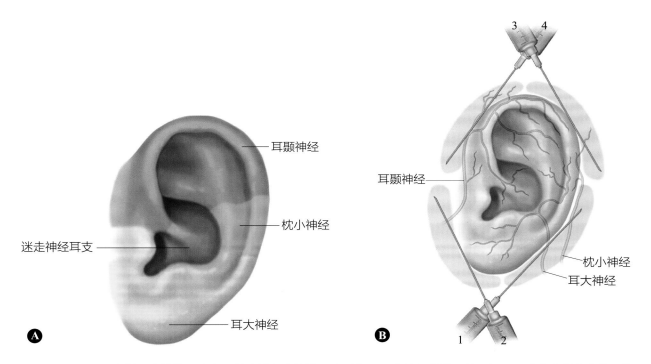

▲ 图 7–12 **A.** 耳颞神经支配外耳上部，枕小神经支配外耳中后部，耳大神经支配耳朵下部；**B.** 确定穿刺点为位于外耳正上方和正下方

12. 完成后，拔出针头，用无菌纱布按压注射部位。

13. 确认手术区域完全麻醉后，方能进行后续操作。

（五）护理

• 无须护理。

CPT 编码

• 无（局麻药注射被认为是皮肤手术 CPT 编码的一部分）。

十、枕大神经阻滞

适应证	ICD-10 编码
头痛	R51
枕神经痛	M54.81
颈源性头痛	R51
丛集性头痛	C44.009
偏头痛	G43.909

枕大神经由第二颈神经发出的感觉纤维组成，通过斜方肌和头半棘肌的腱膜附着点到达枕骨，此处易受卡压而产生症状。枕神经痛通常始于颈部，可放射至头顶、耳朵、前额，甚至眼睛。根据国际头痛分类（第 3 版），枕神经痛经常出现在头皮后部，是指枕大神经、枕小神经和（或）第三枕神经分布区内的单侧或双侧阵发性射击样或针刺样疼痛，有时伴有受累区域感觉减退或感觉迟钝，通常伴有受累神经压痛，局部神经阻滞可以暂时缓解疼痛[29]。枕神经痛引起的疼痛可经三叉神经脊束核的三叉神经颈神经中间神经元的联系，放射至额部、眶部区域。

越来越多的证据表明，枕大神经注射是一种安全有效的治疗头痛的技术。在 2016 年美国头痛协会循证指南中，枕下注射类固醇治疗丛集性头痛获得 A 级推荐[30]。一项纳入 159 名诊断患有致残性头痛的儿童和青少年患者的研究证明，单侧枕大神经注射是一种有效的治疗方法，起效快，不良反应小[31]。同时，一项对 562 名患者进行长达 5 年的回顾性研究发现，枕大神经阻滞有效地减轻了偏头痛患者的急性疼痛[32]。此外，一项纳入 190 名成年偏头痛患者的单中心回顾性研究表明，枕大神经阻滞显示出了其作为辅助治疗的安全性和有效性，其衡量标准是疼痛减轻的程度[33]。另外，超声引导已被证实可以提高枕大神经注射手术的有效性[34]。

相关解剖见图 7-13。

（一）患者体位

• 患者取坐位，颈部弯曲，身体前倾，前额伏于交叉的前臂上，双前臂置于检查台拉出的托板上。医师站在患者身后，稍微侧向治疗方向。

（二）确定标志点

1. 在枕骨中线附近触及枕外隆突。

2. 枕大神经注射点位于枕外隆凸上项线外侧 2cm，再往下方（尾侧）2cm 处[35]。

3. 压迫枕大神经穿过枕骨的点，引起躯体疼痛。用墨水在疼痛处做标记。

4. 确定穿刺点后，用回缩圆珠笔尖用力按压皮肤。压痕即为经皮入路的入针点。

5. 体表定位后，患者不要移动颈部。

（三）麻醉

• 在该处使用局部蒸汽冷却剂喷雾减轻注射痛的方法很难有效，特别是头发浓密的患者，可以采取局部皮肤按摩的方法来缓解注射痛。

（四）用物准备

• 3ml 注射器。

• 25 号 5.08cm 注射针。

• 1ml 不含肾上腺素的 1% 利多卡因。

• 1ml 不含肾上腺素的 0.5% 布比卡因。

• 1ml 类固醇溶液（40mg 曲安奈德）。

• 酒精消毒剂。

• 聚维酮碘消毒剂。

• 无菌纱布。

（五）技术

1. 把头发分开，先用酒精擦拭穿刺部位，再用聚维酮碘垫消毒。

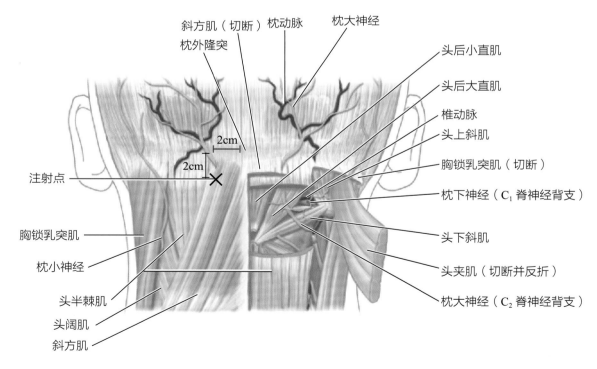

▲ 图 7-13 枕下区

引自 Gest TR. *Lippincott Atlas of Anatomy*, 2nd Ed. Philadelphia, PA: Wolters Kluwer, 2019.

2. 注射器与皮肤垂直，针尖朝向枕部的下项线。

3. 在进针的同时，通过挤压、拉伸、摩擦等方法按摩皮肤缓解疼痛。

4. 使用无接触技术，在穿刺点进针（图 7-14）。

5. 向枕大神经的位置进针，针尖触及下项线水平的枕骨后，退针 1～2mm。

6. 回抽活塞，确保注射器内无血液回流。

7. 在枕大神经周围注射麻醉药 / 类固醇，注射液可顺利地流入组织。推药时如果遇到阻力，可稍微进针或退针调整位置。

8. 注射完毕后拔出针头，用无菌纱布压迫注射部位，直到没有出血即可。

9. 1～5min 评估疼痛缓解情况。

（六）护理

• 镇痛药、肌肉松弛药、冰敷、物理治疗、肌肉骨骼手法治疗和（或）其他治疗方法。

• 2 周内进行随访检查。

CPT 编码

• 64405：注射，麻醉药，枕大神经。

（七）注意事项

枕神经痛必须与源于寰枢椎关节或椎上突关节或从颈肌附着点的扳机点所致的枕部疼痛相鉴别[36]。

十一、头痛相关的神经阻滞

适应证	ICD-10 编码
肌紧张性头痛	G44.209
偏头痛	G43.909
丛集性头痛	C44.009
枕神经痛	M54.81
颈源性头痛	R51
日常慢性头痛	R51
阵发性偏头痛	G44.039
持续性偏头痛	G43.909

头痛相关的周围神经阻滞是缓解各种类型头

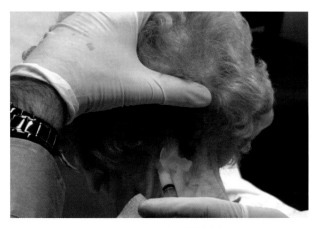

▲ 图 7-14 枕大神经痛注射

痛[37] 的有效治疗，包括肌肉紧张性头痛、颈源性头痛[38]、偏头痛[39-41]、丛集性头痛[42-44]、日常慢性头痛、阵发性偏头痛和持续性偏头痛等[45]。神经阻滞治疗适用于药物治疗无效的患者，可以帮助药物滥用的头痛患者摆脱对急性治疗的依赖[46]。神经阻滞也适用于儿童[47,48]和孕妇[49]。

头痛相关的周围神经阻滞实施选择性或全部双侧枕大神经、枕小神经、耳颞神经、颧颞神经、眶上神经和滑车上神经的神经阻滞。当神经受压导致局部疼痛或放射痛时，临床上可根据疼痛部位来确定实施治疗的神经。当单纯枕大神经阻滞效果不佳时，多种脑神经阻滞能为慢性头痛患者提供有效、耐受性好、可重复的过渡性治疗[50]。另外，在注射液中加入皮质类固醇药物，使症状缓解的时间维持得更久。事实上，枕下类固醇注射治疗丛集性头痛在 2016 年美国头痛协会循证指南中获得了 A 级推荐[51]。然而在一些小型研究中，学者们对于在局部麻醉药中添加类固醇治疗偏头痛的疗效仍有争议[52]。

头痛相关神经阻滞后头痛缓解时间通常比利多卡因和布比卡因的半衰期更长。几乎所有的患者在接受神经阻滞后疼痛都有所缓解，但无法预测疼痛缓解的持续时间。

头痛相关神经阻滞的禁忌证包括已知的局部麻醉药过敏、开放性颅骨缺损和皮肤感染，妊娠是相对禁忌证。

相关解剖见图 7-15。

（一）患者体位

• 枕大神经和枕小神经注射，患者取坐位，颈部弯曲，身体前倾，前额伏于交叉的前臂上，双前臂置于检查台拉出的托板上。医师站在患者身后，稍微侧向治疗方向。

• 耳颞神经和颧颞神经注射，患者仰卧在检查台上，床头稍微抬高。医师站在注射面的侧方。

• 眶上神经和滑车上神经注射，患者仰卧在检查台上，头部转向医师。医师站在注射面的侧方。

（二）确定标志点

1. 有关枕大神经的位置，请参见相关章节。

2. 枕小神经的注射点在胸锁乳突肌内侧缘的上方，位于枕外隆突与乳突之间连线外 1/3 下方 1cm 处。压迫时常常会引起疼痛。

3. 耳颞神经的注射点位于耳前 1.5cm 的耳屏水平。

4. 颧颞神经的注射点位于颧弓上侧眶缘后

1.5cm 处。

5. 有关眶上神经和滑车上神经的位置，请参见相关章节。

（三）麻醉

• 行滑车上神经、眶上神经和颧颞神经阻滞时，由于注射部位离眼睛很近，不建议使用蒸汽冷却剂喷雾对皮肤进行短暂局部麻醉。在枕骨后面使用局部蒸汽冷却剂喷雾对患者实施短暂表面麻醉很困难，特别是对于头发浓密的患者，可以采取局部皮肤按摩的方法来缓解注射痛。

（四）用物准备（行双侧注射）

• 1 个 5ml 注射器。

• 2 个 10ml 注射器。

• 2 个 30 号 1.27cm 针头，1 个 25 号 2.54cm 针头。

• 10ml 不含肾上腺素的 1% 利多卡因。

• 10ml 不含肾上腺素的 0.5% 布比卡因。

• 2ml 类固醇溶液（曲安奈德 40mg/ml）。

• 酒精消毒剂。

• 无菌纱布。

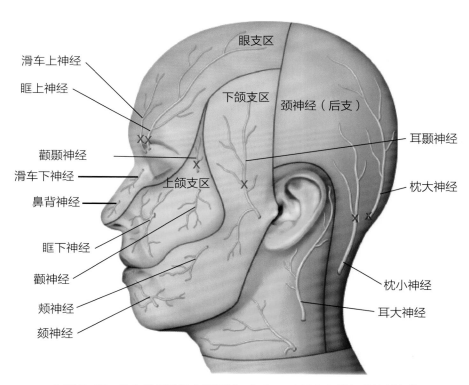

▲ 图 7-15　头皮神经及其支配区域，红色 X 表示每条神经的注射部位

（五）技术

1. 在每个神经阻滞注射部位，用回缩的圆珠笔尖用力按压皮肤，压痕即为入针点。

2. 穿刺部位消毒。

3. 根据具体情况准备用品。

• 双侧枕大神经和枕小神经注射，准备 1 支 10ml 注射器。注入 4ml 不含肾上腺素的 1% 利多卡因、4ml 不含肾上腺素的 0.5% 布比卡因和 2ml 类固醇溶液（曲安奈德 40mg/ml），混匀，连接一个 25 号 2.54cm 针头。

• 双侧耳颞神经和颧颞神经注射，准备 1 支 10ml 注射器。注入 4ml 不含肾上腺素的 1% 利多卡因和 4ml 不含肾上腺素的 0.5% 布比卡因，混匀，连接一个 30 号 1.27cm 的针头。

• 双侧眶上和上滑车神经注射，准备 1 支 5ml 的注射器。注入 2ml 不含肾上腺素的 1% 利多卡因和 2ml 不含肾上腺素的 0.5% 布比卡因，混匀，连接一个 30 号 1.27cm 的针头。

4. 在进针的同时，通过挤压、拉伸、摩擦皮肤等方法缓解疼痛。

5. 使用无接触技术，快速将针插入每个穿刺点。

6. 根据具体情况进行注射。

• 对于枕大神经注射治疗头痛，遵循相关章节中描述的方法，在穿刺部位注入 2.5ml 麻醉药 / 类固醇混合制剂。

• 对于枕小神经注射治疗头痛，垂直进针朝枕小神经的方向进针，直到针尖触及上项线水平的枕骨，将针头后退 1～2mm。回抽注射器，确保没有血液回流。在每个穿刺点注射 2.5ml 麻醉药 / 类固醇混合制剂。

• 对于耳颞神经和颧颞神经注射，垂直进针至穿刺点下方的皮下组织，回抽空针，确定未误入血管。在每条神经周围注射 2ml 麻醉混合制剂。

• 对于眶上神经和滑车上神经注射的头痛治疗，按照相关章节中描述的方法操作，在每个眶上神经和滑车上神经周围注入 1ml 麻醉混合制剂。

7. 注射完毕后拔出针头，按压注射部位。对于眶上神经和滑车上神经注射，按压穿刺点的同时将麻醉药向上推至前额，远离眼睛。

8. 1～5min 评估患者疼痛缓解的情况。

（六）护理

• 无须护理。

CPT 编码

• 64400：注射，麻醉药，三叉神经，任何分部或分支。

• 64402：注射，麻醉药，面神经。

• 64405：注射，麻醉药，枕大神经。

• 64450：注射，神经阻滞，治疗，其他周围神经或分支。

参考文献

[1] Tetzlaff JE. The pharmacology of local anesthetics. *Anesthesiol Clin North Am.* 2000;18:217–233.

[2] Hogan ME, vanderVaart S, Perampaladas K, et al. Systematic review and meta-analysis of the effect of warming local anesthetics on injection pain. *Emerg Med.* 2011;58(1):86–98.

[3] Hamelin ND, St-Amand H, Lalonde DH, et al. Decreasing the pain of finger block injection: Level II evidence. *Hand (N Y).* 2013;8:67–70.

[4] Bancroft JW, et al. Neutralized lidocaine: Use in pain reduction in local anesthesia. *J Vasc Interv Radiol.* 1992; 3(1):107–109.

[5] Masters JE. Randomised control trial of pH buffered lignocaine with adrenaline in outpatient operations. *Br J Plast Surg.* 1998;51(5):385–387.

[6] Hanna MN, et al. Efficacy of bicarbonate in decreasing pain on intradermal injection of local anesthetics: A meta-analysis. *Reg Anesth Pain Med.* 2009;34(2):122–125.

[7] Davies RJ. Buffering the pain of local anaesthetics: A systematic review. *Emerg Med (Fremantle).* 2003;15(1):81–88.

[8] Denkler K. A comprehensive review of epinephrine in the finger: To do or not to do. *Plast Reconstr Surg.* 2001; 108(1):114-124.

[9] Thomson CJ, Lalonde DH, Denkler KA, et al. A critical look at the evidence for and against elective epinephrine use in the finger. *Plast Reconstr Surg.* 2007;119(1):260-266.

[10] Lalonde D, Bell M, Benoit P, et al. A multicenter prospective study of 3,110 consecutive cases of elective epinephrine use in the fingers and hand: The Dalhousie Project clinical phase. *J Hand Surg Am.* 2005;30(5):1061-1067.

[11] Chowdhry S, Seidenstricker L, Cooney DS, et al. Do not use epinephrine in digital blocks: Myth or truth? Part II. A retrospective review of 1111 cases. *Plast Reconstr Surg.* 2010; 126(6):2031-2034.

[12] Chapeskie H, Juliao A, Payne S, et al. Evaluation of the safety of epinephrine in digital nerve blockade: Retrospective case series analysis of 1334 toe surgeries. *Can Fam Physician.* 2016;62(6):e334-e339.

[13] Häfner HM, Röcken M, Breuninger H. Epinephrine-supplemented local anesthetics for ear and nose surgery: Clinical use without complications in more than 10,000 surgical procedures. *J Dtsch Dermatol Ges.* 2005;3(3):195-199.

[14] Hung VS, Bodavula VK, Dubin NH. Digital anaesthesia: Comparison of the efficacy and pain associated with three digital nerve block techniques. *J Hand Surg Br.* 2005;30(6):581-584.

[15] Williams JG, Lalonde DH. Randomized comparison of the single-injection volar subcutaneous block and the two-injection dorsal block for digital anesthesia. *Plast Reconstr Surg.* 2006;118(5):1195-1200.

[16] Bashir MM, Khan FA, Afzal S, et al. Comparison of traditional two injections dorsal digital block with volar block. *J Coll Physicians Surg Pak.* 2008;18(12):768-770.

[17] Tzeng YS, Chen SG. Tumescent technique in digits: A subcutaneous single-injection digital block. *Am J Emerg Med.* 2012;30(4):592-596.

[18] Martin SP, Chu KH, Mahmoud I, et al. Double-dorsal versus single-volar digital subcutaneous anaesthetic injection for finger injuries in the emergency department: A randomised controlled trial. *Emerg Med Australas.* 2016;28(2):193-198.

[19] Schnabl SM, Unglaub F, Leitz Z, et al. Skin perfusion and pain evaluation with different local anaesthetics in a double blind randomized study following digital nerve block anaesthesia. *Clin Hemorheol Microcirc.* 2013;55(2):241-253.

[20] Alhelail M, Al-Salamah M, Al-Mulhim M, et al. Comparison of bupivacaine and lidocaine with epinephrine for digital nerve blocks. *Emerg Med J.* 2009;26(5):347-350.

[21] Thomson CJ, Lalonde DH. Randomized double-blind comparison of duration of anesthesia among three commonly used agents in digital nerve block. *Plast Reconstr Surg.* 2006;118(2):429-432.

[22] Bancroft JW, et al. Neutralized lidocaine: Use in pain reduction in local anesthesia. *J Vasc Interv Radiol.* 1992; 3(1):107-109.

[23] Blumenfeld A, Ashkenazi A, Napchan U, et al. Expert consensus recommendations for the performance of peripheral nerve blocks for headaches—A narrative review. *Headache.* 2013;53(3):437-446.

[24] Ilhan Alp S, Alp R. Supraorbital and infraorbital nerve blockade in migraine patients: Results of 6-month clinical follow-up. *Eur Rev Med Pharmacol Sci.* 2013;17(13):1778-1781.

[25] Gupta T. Localization of important facial foramina encountered in maxillo-facial surgery. *Clin Anat.* 2008; 21(7): 633-640.

[26] Gupta T. Localization of mportant facial foramina encountered in maxillo-facial surgery. *Clin Anat.* 2008; 21(7):633-640.

[27] Moskovitz JB, Sabatino F. Regional nerve blocks of the face. *Emerg Med Clin North Am.* 2013;31(2):517-527.

[28] Gupta T. Localization of important facial foramina encountered in maxillo-facial surgery. *Clin Anat.* 2008; 21(7): 633-640.

[29] https://ichd-3.org/13-painful-cranial-neuropathies-and-other-facial-pains/13-4-occipital-neuralgia/. Accessed on August 23, 2020.

[30] Robbins MS, Starling AJ, Pringsheim TM, et al. Treatment of cluster headache: The American Headache Society Evidence-Based Guidelines. *Headache.* 2016;56(7):1093–1106.

[31] Puledda F, Goadsby PJ, Prabhakar P. Treatment of disabling headache with greater occipital nerve injections in a large population of childhood and adolescent patients: A service evaluation. *J Headache Pain.* 2018;19(1):5.

[32] Allen SM, Mookadam F, Cha SS, et al. Greater occipital nerve block for acute treatment of migraine headache. *J Am Board Fam Med.* 2018;31(2):211–218.

[33] Ebied AM, Nguyen DT, Dang T. Evaluation of occipital nerve blocks for acute pain relief of migraines. *J Clin Pharmacol.* 2020;60(3):378–383.

[34] Palamar D Uluduz D Saip S, et al. Ultrasound-guided greater occipital nerve block: an efficient technique in chronic refractory migraine without aura? *Pain Physician.* 2015;18(2):153-162.

[35] Loukas M, El-Sedfy A, Tubbs RS, et al. Identification of greater occipital nerve landmarks for the treatment of occipital neuralgia. *Folia Morphol (Warsz).* 2006;65(4):33-342.

[36] Tetzlaff JE. The pharmacology of local anesthetics. *Anesthesiol Clin North Am.* 2000;18:21-233.

[37] Blumenfeld A, Ashkenazi A, Napchan U, et al. Expert consensus recommendations for the performance of peripheral nerve blocks for headaches—A narrative review. *Headache.* 2013;53(3):437-446.

[38] Lauretti GR, Correa SW, Mattos AL. Efficacy of the greater occipital nerve block for cervicogenic headache: Comparing classical and subcompartmental techniques. *Pain Pract.* 2015;15(7):654-661.

[39] Ruiz Pinero M, Mulero Carrillo P, et al. Pericranial nerve blockade as a preventive treatment for migraine: Experience in 60 patients. *Neurologia.* 2016;31(7):445-451.

[40] Allen SM, Mookadam F, Cha SS, et al. Greater occipital nerve block for acute treatment of migraine headache. *J Am Board Fam Med.* 2018;31(2):211-218.

[41] Ebied AM, Nguyen DT, Dang T. Evaluation of occipital nerve blocks for acute pain relief of migraines. *J Clin Pharmacol*. 2020;60(3):378-383.

[42] Gonen M, Balgetir F, Aytac E, et al. Suboccipital steroid injection alone as a preventive treatment for cluster headache. *J Clin Neurosci*. 2019;68:140-145.

[43] Robbins MS, Starling AJ, Pringsheim TM, et al. Treatment of cluster headache: The American Headache Society Evidence-Based Guidelines. *Headache*. 2016;56(7):1093-1106.

[44] Lambru G, Abu Bakar N, Stahlhut L, et al. Greater occipital nerve blocks in chronic cluster headache: A prospective open-label study. *Eur J Neurol*. 2014;21(2):338-343.

[45] Cortijo E, Guerrero-Peral AL, Herrero-Velazquez S, et al. Hemicrania continua: Characteristics and therapeutic experience in a series of 36 patients. *Rev Neurol*. 2012; 55(5): 270-278.

[46] Tobin J, Flitman S. Occipital nerve blocks: When and what to inject? *Headache*. 2009;49(10):1521-1533.

[47] Szperka CL, Gelfand AA, Hershey AD. Patterns of use of peripheral nerve blocks and trigger point injections for pediatric headache: Results of a survey of the American Headache Society Pediatric and Adolescent Section. *Headache*. 2016;56(10):1597-1607.

[48] Puledda F, Goadsby PJ, Prabhakar P. Treatment of disabling headache with greater occipital nerve injections in a large population of childhood and adolescent patients: A service evaluation. *J Headache Pain*. 2018;19(1):5.

[49] Govindappagari S, Grossman TB, Dayal AK, et al. Peripheral nerve blocks in the treatment of migraine in pregnancy. *Obstet Gynecol*. 2014;124(6):1169-1174.

[50] Miller S, Lagrata S, Matharu M. Multiple cranial nerve blocks for the transitional treatment of chronic headaches. *Cephalalgia*. 2019;39(12):1488-1499.

[51] Davies RJ. Buffering the pain of local anaesthetics: A systematic review. *Emerg Med (Fremantle)*. 2003;15(1): 81-88.

[52] Bancroft JW, et al. Neutralized lidocaine: Use in pain reduction in local anesthesia. *J Vasc Interv Radiol*. 1992; 3(1):107-109.

第8章 皮肤及皮肤结构
Skin and Skin Structures

James W. McNabb 著

吴金玉 李宇娟 蔡 斌 译 张承昊 黎 慧 李 静 校

一、睑板腺囊肿：霰粒肿

适应证	ICD-10 编码
睑板腺囊肿	H00.19

睑板腺囊肿是由于上睑或下睑结膜表面的睑腺（或睑板腺）发生炎症和阻塞而形成的急性或慢性肉芽肿。过敏、青春期痤疮或酒渣鼻均可引起小皮脂腺阻塞。睑板腺囊肿含有大量类固醇反应性免疫细胞，包括巨噬细胞、浆细胞、多形核细胞和嗜酸性粒细胞。尽管此类疾病是自限性的，但是其症状可持续数周乃至数月后才自行消失，因此偶尔也会有患者到初级医疗机构就诊。传统的保守治疗包括应用局部热敷、滴眼药水润滑、仔细清洁眼睑和局部使用抗生素（尽管这并不是类似睑腺炎的感染）。若保守治疗超过 2 个月后症状仍持续存在，应通过手术或采用类固醇激素注射进行治疗[1]。

在睑板腺囊肿病灶内或病灶周围注射小剂量类固醇激素（4mg 曲安奈德）是被忽略的治疗方法。研究表明该方法快速、安全且耐受性良好。在给药后几天内，超过 80% 的患者症状消失[2-5]，其有效率不亚于手术切开或刮除治疗[6]。与传统的切开刮除术相比，其操作更简单、疼痛更轻、花费显著减少、无须特殊仪器、无须术后眼睑修补、对操作者和患者更为方便。

相关解剖见图 8-1。

（一）患者体位

- 仰卧于检查台上，床头抬高 30°。
- 患者双手交叉放在腿上。
- 操作者站在患侧。

（二）麻醉

- 在使用类固醇激素前，不应注射局部麻醉药。麻醉药会引起局部肿胀，无法准确定位睑板腺囊肿。
- 不应进行局部角膜麻醉，以避免穿刺针头误入眼睑、结膜和眼球。
- 局部冷冻喷雾剂不能直接喷在眼睛周围。
- 局部冷冻喷雾剂可以喷洒在棉签 / 棉球上，

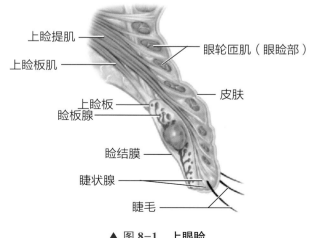

上睑提肌
上睑板肌
眼轮匝肌（眼睑部）
皮肤
上睑板
睑板腺
睑结膜
睫状腺
睫毛

▲ 图 8-1 上眼睑

直至完全浸湿，然后将棉签/棉球直接涂抹于注射部位。

• 另外，眶上神经阻滞提供上眼睑的麻醉，眶下神经阻滞提供下眼睑的麻醉。

（三）用物准备

• （可选）角膜护眼罩（Kolberg Optical Supplies，Inc.http://www.corneaprotectors.com/）。

• （可选）睑板腺囊肿夹。

• 局部蒸汽冷却剂喷雾。

• 3ml注射器。

• 30号1.27cm穿刺针。

• 0.1ml（4mg）类固醇激素溶液（40mg/ml曲安奈德）。

• 1个酒精棉片。

• 2个聚维酮碘棉片。

• 无菌纱布垫。

（四）技术

1. 通过眶上神经阻滞和滑车上神经阻滞为上眼睑提供充分的麻醉，或通过眶下神经阻滞为下眼睑提供充分的麻醉（见第7章）。

2. （可选）角膜护眼罩可用于保护角膜和眼球。

3. 在睑板腺囊肿外侧几毫米处确定注射部位。先用酒精棉片消毒准备，然后用聚维酮碘棉片消毒准备。

4. （可选）如果需要，也可以使用睑板腺囊肿夹/钳来稳定病变。然而，使用这种仪器需要神经阻滞和局部角膜麻醉。

5. 用手指向外侧牵拉眼睑，以拉伸和固定皮肤。

6. 进针方向：从眼睑外侧向中侧进针。

7. 安全起见，进针时操作者应保证针头方向与眼球表面平行，同时持注射器的手应轻靠患者面部，以稳定针头。

8. 进行局部麻醉时，在无菌棉签上喷洒止痛喷雾直到完全浸湿后涂抹在睑板腺囊肿的侧面。

9. 不触及皮肤，在睑板腺囊肿外侧2～3mm处穿刺进针（图8-2）。

10. 缓慢、小心地进针至病灶中心。

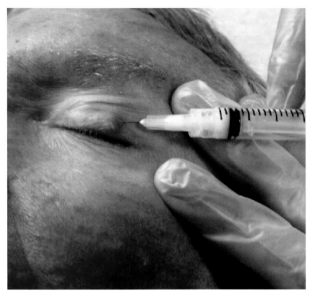

▲ 图8-2 睑板腺囊肿注射

11. 为了确认针尖位置，可左右轻轻移动穿刺针。若针头进入睑板腺囊肿内部，病灶随穿刺针一起移动。

12. 注射0.1ml（4mg）类固醇激素溶液（40mg/ml曲安奈德）到睑板腺囊肿。睑板腺囊肿会更加肿胀。

13. 拔出穿刺针，用无菌纱布垫按压穿刺点。

（五）护理

• 不需要特殊处理。

• 1周内复查。

CPT编码

68200：结膜下注射。

（六）注意事项

• 可通过观察结节是否随针尖左右移动来判断针头是否在睑板腺囊肿内。

• 1/3的患者需要接受第二次注射。

• 如果在2次治疗后再次复发，需考虑是否为恶性肿瘤，应转诊给亚专业同事进行更积极的治疗方法，如十字切开刮除术、病灶切除术等。

• 潜在并发症可能包括角膜损伤、刺伤眼球、眼球内注射类固醇激素引起的白内障、曲安奈德沉积[7]和皮肤褪色。

二、瘢痕疙瘩

适应证	ICD-10 编码
瘢痕疙瘩	L91.0

瘢痕疙瘩是由皮肤受伤后局部区域的致密纤维组织异常过度增生所致。该组织高出周围皮肤表面，超出原创面边界，不会自行消退，切除后常复发。

瘢痕疙瘩好发于 20—30 岁，在肤色较深的人群中常见。它们通常没有症状，但当其发炎或增大，会出现瘙痒和疼痛。

由于手术切除可能会加重瘢痕疙瘩，因此，临床实践中使用了许多其他治疗方法，如激光消融、点阵激光、光动力疗法、硅胶应用和冷冻手术等。

病灶内药物注射治疗是最常用的治疗方法。多年来，主要的注射药物是类固醇激素。在伤口愈合过程中，类固醇激素能通过减少胶原蛋白合成、抑制血管内皮生长因子、减少炎症介质的产生和抑制成纤维细胞增殖来减少过度瘢痕形成。在一项 Huu 等的最新研究中，确定瘢痕疙瘩的适宜治疗面积为 $7.5mg/1cm^2$ 瘢痕[8]。反复注射类固醇激素可能引起皮肤萎缩、毛细血管扩张形成、色素减退和凹陷性瘢痕等不良反应。

多种方法联合治疗效果更佳。曲安奈德联合氟尿嘧啶可促进瘢痕缩小，减少瘢痕疙瘩的再生[9-10]。病灶内注射类固醇联合 A 型肉毒杆菌毒素被证实优于单独治疗[11]。最近的一项网状 Meta 分析显示，病灶内行 A 型肉毒杆菌毒素联合皮质类固醇激素注射有更好的疗效和更小的不良反应，其最佳治疗疗程为病灶内混合注射曲安奈德 $40mg/ml$（$0.1ml/cm^3$）与 A 型肉毒杆菌毒素（$2.5U/cm^3$），每月 1 次，持续 3 个月[12]。病灶内注射富血小板血浆合并曲安奈德可以对瘢痕疙瘩产生更好的美容效果，而且皮质类固醇的不良反应发生率较低，尤其是萎缩和色素减退[13]。最后，病灶内进行冷冻治疗联合类固醇激素注射治疗[14]和手术切除后联合皮质类固醇注射治疗[15-16]都被证明是有效的。

（一）患者体位
- 患者仰卧于检查台上。
- 将患者的头转向对侧，以减少其焦虑和疼痛感。
- 操作者站在便于操作的一侧。

（二）麻醉
- 用局部冷冻喷雾剂行注射部位局部麻醉。

（三）用物准备
- 局部冷冻喷雾剂。
- 3ml 注射器。
- 25 号 2.5cm 或 1.27cm 穿刺针（根据瘢痕疙瘩的大小而定）。
- 0.25～1ml 类固醇溶液（40mg/ml 曲安奈德）。
- （可选）0.25～1ml 氟尿嘧啶溶液（50mg/ml）。
- （可选）0.1～1ml A 型肉毒杆菌毒素溶液（100U/ml）。
- 1 个酒精棉片。
- 2 个聚维酮碘棉片。
- 无菌纱布垫。
- 无菌胶布绷带。

（四）技术
1. 用聚维酮碘棉片消毒后，酒精棉片再次消毒穿刺部位。
2. 喷洒局部冷冻喷雾剂，充分麻醉穿刺部位。
3. 将针头和注射器平行于皮肤表面，针尖向瘢痕疙瘩中心进针。
4. 使用无接触技术，针尖不直刺瘢痕疙瘩，而是从瘢痕疙瘩边缘一定距离进针（图 8-3）。
5. 将针插入病灶部位。
6. 回抽注射器活塞，确认没有回血。
7. 均匀注射 0.25～1ml 类固醇溶液（10～40mg 曲安奈德）[（非必需）0.25～1ml（12.5～50mg）氟尿嘧啶溶液]（或 10～100U A 型肉毒杆菌毒素溶液）进入瘢痕疙瘩，深度为瘢痕疙瘩厚度的一半。

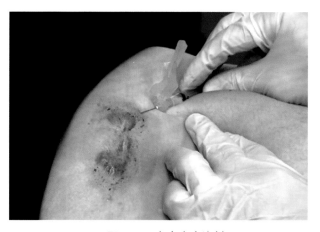

▲ 图 8-3 瘢痕疙瘩注射

8. 避免注射入皮下脂肪或周围正常皮肤。

9. 注射完毕后，拔出针。

10. 使用无菌胶布绷带包扎。

（五）护理

- 无特殊处理。
- 随访 4～6 周。

CPT 编码

- 11900：病灶内注射（1～7 个病灶）。
- 11901：病灶内注射（＞7 个病灶）。

（六）注意事项

- 如果多次注射后瘢痕疙瘩继续复发，需要使用其他治疗方案。
- 避免注射部位过浅，因其可能会增加真皮层的不良反应。

三、寻常疣

适应证	ICD-10 编码
寻常疣	B07.8
尖锐湿疣	A63.0
跖疣	B07.0

经常会有寻常疣患者到初级医疗机构就诊。这些疣状结构是皮肤感染了人乳头瘤病毒（HPV）的表现。寻常疣的治疗方法较多，包括冷冻术、电切术、激光消融、烧灼、刮除和注射治疗。

免疫疗法是通过在疣的边缘皮内注射白色念珠菌、麻疹 – 腮腺炎 – 风疹抗原、毛癣菌、结核菌素抗原而激活 T 淋巴细胞辅助细胞因子 1 介导的主动免疫应答来治疗寻常疣[17]。此疗法常导致疣自发消退。此外，HPV 定向介导的细胞免疫应答对远端未治疗疣的治愈发挥作用。越来越多的文献证明了在病灶内或病灶周围注射念珠菌抗原[18] 和麻疹 – 腮腺炎 – 风疹抗原[19] 治疗的有效性和安全性。一项大型研究发现，对患有多发顽固性皮肤疣的儿童，病灶内注射念珠菌抗原的治愈率为 70%[20]。与液氮冷冻治疗相比，病灶内注射念珠菌抗原具有更好的治愈率，疗程更短，并且能够治疗远端疣[21]。

念珠菌抗原可选用白色念珠菌皮试抗原（Nielsen BioSciences, Inc.11125 Flint-kote Ave, San Diego, CA 92121, phone:858-571-2726, web site:https://nielsenbio.com/candin-hcp/）或者其同属（Hollister Stier Allergy.3525 N.Regal St, Spokane, WA 99207, phone:509-489-5656, web site:http://www.hsallergy.com/）。

（一）患者体位

- 患者仰卧于检查台上。
- 将患者的头部偏向治疗对侧，以减少患者的焦虑和疼痛感。

（二）麻醉

- 用局部冷冻喷雾剂行注射部位局部麻醉。

（三）用物准备

- 局部冷冻喷雾剂。
- 3ml 注射器。
- 30 号 1.27cm 穿刺针。
- 最多 1ml 念珠菌抗原。
- 最多 1ml 不含肾上腺素的 1% 利多卡因。
- 1 个酒精棉片。
- 无菌纱布垫。
- 无菌胶布绷带。
- 非无菌、清洁治疗垫。

（四）技术

1. 准备注射液：将最多 1ml 念珠菌抗原和最

多 1ml 不含肾上腺素的 1% 利多卡因混合。

2. 用酒精棉片消毒穿刺点。

3. 使用局部冷冻喷雾剂进行充分的局部麻醉。

4. 针和注射器与疣边缘皮肤表面呈 10° 进针，针尖指向疣中心。

5. 采用无接触技术，针尖在距疣边缘约 5mm 处进针（图 8-4）。

6. 针尖进入真皮层后向疣的边缘进针。

7. 回抽注射器活塞，确保没有回血。

8. 在紧邻疣体处进行皮内注射，每个疣体注射 0.1ml 溶液。一次注射念珠菌抗原的总量不应超过 1ml。

9. 避免注射到皮下组织。

10. 注射完毕后，退出针头。

11. 用无菌胶布绷带包扎。

（五）护理

• 无特殊处理。

• 告知患者在注射后可能会因免疫反应而出现一些局部症状，如局部红斑、瘙痒、疣干瘪、病灶变为黑色、治疗处组织剥落或疣自行消退（最常见）。

• 不良反应还可能包括皮疹、淋巴结肿大和疣持续存在。

• 在 3 周内可进行随访检查。

CPT 编码

• 11900：病灶内注射（1～7 个病灶）。

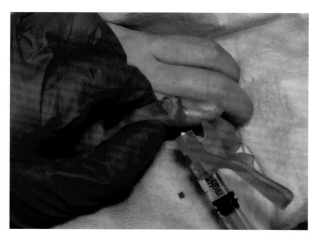

▲ 图 8-4 使用念珠菌抗原注射寻常疣

• 11901：病灶内注射（＞7 个病灶）。

（六）注意事项

• 曾对念珠菌抗原或类似产品发生过严重不良反应者（如发生严重超敏反应或过敏），禁忌使用念珠菌抗原。

• 如果有任何寻常疣残留，在 3 周内再次注射治疗。

• 首次接受念珠菌抗原注射治疗后，65%～75% 的患者可治愈[22]。

• 在第二次注射治疗后未治愈疣体中有 50% 可治愈[23]。

• 抗原注射治疗疣是念珠菌和腮腺炎抗原的超说明书使用。这些抗原没有 J 编码。因此，保险公司不对该操作中使用的抗原提供报销。不幸的是，注射编码不包括的这项费用里，抗原本身比操作的费用花费更多。因此，如果需要此方法治疗，可考虑让患者去信誉良好的药房购买抗原，再将未开封的注射药带到注射室进行治疗。

四、环状肉芽肿和其他较薄的良性炎症性皮肤病

适应证	ICD-10 编码
斑秃	L63.9

环状肉芽肿是一种少见的良性炎症性皮肤病。它与许多疾病有关，如恶性肿瘤、创伤、甲状腺疾病、糖尿病和 HIV 感染。最常见的局部表现为正常肤色或红斑性真皮丘疹，以及直径达 5cm 的环形皮损（图 8-5）。局限性肉芽肿好发于足、踝、下肢和腕部，通常 2 年内可自行消退，无须特殊治疗。然而，广泛型肉芽肿病程更长，对治疗反应更差[24]。现有的治疗并不是基于证据，而是根据医师经验、专家意见和病例报道决定。局部外用或病灶内注射强效皮质类固醇激素是最常用的治疗方法。还有许多其他治疗方式可以选择，包括液氮冷冻手术、光动力疗法、羟氯喹、氨苯砜、他克莫司、吡美莫司和咪喹莫特[25]。

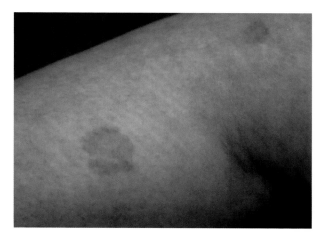

▲ 图 8-5 环状肉芽肿病变

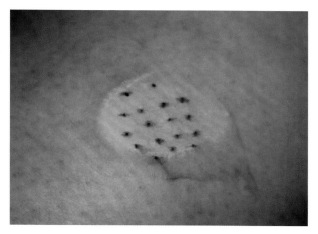

▲ 图 8-6 环状肉芽肿病灶，带有 1cm 网格标记
刚使用局部冷冻喷雾剂后

（一）患者体位
- 仰卧于检查台上，床头抬高 30°。
- 患者双手交叉放在膝盖上。
- 操作者站在患者的侧面，与患侧同侧。

（二）麻醉
- 用局部冷冻喷雾剂进行注射部位皮肤表面麻醉。

（三）用物准备
- 局部冷冻喷雾剂。
- 0.5ml 胰岛素注射器及其附带的 8mm，31 号穿刺针。
- 类固醇溶液（10mg/ml 曲安奈德）。
- 1 个酒精棉片。
- 无菌纱布垫。
- 无菌胶布绷带。

（四）技术
1. 用直尺和手术记号笔在病损表面做间隔 1cm 的网格记号。
2. 用酒精棉片消毒穿刺处。
3. 使用局部冷冻喷雾剂进行充分的局部皮肤麻醉（图 8-6）。
4. 在每个入针点，针和注射器与皮肤表面成 20° 进针。
5. 采用无接触技术，迅速将针刺入皮肤。
6. 将针推进真皮中层至深层。

7. 回抽注射器活塞，确保没有回血。
8. 注射 0.02~0.05ml 类固醇溶液（10mg/ml 曲安奈德）（图 8-7）。
9. 反复注射整个皮损区域。
10. 注射类固醇激素溶液后退针，用无菌纱布垫按压。
11. 用无菌胶布绷带包扎。
12. 每 4~6 周可再次注射，直至病损恢复（图 8-8）。

（五）护理
- 无特殊处理。
- 4~6 周安排随访检查。

CPT 编码
- 11900：病灶内注射（1~7 个病灶）。
- 11901：病灶内注射（>7 个病灶）。

（六）注意事项
- 避免注射到表皮或皮下组织。

五、结节性痒疹和其他较厚的良性炎症性皮肤病

适应证	ICD-10 编码
结节性痒疹	L28.1

结节性痒疹（prurigo nodularis，PN）是较厚的、良性炎症性皮肤病的代表例子。它可以自

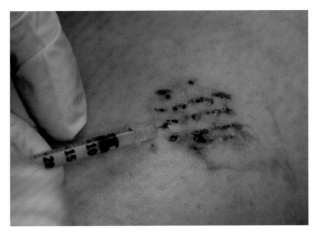

▲ 图 8-7 使用胰岛素注射器 / 针向环状肉芽肿注射少量曲安奈德

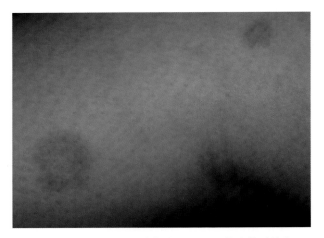

▲ 图 8-8 注射类固醇激素 7 天后环状肉芽肿恢复

行发生，也可以作为潜在疾病的表现，如特应性皮炎、慢性肾脏病和神经系统疾病，与精神疾病也有很强的相关性。PN 是一种慢性、高度瘙痒的皮肤病，其特征为出现基本对称、过度角化、表皮剥脱、色素沉着、坚硬并伴剧烈瘙痒的结节。长期和反复搔抓结节会引起永久性皮肤改变，包括结节性苔藓样变、角化过度、色素沉着和皮肤增厚。未愈合、表皮剥脱的病灶常出现鳞屑和结痂。它们可累及身体的任何部位，但一般从手臂和腿部开始。PN 可能是神经病理性起源的一种疾病，伴真皮和表皮层细神经纤维的病变[26]。基于结节的物理特征和瘙痒的症状可以诊断结节性痒疹。通常需要做皮肤活检来排除其他疾病。

PN 通常对生活质量有巨大影响。遗憾的是，几乎没有随机对照试验能提供治疗指导[27]。病灶内注射类固醇是非常有效的，通常选用曲安奈德。为了达到良好的临床效果，成年人在总剂量不超过 20mg 的情况下，可以每月注射 1 次，最多持续 4 个月[28]。症状严重或顽固的病例可能需要使用光疗、全身免疫抑制药、沙利度胺、来那度胺、阿片受体拮抗药或神经激肽 -1 受体拮抗药[29]。无论采取何种干预措施，若要有效的管理 PN，治疗者需要关注患者因疾病导致的心理负担[30]。

（一）患者体位
• 患者通常仰卧于检查台上。
• 将患者的头部偏向治疗对侧，以减少患者的焦虑和疼痛感。
• 操作者站在易于操作的一侧。
（二）麻醉
• 用局部冷冻喷雾剂进行注射部位的局部麻醉。
（三）用物准备
• 局部冷冻喷雾剂。
• 3ml 注射器。
• 30 号 2.5cm 穿刺针。
• 0.25～1ml 类固醇溶液（10～40mg/ml 曲安奈德）。
• 1 个酒精棉片。
• 2 个聚维酮碘棉片。
• 无菌纱布垫。
• 无菌胶布绷带。
（四）技术
1. 用酒精消毒穿刺部位。
2. 使用局部冷冻喷雾剂获得充分的局部皮肤麻醉。
3. 将针和注射器与病灶边缘皮肤表面成 10°～45°，针尖指向结节中心。

4. 采用无接触技术，从病灶边缘外侧进针（图8-9）。

5. 继续推进针尖至病灶处。

6. 回抽注射器的活塞，确保没有回血。

7. 将 0.1ml 到至多 1ml 药液（40mg/ml 曲安奈德）注射到病灶基底部，以均匀覆盖整个病灶。

8. 避免注入表皮或皮下组织。

9. 注入类固醇激素溶液后退针。

10. 用无菌胶布绷带包扎。

（五）护理

- 无特殊处理。

- 在 4～6 周进行随访。

CPT 编码

- 11900：病灶内注射（1～7 个病灶）。

- 11901：病灶内注射（>7 个病灶）。

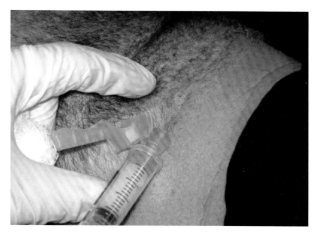

▲ 图 8-9　**25 号针注射曲安奈德治疗结节性痒疹**

（六）注意事项

- 避免注射到表皮或皮下组织。

参考文献

[1] Wu AY, Gervasio KA, Gergoudis KN, et al. Conservative therapy for chalazia: Is it really effective? *Acta Ophthalmol.* 2018;96(4):e503-e509.

[2] Wong MY, Yau GS, Lee JW, et al. Intralesional triamcinolone acetonide injection for the treatment of primary chalazions. *Int Ophthalmol.* 2014;34(5):1049-1053.

[3] Ben Simon GJ, Rosen N, Rosner M, et al. Intralesional triamcinolone acetonide injection versus incision and curettage for primary chalazia: A prospective, randomized study. *Am J Ophthalmol.* 2011;151(4):714-718.

[4] Goawalla A, Lee V. A prospective randomized treatment study comparing three treatment options for chalazia: Triamcinolone acetonide injections, incision and curettage and treatment with hot compresses. *Clin Experiment Ophthalmol.* 2007;35(8):706-712.

[5] Chung CF, Lai JS, Li PS. Subcutaneous extralesional triamcinolone acetonide injection versus conservative management in the treatment of chalazion. *Hong Kong Med J.* 2006; 12(4): 278-281.

[6] Singhania R, Sharma N, Vashisht S, et al. Intralesional triamcinolone acetonide (TA) versus incision and curettage (I & C) for medium and large size chalazia. *Nepal J Ophthalmol.* 2018;10(19):3-10.

[7] Wolkow N, Jakobiec FA, Hatton MP. A common procedure with an uncommon pathology: Triamcinolone acetonide eyelid injection. *Ophthalmic Plast Reconstr Surg.* 2018;

34(3):e72-e73.

[8] Huu ND, Huu SN, Thi XL, et al. Successful treatment of intralesional triamcinolone acetonide injection in keloid patients. *Open Access Maced J Med Sci.* 2019;7(2):275-278.

[9] Davison SP, Dayan JH, Clemens MW, et al. Efficacy of intralesional 5-fluorouracil and triamcinolone in the treatment of keloids. *Aesthet Surg J.* 2009;29(1):40-46.

[10] Darougheh A, Asilian A, Shariati F. Intralesional triamcinolone alone or in combination with 5-fluorouracil for the treatment of keloid and hypertrophic scars. *Clin Exp Dermatol.* 2009;34(2):219-223.

[11] Gamil HD, Khattab FM, El Fawal MM, et al. Comparison of intralesional triamcinolone acetonide, botulinum toxin type A, and their combination for the treatment of keloid lesions. *J Dermatolog Treat.* 2020;31(5):535-544.

[12] Sun P, Lu X, Zhang H, Hu Z. The efficacy of drug injection in the treatment of pathological scar: A network meta-analysis. *Aesthetic Plast Surg.* 2019 Dec 18. doi: 10.1007/s00266-019-01570-8. Epub ahead of print. PMID: 31853608.

[13] Hewedy ES, Sabaa BEI, Mohamed WS, et al. Combined intralesional triamcinolone acetonide and platelet rich plasma versus intralesional triamcinolone acetonide alone in treatment of keloids. *J Dermatolog Treat.* 2020;1-7.

[14] Weshahy AH, Abdel Hay R. Intralesional cryosurgery and intralesional steroid injection: A good combination therapy

for treatment of keloids and hypertrophic scars. *Dermatol Ther*. 2012;25(3):273-276.

[15] Hayashi T, Furukawa H, Oyama A, et al. A new uniform protocol of combined corticosteroid injections and ointment application reduces recurrence rates after surgical keloid/hypertrophic scar excision. *Dermatol Surg*. 2012;38(6):893-897.

[16] Park TH, Seo SW, Kim JK, et al. Clinical characteristics of facial keloids treated with surgical excision followed by intra- and postoperative intralesional steroid injections. *Aesthetic Plast Surg*. 2012;36(1):169-173.

[17] Nofal A, Salah E, Nofal E, et al. Intralesional antigen immunotherapy for the treatment of warts: Current concepts and future prospects. *Am J Clin Dermatol*. 2013;14(4):253-260.

[18] Alikhan A, Griffin JR, Newman CC. Use of *Candida* antigen injections for the treatment of verruca vulgaris: A two-year Mayo Clinic experience. *J Dermatolog Treat*. 2016;27(4):355-358.

[19] Vania R, Pranata R, Tan ST. Intralesional measles-mumps-rubella is associated with a higher complete response in cutaneous warts: A systematic review and meta-analysis of randomized controlled trial including GRADE qualification. *J Dermatolog Treat*. 2020:1-8.

[20] Muñoz Garza FZ, Roé Crespo E, Torres Pradilla M, et al. Intralesional *Candida* antigen immunotherapy for the treatment of recalcitrant and multiple warts in children. *Pediatr Dermatol*. 2015;32(6):797-801.

[21] Khozeimeh F, Jabbari Azad F, Mahboubi Oskouei Y, et al. Intralesional immunotherapy compared to cryotherapy in the treatment of warts. *Int J Dermatol*. 2017;56(4):474-478.

[22] Phillips R, Pfenninger JL, et al. *Candida* antigen for the treatment of verruca. *Arch Dermatol*. 2000;136:1274-1275.

[23] Singhania R, Sharma N, Vashisht S, et al. Intralesional triamcinolone acetonide (TA) versus incision and curettage (I & C) for medium and large size chalazia. *Nepal J Ophthalmol*. 2018;10(19):3-10.

[24] Wang J, Khachemoune A. Granuloma annulare: A focused review of therapeutic options. *Am J Clin Dermatol*. 2018;19(3):333–344.

[25] Thornsberry LA, English JC III. Etiology, diagnosis, and therapeutic management of granuloma annulare: An update. *Am J Clin Dermatol*. 2013;14(4):279–290.

[26] Fostini AC, Girolomoni G, Tessari G. Prurigo nodularis: An update on etiopathogenesis and therapy. *J Dermatolog Treat*. 2013;24(6):458-462.

[27] Wu AY, Gervasio KA, Gergoudis KN, et al. Conservative therapy for chalazia: Is it really effective? *Acta Ophthalmol*. 2018;96(4):e503-e509.

[28] Richards RN. Update on intralesional steroid: Focus on dermatoses. *J Cutan Med Surg*. 2010;14(1):19-23.

[29] Kowalski EH, Kneiber D, Valdebran M, et al. Treatment-resistant prurigo nodularis: Challenges and solutions. *Clin Cosmet Investig Dermatol*. 2019;12:163-172.

[30] Lotti T, Buggiani G, Prignano F. Prurigo nodularis and lichen simplex chronicus. *Dermatol Ther*. 2008;21(1):42-46.

第 9 章　头部与躯干
Head and Trunk

James W. McNabb　著

徐 潇　熊 燕　李宇娟　周 凯　译　张承昊　黎 慧　校

一、颞下颌关节

适应证	ICD-10 编码
颞下颌关节疼痛	M26.629
颞下颌关节关节炎	M26.69
颞下颌关节骨性关节炎，原发性	M19.91
颞下颌关节骨关节炎，创伤后	M26.69

患者通常会因颞下颌关节（temporomandibular joint，TMJ）功能障碍和（或）关节炎引起的颌骨疼痛而到初级卫生保健机构就诊。颞下颌关节穿刺术联合关节内冲洗术和关节内药物注射已被使用多年。有文献支持在青少年特发性关节炎患者治疗注射皮质类固醇[1]。然而，最近一项对成人随机对照试验的系统综述显示，关节内注射皮质类固醇与使用其他治疗药物的结果相似，没有显著差异[2]。此外，其不良反应也降低了它们的有效性[3]。

虽然没有得到美国 FDA 的批准，但越来越多的证据表明，透明质酸[4, 5]，特别是富含血小板血浆关节内注射[6, 7]对缓解中长期颞下颌关节疾病的疼痛是有效的[8]。这些注射治疗在减轻疼痛和改善颞下颌关节功能方面明显比保守治疗更有效。因此，如果患者在最初的保守治疗中没有明显获益，注射疗法应该作为一线治疗方法或被尽早考虑采用[9]。

超声引导可显著改善 TMJ 关节内注射的定位准确性[10]，特别是在儿童人群中[11, 12]。

相关解剖见图 9-1。

（一）患者体位

• 坐在检查台上。
• 患者双手交叉放在膝盖上。

（二）确定标志点

1. 患者坐在检查台上，临床医师站在患颌的侧后方。
2. 嘱患者先闭口，再全开口，触诊颞下颌关节。
3. 识别下颌骨开口形成的沟，并用墨水标记该点。
4. 用圆珠笔回缩的笔尖在该部位用力按压标记为入针点。
5. 确定标志点后，患者禁止移动下颌。
6. 在手术完成之前，患者必须保持张口状态。

（三）麻醉

• 可使用局部蒸汽冷却剂喷雾对皮肤进行局部麻醉，但大多数患者不需要。如果使用喷雾器，请避免因喷雾剂进入患者的眼睛或外耳道。

（四）用物准备

• 局部蒸汽冷却剂喷雾。
• 3ml 注射器。

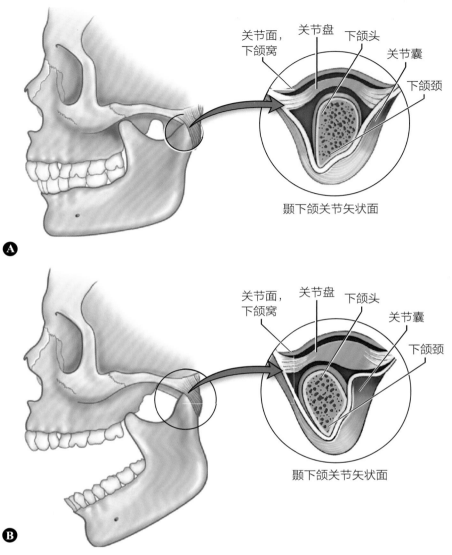

▲ 图 9-1　颞下颌关节矢状面
A. 颌关闭；B. 颌打开

- 25 号 2.54cm 针。
- 不含肾上腺素的 1% 甲哌卡因 0.5ml。
- 类固醇溶液（20mg 曲安奈德）0.5ml。
- 1 个酒精棉片。
- 2 个聚维酮碘棉片。
- 无菌纱布垫。
- 无菌胶布绷带。

（五）技术

1. 用酒精消毒注射部位，然后用聚维酮碘消毒。

2. 使用局部蒸汽冷却剂喷雾局部麻醉。

3. 将针头和注射器从后路入路与矢状面成 30° 进入沟内，针尖由颞下颌关节的前内侧指向后侧。

4. 采用无接触技术，在标记部位插入针头（图 9-2）。

5. 将针向关节方向推进，直到针尖位于关节囊内。当进入关节囊时，阻力就会降低。针进入关节间隙，会接触到关节面或关节盘。之后将针头后退 1～2mm。

6. 回抽注射器，确保无回血。

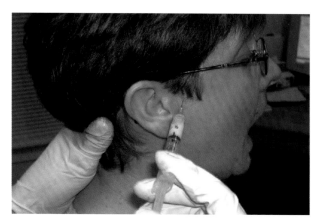

▲ 图 9-2 颞下颌关节注射

7. 将甲哌卡因 / 皮质类固醇溶液注入颞下颌关节帽沟。溶液可顺利注入。如果遇到阻力增加，则在尝试进一步注射之前，稍微推进或回退针头。

8. 注射完毕，拔出针头。

9. 用无菌胶布绷带包扎。

10. 指导患者下颌全范围活动，使甲哌卡因 / 皮质类固醇溶液均匀分布在整个关节囊中。

11. 5min 后重新检查颞下颌关节以评估疼痛缓解情况。

（六）护理

· 在接下来的 2 周内，避免过度使用颞下颌关节，包括嚼口香糖、咀嚼坚硬的食物和说话过多。

· 非甾体抗炎药、冰敷和（或）物理治疗。

· 建议 2 周后进行随访检查。

CPT 编码

· 20605：关节穿刺，抽吸和（或）注射，中间关节或滑膜囊；无超声引导。

· 20606：在超声引导下，有永久记录和报告。

（七）注意事项

· 请重视有报告显示关节注射皮质类固醇后关节发生退行性变，尤其是在成人患者中。

二、肩胛上神经

适应证	ICD-10 编码
肩胛上神经病	G56.80

患者很少会到初级卫生保健机构评估肩胛上神经病变。这是一种未被诊断的疾病，是神经卡压和压迫的结果。肩胛上神经很脆弱，因为它穿过肩胛上切迹和棘突切迹。前者（肩胛上切迹）的压迫会导致冈上肌和冈下肌无力，以及不明确的单侧肩痛，被描述为深度、钝痛不适，随着头顶投掷运动而加剧。后者（棘突切迹）的压迫会导致冈下肌无力，通常是无痛的。肩胛上神经病变最常见的原因是急性创伤、炎症病变（如臂丛神经炎）、冈盂切迹囊肿、肩袖撕裂和过度使用[13]。冈盂切迹囊肿和肩胛上切迹卡压对手术减压反应最好，而过度使用和病毒性病因对保守措施反应最好[14]。肩胛上切迹处的神经阻滞可用于这种情况的保守治疗，以及治疗手术后的肩痛[15]，脑卒中后出现偏瘫的肩痛[16, 17]，以及与粘连性关节囊炎相关的疼痛[18]。超声引导下的肩胛上神经阻滞在治疗肩胛上压迫性肩痛比非辅助技术更有效、更安全[19]。

相关解剖见图 9-3。

（一）患者体位

· 坐在检查凳上，手臂放在检查台上，颈部处于中立姿势。

（二）确定标志点

1. 患者坐在检查凳子上，临床医师站在患侧肩胛骨的后方。

2. 找到肩峰尖和肩胛骨脊柱内侧之间的中点，并用墨水笔标记。

3. 找到喙突，用墨水笔标记。

4. 在这两点之间画出一条线，并标记出这条线的中间位置。

5. 用圆珠笔缩回的尖端牢牢地压在这个位置的皮肤上。标记为针头的进入点。

6. 在确定了这些标志后，患者不再移动。

（三）麻醉

· 使用局部蒸汽冷却剂喷雾进行皮肤局部麻醉。

（四）用物准备

· 局部蒸汽冷却剂喷雾。

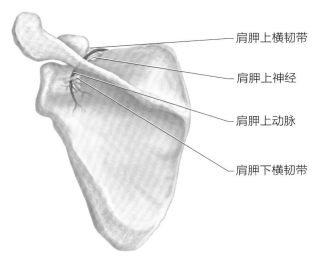

▲ 图 9-3　左肩胛骨后侧区的神经和血管

肩胛上横韧带
肩胛上神经
肩胛上动脉
肩胛下横韧带

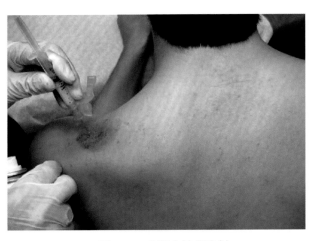

▲ 图 9-4　肩胛上神经注射

- 3ml 注射器。
- 25 号 3.80cm 针。
- 1ml 不含肾上腺素的 1% 利多卡因。
- 1ml 类固醇溶液（曲安奈德 40mg）。
- 1 个酒精棉片。
- 2 个聚维酮碘棉片。
- 无菌纱布垫。
- 无菌胶布绷带。

（五）技术

1. 用酒精消毒进针部位皮肤，然后用聚维酮碘消毒。

2. 使用局部蒸汽冷却剂喷雾局部麻醉。

3. 将针头和注射器垂直于皮肤，针头尖端指向肩胛上凹槽。

4. 采用无接触技术，在进针点引入针头（图 9-4）。

5. 将针完全穿过冈上肌，针尖接触肩胛上窝的骨头。后将针头后退 1～2mm。

6. 回抽注射器，确保无回血。

7. 将利多卡因 / 皮质类固醇溶液注入肩胛上神经周围的肌肉中。溶液应顺利注入该区域。如果遇到阻力增加，在尝试进一步注射之前，稍微推进或抽出针头。

8. 注射完毕，拔出针头。

9. 用无菌胶布绷带包扎。

10. 指导患者通过外旋和外展动作全方位活动自己的肩膀。将利多卡因 / 皮质类固醇溶液分布在整个肩胛上窝。

11. 5min 后重新检查肩和肩胛骨，以评估疼痛缓解情况。

（六）护理

- 在接下来的 2 周内避免过度外展、外旋和头顶投掷运动。
- 非甾体抗炎药、冰敷和（或）物理治疗。
- 2 周后随访检查。

CPT 编码

- 64418：注射，麻醉药（神经阻滞），对躯体神经的诊断或治疗手术。
- 76942（可选）：带成像监督和永久记录解释的针头放置的超声指南。

（七）注意事项

- 建议超声引导，以提高该手术的安全性，避免气胸和（或）血管损伤。
- 注射前一定要抽吸回血，以确保针尖不在肩胛上动脉。
- 如果疼痛或无力无明显改善，并且经肌电图确诊，建议患者进行肩胛上下横韧带手术减压。

三、肩胸综合征

适应证	ICD-10 编码
肩胸综合征	G56.80
肩胸滑囊炎	M75.50

肩胸综合征是临床上一个相对少见的问题。它主要影响因职业要求需长时间伸展手臂的中年人。这也可能是由已存在的肩关节病变或无法控制肩胸关系的残疾患者引起的并发症。由于肩胛骨和下面的后胸壁的生物力学改变，这种不正常的姿势会导致滑囊炎。肩胸综合征的特点是疼痛可局限于肩胛骨内侧上缘或可放射至颈部和肩部。利用肩胛骨稳定、姿势锻炼和（或）局部皮质类固醇注射的非手术治疗可以有效治疗肩胛骨运动障碍或良性、非骨性病变引起的病变[20]。然而，在解剖异常的患者中，这些技术不如外科治疗成功[21]。在解剖结构正常的患者中，在肩胛内侧上缘最大压痛处局部注射皮质类固醇有良好效果[22]。超声引导提高了肩胛胸囊注射的准确性和安全性[23]。

相关解剖见图 9-5。

（一）患者体位

• 直立坐在检查凳上，同侧手放在对侧肩膀上。

（二）确定标志点

1. 患者坐在检查凳上，临床医师站或坐在患侧肩胛骨后面。

2. 触诊以确定疼痛最剧烈的部位。它通常沿着肩胛骨的内侧上边缘，用墨水笔标出这个位置。

3. 在这个部位，用圆珠笔回缩的笔尖用力按压皮肤。这个凹痕代表针的入针点。

4. 在确定了这些标志后，患者不应再移动。

（三）麻醉

• 使用局部蒸汽冷却剂喷雾对皮肤进行局部麻醉。

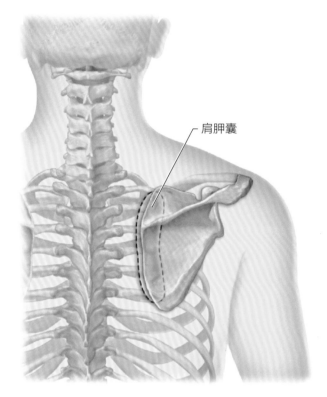

肩胛囊

▲ 图 9-5　肩胛囊

（四）用物准备

• 局部蒸汽冷却剂喷雾。

• 3ml 注射器。

• 25 号 3.80cm 针。

• 1ml 不含肾上腺素的 1% 利多卡因。

• 1ml 类固醇溶液（曲安奈德 40mg）。

• 1 个酒精棉片。

• 1 个聚维酮碘棉片。

• 无菌纱布垫。

• 无菌胶布绷带。

（五）技术

1. 用酒精消毒进针点皮肤，然后用聚维酮碘消毒。

2. 使用局部蒸汽冷却剂喷雾局部麻醉。

3. 将针和注射器与皮肤成 20°，针尖指向肩胛胸腔压痛区域。

4. 采用无接触技术，在进针部位引入针头（图 9-6）。

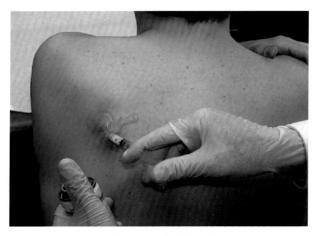

▲ 图 9-6　肩胛囊注射

5. 将针刺入最大压痛点，平行于肩胛骨下表面，不要朝向胸壁。

6. 回抽注射器的柱塞，以确保没有血液回流。

7. 在最大压痛点注射一半利多卡因 / 皮质类固醇溶液，其余注射在肩胛骨胸廓间隙。注入的溶液应该平稳地流入空间。如果遇到更大的阻力，在尝试进一步注射之前，稍微推进或抽出针头。

8. 注射后，拔出针头。

9. 用无菌胶布包扎。

10. 指导患者进行肩部的全范围运动。这种运动使利多卡因 / 皮质类固醇溶液分布在整个关节腔。

11. 5min 后复查肩胛骨，评估疼痛缓解情况。

（六）护理

• 在接下来的 2 周内，避免过度的肩部外展、伸展、内收、推、拉和头顶投掷动作。

• 非甾体抗炎药、冰敷和（或）物理治疗。

• 治疗 2 周后随访。

CPT 编码

• 20610：关节穿刺，抽吸和（或）注射，大关节或滑膜囊；无超声引导。

• 20611：在超声引导下，有永久记录和报告。

（七）注意事项

• 超声引导，以提高手术的安全性，避免气胸。

• 避免进针过深，以免发生气胸等并发症。

四、骶髂关节

适应证	ICD-10 编码
骶髂关节疼痛	M53.3
骶髂炎	M46.1
骶髂关节炎	M47.818
骶髂关节病	M47.818

骶髂关节疼痛是初级保健医师会遇到的一种常见情况[24]。骶髂关节疼痛可由急性或重复性创伤、脊椎关节病、退行性关节炎、妊娠引起，很少由关节感染引起。骶髂关节注射可以同时进行诊断和治疗。皮质类固醇注射是骶髂关节炎有效的保守治疗措施[25]。由于骶髂区域存在明显的关节外疼痛源，使用标记引导技术可以安全有效地进行这些操作[26, 27]。然而，超声引导下的骶髂关节注射被证明可以提高注射部位的准确性[28]，并达到缓解疼痛和改善功能的治疗效果。此外，超声可以帮助操作者识别和避开骶髂关节周围或关节内的关键组织来提高注射的安全性[29]。富含血小板血浆[30]、肉毒杆菌毒素注射[31]，以及葡萄糖增生疗法[32]（注射大容量葡萄糖）等其他方法治疗骶髂关节疼痛很有前景。

相关解剖见图 9-7。

（一）患者体位

• 患者站立，身体靠在检查台上，前臂放在检查台上以作支撑。背部保持 45° 前屈。

（二）确定标志点

1. 当患者完全直立时，操作者站在患者的正后方。

2. 确定骶髂关节的压痛点。

3. 在持续触诊骶髂关节位置的同时，嘱患者上半身逐渐前倾至 45° 左右，前臂置于检查台上以作支撑。

4. 用墨水标记骶髂关节接头的位置。

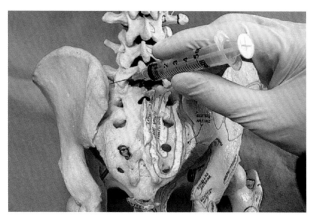

▲ 图 9-7 骶髂解剖学，注意插入角度

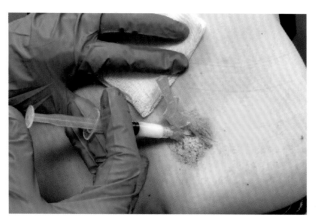

▲ 图 9-8 骶髂关节注射

5. 在这个部位，用圆珠笔回缩的笔尖用力按压皮肤。这个压痕代表入针点。

（三）麻醉
• 皮肤局部麻醉使用局部蒸汽冷却剂喷雾。

（四）用物准备
• 局部蒸汽冷却剂喷雾。
• 3ml 注射器。
• 25 号 5.08cm 针。
• 1ml 不含肾上腺素的 1% 甲哌卡因。
• 1ml 类固醇溶液（曲安奈德 40mg）。
• 1 个酒精棉片。
• 2 个聚维酮碘棉片。
• 无菌纱布垫。
• 无菌胶布绷带。

（五）技术
1. 用酒精消毒注射部位皮肤，用聚维酮碘再次消毒。
2. 使用局部蒸汽冷却剂喷雾局部麻醉。
3. 使用 25 号 5.08cm 针，针头外侧相对矢状面成 30°，下方相对横切面成 15°，针尖朝向骶髂关节。
4. 采用无接触技术，在注射部位引入针头（图 9-8）。
5. 缓慢而小心地将针推进到骶髂关节中。

6. 回抽注射器，以确保没有血液回流。
7. 在骶髂关节内注射甲哌卡因 / 皮质类固醇溶液。注入的溶液应该平稳地流入关节腔。如果遇到更大的阻力，在尝试进一步注射之前可稍微向前推进或后退针头。
8. 注射后，拔出针头。
9. 用无菌胶布包扎。
10. 5min 后复查骶髂关节，评估疼痛缓解情况。

（六）护理
• 非甾体抗炎药、冰敷和（或）物理治疗。
• 潜在疾病的治疗。
• 治疗 2 周后随访。

CPT 编码
• 20552：注射，单点或多次触发点，1 块或 2 块肌肉。
• 27096：使用麻醉药和（或）类固醇注射骶髂关节，具有成像指导和永久记录。

（七）注意事项
• 可能需要超声引导找到准确的注射位置。
• 使用局部蒸汽冷却剂喷雾表面麻醉，氯化乙酯和止痛喷雾残留皮肤。在这个位置，喷雾液体会跟随重力在患者的腹股沟积聚，从而使这次注射成为一种非常不舒服的体验。

参考文献

[1] Stoll ML, Good J, Sharpe T, et al. Intra-articular corticosteroid injections to the temporomandibular joints are safe and appear to be effective therapy in children with juvenile idiopathic arthritis. *J Oral Maxillofac Surg.* 2012; 70(8):1802-1807.

[2] Davoudi A, Khaki H, Mohammadi I, et al. Is arthrocentesis of temporomandibular joint with corticosteroids beneficial? A systematic review. *Med Oral Patol Oral Cir Bucal.* 2018;23(3):e367-e375.

[3] Isacsson G, Schumann M, Nohlert E, et al. Pain relief following a single-dose intra-articular injection of methylprednisolone in the temporomandibular joint arthralgia—A multicentre randomised controlled trial. *J Oral Rehabil.* 2019;46(1): 5-13.

[4] Manfredini D, Piccotti F, Guarda-Nardini L. Hyaluronic acid in the treatment of TMJ disorders: A systematic review of the literature. *Cranio.* 2010;28(3):166-176.

[5] Guarda-Nardini L, Cadorin C, Frizziero A, et al. Comparison of 2 hyaluronic acid drugs for the treatment of temporomandibular joint osteoarthritis. *J Oral Maxillofac Surg.* 2012; 70(11): 2522-2530.

[6] Haigler MC, Abdulrehman E, Siddappa S, et al. Use of platelet-rich plasma, platelet-rich growth factor with arthrocentesis or arthroscopy to treat temporomandibular joint osteoarthritis: Systematic review with meta-analyses. *J Am Dent Assoc.* 2018;149(11):940-952.e2.

[7] Chung PY, Lin MT, Chang HP. Effectiveness of platelet-rich plasma injection in patients with temporomandibular joint osteoarthritis: A systematic review and meta-analysis of randomized controlled trials. *Oral Surg Oral Med Oral Pathol Oral Radiol.* 2019;127(2):106-116.

[8] Li F, Wu C, Sun H, et al. Effect of platelet-rich plasma injections on pain reduction in patients with temporomandibular joint osteoarthrosis: A meta-analysis of randomized controlled trials. *J Oral Facial Pain Headache.* 2020;34(2): 149-156.

[9] Al-Moraissi EA, Wolford LM, Ellis E III, et al. The hierarchy of different treatments for arthrogenous temporomandibular disorders: A network meta-analysis of randomized clinical trials. *J Craniomaxillofac Surg.* 2020;48(1):9-23.

[10] Champs B, Corre P, Hamel A, et al. US-guided temporomandibular joint injection: Validation of an inplane longitudinal approach. *J Stomatol Oral Maxillofac Surg.* 2019;120(1):67-70.

[11] Young CM, Shiels WE II, Coley BD. Ultrasound-guided corticosteroid injection therapy for juvenile idiopathic arthritis: 12-year care experience. *Pediatr Radiol.* 2012; 42(12):1481-1489.

[12] Habibi S, Ellis J, Strike H, et al. Safety and efficacy of US-guided CS injection into temporomandibular joints in children with active JIA. *Rheumatology (Oxford).* 2012;

51(5):874-877.

[13] Hill LJ, Jelsing EJ, Terry MJ, et al. Evaluation, treatment, and outcomes of suprascapular neuropathy: A 5-year review. *PM R.* 2014;6(9):774-780. pii:S1934-1482(14)00071-9.

[14] Antoniou J, Tae SK, Williams GR, et al. Suprascapular neuropathy. Variability in the diagnosis, treatment, and outcome. *Clin Orthop Relat Res.* 2001;(386):131-138.

[15] Jerosch J, Saad M, Greig M, et al. Suprascapular nerve block as a method of preemptive pain control in shoulder surgery. *Knee Surg Sports Traumatol Arthrosc.* 2008;16(6):602-607.

[16] Picelli A, Bonazza S, Lobba D, et al. Suprascapular nerve block for the treatment of hemiplegic shoulder pain in patients with long-term chronic stroke: A pilot study. *Neurol Sci.* 2017;38(9):1697-1701.

[17] Adey-Wakeling Z, Crotty M, Shanahan EM. Suprascapular nerve block for shoulder pain in the first year after stroke: A randomized controlled trial. *Stroke.* 2013;44(11):3136-3141.

[18] Jones DS, Chattopadhyay C. Suprascapular nerve block for the treatment of frozen shoulder in primary care: A randomized trial. *Br J Gen Pract.* 1999;49(438):39-41.

[19] Aydın T, Şen Eİ, Yardımcı MY, et al. Efficacy of ultrasound-guided suprascapular nerve block treatment in patients with painful hemiplegic shoulder. *Neurol Sci.* 2019;40(5):985-991.

[20] Osias W, Matcuk GR Jr, Skalski MR, et al. Scapulothoracic pathology: Review of anatomy, pathophysiology, imaging findings, and an approach to management. *Skeletal Radiol.* 2018;47(2):161-171.

[21] Gaskill T, Millett PJ. Snapping scapula syndrome: Diagnosis and management. *J Am Acad Orthop Surg.* 2013;21(4):214-224.

[22] Boneti C, Arentz C, Klimberg VS. Scapulothoracic bursitis as a significant cause of breast and chest wall pain: Underrecognized and undertreated. *Ann Surg Oncol.* 2010;17(Suppl 3):321-324.

[23] Walter WR, Burke CJ, Adler RS. Ultrasound-guided therapeutic scapulothoracic interval injections. *J Ultrasound Med.* 2019;38(7):1899-1906.

[24] Wu L, Varacallo M. Sacroiliac joint injection. *StatPearls* [Internet]. Treasure Island, FL: StatPearls Publishing, 2020 Jan. Available at http://www.ncbi.nlm.nih.gov/books/NBK513245/. Accessed on February 13, 2020.

[25] Hawkins J, Schofferman J. Serial therapeutic sacroiliac joint injections: A practice audit. *Pain Med.* 2009; 10(5): 850-853.

[26] Borowsky CD, Fagen G. Sources of sacroiliac region pain: Insights gained from a study comparing standard intra-articular injection with a technique combining intra- and peri-articular injection. *Arch Phys Med Rehabil.* 2008;89(11):2048-2056.

[27] Hartung W, Ross CJ, Straub R, et al. Ultrasound-guided sacroiliac joint injection in patients with established sacroiliitis: Precise IA injection verified by MRI scanning does not predict clinical outcome. *Rheumatology (Oxford)*. 2010;49(8):1479-1482.

[28] De Luigi AJ, Saini V, Mathur R, et al. Assessing the accuracy of ultrasound-guided needle placement in sacroiliac joint injections. *Am J Phys Med Rehabil*. 2019;98(8):666-670.

[29] Jee H, Lee JH, Park KD, et al. Ultrasound-guided versus fluoroscopy-guided sacroiliac joint intra-articular injections in the noninflammatory sacroiliac joint dysfunction: A prospective, randomized, single-blinded study. *Arch Phys Med Rehabil*. 2014;95(2):330-337.

[30] Mohi Eldin M, Sorour OO, Hassan ASA, et al. Percutaneous injection of autologous platelet-rich fibrin versus platelet-rich plasma in sacroiliac joint dysfunction: An applied comparative study. *J Back Musculoskelet Rehabil*. 2019; 32(3):511-518.

[31] Lee JH, Lee SH, Song SH. Clinical effectiveness of botulinum toxin A compared to a mixture of steroid and local anesthetics as a treatment for sacroiliac joint pain. *Pain Med*. 2010;11(5):692-700.

[32] Kim WM, Lee HG, Jeong CW, et al. A randomized controlled trial of intra-articular prolotherapy versus steroid injection for sacroiliac joint pain. *J Altern Complement Med*. 2010; 16(12):1285-1290.

第 10 章　上　肢
Upper Extremities

James W. McNabb 著

徐　潇　吴金玉　唐　新　王可心 **译**　张承昊　黎　慧　刘湘芸　文佳乐 **校**

一、肩峰下间隙后路注射法

适应证	ICD-10 编码
肩痛	M25.519
肩部撞击综合征	M75.40
肩周炎	M75.80

患者通常会到初级医疗卫生保健机构来治疗肩痛。几乎所有可以通过注射法来治疗的肩关节疾病都涉及肩袖复合体。这些疾病可能是由于急性创伤、过度使用损伤和（或）慢性退行性改变。由于通过肩峰下间隙可以进入肩袖复合体，因而很容易进入这些结构进行注射治疗。在退行性疾病患者中，可通过肩峰下滑囊穿孔进入盂肱关节并与之沟通。在本例中，肩峰下间隙注射可对肩袖、盂肱关节和肱二头肌腱长头近端疾病进行治疗 [1]。

进入肩峰下间隙可采用外侧、前、后入路，后路入路是首选。这是最容易操作并被患者所接受的入路方式。因为患者看不到注射过程，极大地减少了患者的焦虑。在三种标准入路中，后路比其他入路具有额外的优势。采用后路时，针头直接刺入三角肌，穿过冈上肌 / 肌腱，进入肩峰下间隙，然后达到肩峰下方。因此，这种方式可以保证注射到准确位置。当在没有超声引导的情况下使用前外侧入路时，操作者不能保证皮质类固醇没有沉积到冈上肌 / 肌腱中。类固醇意外沉积到肌腱中可能导致肌腱病加重甚至肌腱断裂。后路必须使用较长的针 [2]。选择小号针进行注射，因为该技术是用于向肩峰下间隙注射麻醉药和（或）类固醇溶液。大号针很少被使用到的原因是很难有大量液体积聚在该间隙。

一方面，医学文献表明，在肩峰下间隙注射低容量皮质类固醇 [3] 治疗中短期肩袖疾病 [4, 5] 和粘连性关节囊炎 [6, 7] 是有效的。另一方面，一项 Meta 分析显示，皮质类固醇注射对肩袖肌腱炎患者仅能提供轻微和短暂的疼痛缓解 [8]。在皮质类固醇最佳使用剂量的研究中，关节内注射 20mg 或 40mg 曲安奈德对疼痛或功能方面的治疗效果没有差异 [9, 10]。在肩峰下撞击患者中使用皮质类固醇注射不会增加肩袖撕裂的风险，安全性也得到了证实 [11]。富血小板血浆注射是一种新兴的治疗方法 [12]。透明质酸黏补剂的使用已有研究报道，并显示有效性可达 12 周 [13-16]。但透明质酸还没有被 FDA 批准用于膝关节骨性关节炎以外的治疗 [17]。超声的使用提高了注射的准确性和疗效 [18]。

肩峰下注射局麻药而不使用类固醇可以帮助临床医师鉴别非局限性肩痛的原因。注射甲哌卡因消除了肩峰下撞击疼痛这种混杂因素，临床医师通过要求患者外展肩膀来评估肩袖复合体的完整性。这就是所谓的"冲击注射试验"。注射局麻药不会引起肌肉无力，因此不影响本试验的有效性 [19]。

相关解剖见图 10-1 和图 10-2。

（一）患者体位

- 坐在检查台上。
- 患者双手十指交叉放在膝上。
- 这使得肩关节的位置保持一致，从而确保体表标志从被识别和标记到注射时都不会发生变化。

（二）确定标志点

1. 患者坐在检查台上，临床医师站在患肩的外侧和后方。

2. 找到肩峰的侧面边缘，用墨水笔做记号。

3. 触摸肩峰的后边缘并标记出来。

4. 在确定了肩峰的后外侧角后，从该点向下画一条垂线，并在后外侧角下 2cm 处标记一个点。

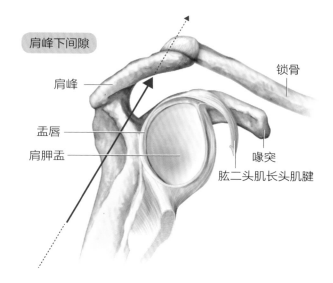

▲ 图 10-1　右肩侧面（红箭表示针道）

引自 Agur AM，Dalley AF.*Grant's Atlas of Anatomy*, 14th Ed. Philadelphia, PA:Wolters Kluwer, 2016

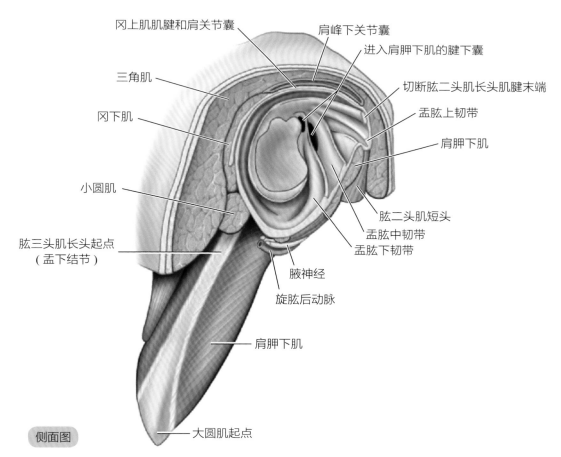

▲ 图 10-2　右肩内部

引自 Agur AM, Dalley AF. *Grant's Atlas of Anatomy*, 14th Ed.Philadelphia, PA: Wolters Kluwer, 2016

5. 用圆珠笔回缩的笔尖用力按压该处皮肤，压痕作为进针点标记。

6. 接下来，通过将非优势手的食指放在肩锁关节后面的肩峰上方来确定目标位置。当触诊时，请留意肩峰的长度和宽度。目标部位在肩峰的中心。图 10-3 为针尖的目标。操作者食指放在目标位置（肩峰顶部，可以避免针刺伤）。

7. 在确定标记后，患者不应移动肩膀或手臂。

（三）麻醉

• 当小号注射针快速进入皮肤时，通过按压抚摸注射点外的皮肤来分散皮肤痛觉。在几乎所有的患者中，局部蒸汽冷冻喷雾剂或注射局麻药是不必要的。

（四）用物准备

• 5ml 注射器。

• 25 号 5.08cm 穿刺针（考虑 22 号 8.89cm 脊柱针）。

• 1ml 不含肾上腺素的 1% 甲哌卡因。

• 0.5ml 类固醇溶液（20mg 曲安奈德）。

• 1 个酒精棉片。

• 2 个聚维酮碘棉片。

• 无菌纱布垫。

• 无菌胶布绷带。

（五）技术

1. 先用酒精消毒注射部位皮肤，再用聚维酮碘棉片消毒。

2. 将针头和注射器放置在与皮肤成 30° 的位置，针头朝向肩峰。

3. 使用无接触技术，将针引入标记部位（图 10-4）。

4 将针对准肩峰下方，向目标方向推进，直至针尖触及肩峰下方。将针头回退 1～2mm。

5. 回抽注射器，确保没有血液回流。

6. 向肩峰下间隙注射甲哌卡因 / 皮质类固醇溶液。注入的溶液应该平稳地流入关节间隙。阻力增加可能表明注射的液体正在进入冈上肌或肌腱。在这种情况下，在尝试进一步注射之前，稍微前进或回退针头。

7. 注射后，拔出针头。

8. 用无菌胶布包扎。

9. 指导患者进行肩部的全范围运动。这种运动使甲哌卡因 / 皮质类固醇溶液遍及肩峰下间隙。

10. 5min 后复查肩部，评估疼痛缓解情况。

（六）护理

• 在接下来的 2 周内避免过度使用肩部。

• 考虑手臂吊带的使用。

• 非甾体抗炎药、冰敷和（或）物理治疗。

• 考虑 2 周后随访检查。

CPT 编码

• 20610：关节穿刺，抽吸和（或）注射，大

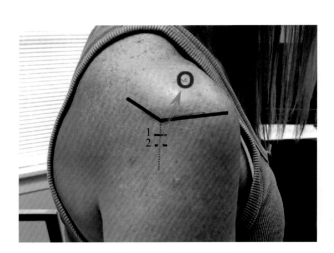

▲ 图 10-3　右肩注射标志

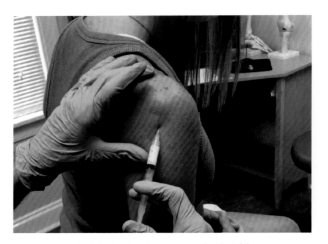

▲ 图 10-4　右肩肩峰下间隙注射

关节或滑膜囊；无超声引导。

- 20611：在超声引导下，有永久记录和报告。

（七）注意事项

- 正确识别肩峰标志对初级医疗保健者来说比想象中困难得多。一定要慢慢来，在继续注射之前再检查一下标志。

- 当触诊确定肩峰的解剖结构时，用食指、中指和无名指的指尖在一条直线上。坚定、小心、有条不紊地从远端到近端移动。在手指接触肩峰外侧和后缘的地方做个记号。

- 使用 25 号 5.08cm 针注射。

- 确保针在肩峰下方，然后将其推向目标手指方向。

- 始终保持手指在肩峰上，以保护它不受意外针刺伤。

二、盂肱关节后路注射法

适应证	ICD-10 编码
肩痛	M25.519
粘连性肩关节囊炎	M75.00
原因不明的盂肱关节炎	M19.019
盂肱关节骨性关节炎，原发性	M19.019
盂肱骨性关节炎，创伤后	M19.119
继发性盂肱关节病	M19.219

盂肱关节（glenohumera，GH）是大多数初级保健工作者相对常见的注射部位。它通常用于治疗粘连性肩关节囊炎和盂肱关节炎。前路和后路均可采用。然而，鉴于前文列出的原因，出于安全考虑，并避免与位于盂肱关节前部（肩胛下肌腱和肱二头肌长头的近端）的其他疼痛源混淆，首选后路入路至盂肱关节。一种是使用与第 10 章第一节中相同的注射部位。由于肱二头肌腱的长头起源于盂肱关节囊，这种注射可能为注射这种结构提供了另一种方法[20]。

关节内注射皮质类固醇在短期内（8～12 周）缓解疼痛更有效，但在长期内没有效。但是，它们提供了更大的被动运动范围[21]和整体功能[22]。在一项皮质类固醇最佳使用剂量的研究中，关节内注射 20mg 或 40mg 曲安奈德对疼痛或功能方面的治疗效果没有差异[23]。因此，建议使用较小的剂量。医师可以考虑注射皮质类固醇来治疗粘连性肩关节囊炎，特别是在疼痛为主要表现的早期阶段[24]。

由于该技术将类固醇溶液注入关节间隙，因此应选择小号针。由于关节囊内很少有液体积聚，所以很少使用大号针。越来越多的文献支持使用富含血小板血浆[25]和其他生物制剂[26]进行注射治疗。超声的使用提高了准确性[27]和注射的疗效[28]。

相关解剖见图 10-5 和图 10-6。

（一）患者体位

- 坐在检查台上。

- 患者双手十指交叉放在膝上。

- 这使得肩关节的位置保持一致，这样标志从被识别和标记到注射时都不会改变。

（二）确定标志点

1. 患者坐在检查台上，临床医师站在患肩的外侧和后方。

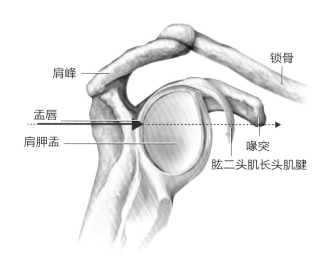

▲ 图 10-5 右肩侧面（红箭表示针道）

引自 Agur AM, Dalley AF. *Grant's Atlas of Anatomy*, 14th Ed. Philadelphia, PA: Wolters Kluwer, 2016

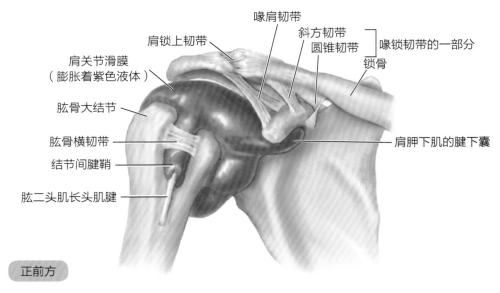

▲ 图 10-6 右盂肱关节囊

引自 Agur AM, Dalley AF. *Grant's Atlas of Anatomy*, 14th Ed.Philadelphia, PA: Wolters Kluwer, 2016

2. 找到肩峰的侧面边缘，用墨水笔做记号。

3. 触摸肩峰的后边缘并标记出来。

4. 在确定了肩峰的后外侧角后，从该点向下画一条垂线，并在后外侧角下 2cm 处标记一个点。

5. 在那里，用圆珠笔回缩的笔尖用力按压出凹痕，这个凹痕代表入针点。

6. 接下来，通过将非惯用手的食指放在喙突上来确定目标部位。这将是针尖的目标方向。

7. 在确定注射标记点后，患者不应移动肩膀或手臂。

（三）麻醉

• 当小号针快速进入皮肤时，通过按压抚摸注射点外的皮肤来分散皮肤痛觉。在几乎所有的患者中，局部蒸汽冷冻喷雾剂喷雾或注射局麻药是不必要的。

（四）用物准备

• 3ml 注射器。

• 25 号 3.81cm 针。

• 1ml 不含肾上腺素的 1% 甲哌卡因。

• 0.5ml 类固醇溶液（20mg 曲安奈德）。

• 1 个酒精棉片。

• 2 个聚维酮碘棉片。

• 无菌纱布垫。

• 无菌胶布绷带。

（五）技术

1. 先用酒精消毒注射部位皮肤，然后用聚维酮碘消毒。

2. 针头和注射器的位置与皮肤垂直，针头前端指向喙突。

3. 使用无接触技术，将针引入标记部位（图 10-7）。

4 将针向目标推进，直到针尖触及肱骨头。将针头倒回 1～2mm。

5. 回抽注射器，确保没有血液回流。

6. 向盂肱关节注射甲哌卡因 / 皮质类固醇溶液，注入的溶液应平稳地流入关节间隙。如果阻力增加，在尝试进一步注射之前，稍微前进或回退针头。

7. 注射完毕，拔出针头。

8. 用无菌胶布包扎。

9. 指导患者进行肩部的全范围运动。这种运动使甲哌卡因 / 皮质类固醇溶液遍及肩峰下间隙。

10. 5min 后复查肩部，评估疼痛缓解情况。

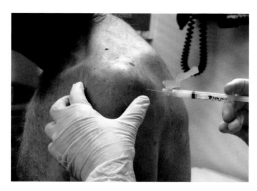

▲ 图 10-7　盂肱关节后路注射

（六）护理
- 在接下来的 2 周内避免过度使用肩部。
- 考虑手臂悬吊带的使用。
- 非甾体抗炎药、冰敷和（或）物理治疗。
- 考虑 2 周后随访检查。

CPT 编码
- 20610：关节穿刺，抽吸和（或）注射，大关节或滑膜囊；无超声引导。
- 20611：在超声引导下，有永久记录和报告。

（七）注意事项
- 正确识别肩峰标志对初级医疗保健工作者来说比想象中困难得多。一定要慢慢来，在继续注射之前再检查一下标志。
- 当触诊确定肩峰的解剖结构时，用食指、中指和无名指的指尖在一条直线上。坚定、小心、有条不紊从远端到近端移动。在手指接触肩峰外侧和后缘的地方做个记号。

三、肩锁关节

适应证	ICD-10 编码
肩锁关节疼痛	M25.519
原因不明的肩锁关节炎	M12.9
原发性肩锁关节骨关节炎	M19.019
肩锁关节骨性关节炎，创伤后骨性关节炎	M19.119
肩锁关节骨关节炎	M19.219

肩锁关节（acromioclavicular，AC）是常见的注射部位。尽管其位于表面，准确识别和成功注射仍具有挑战性[29]。此外，临床试验证明，将皮质类固醇注射到肩锁关节仅对少数患者有效[30]。这很可能是由于关节尺寸较小而导致进针位置不准确而导致的结果[31]。多项研究表明，这是一种很难成功实施的注射，只有大约 40% 的注射能够到达预期的关节内目标[32]。超声引导大大提高了注射准确度，几乎达到 100%[33]。超声引导下肩锁关节内注射也被证明比触诊引导下注射能更好地改善疼痛和功能状态[34]。一种新兴的治疗选择是在超声引导下注射 15% 葡萄糖溶液治疗肩锁关节病[35]。

相关解剖见图 10-8。

（一）患者体位
- 仰卧或坐卧于检查台上。
- 患者双手十指交叉放在膝上。
- 这使得肩关节的位置保持一致，标志从被识别和标记到注射时都不会改变。
- 将患者头部偏向治疗对侧，从而减少患者焦虑和疼痛感。

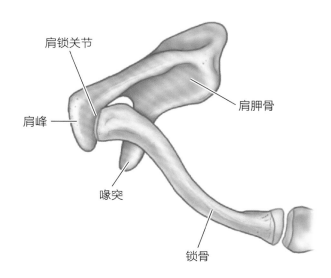

▲ 图 10-8　右肩锁关节

改编自 Agur AM, Dalley AF.*Grant's Atlas of Anatomy*, 14th Ed. Philadelphia, PA: Wolters Kluwer, 2016

（二）确定标志点

1. 患者平卧或坐位于检查台上，临床医师站在患肩的外侧和前方。

2. 识别肩锁关节的接头。从中外侧方向触诊锁骨、在锁骨的侧面，有一个小凹陷，触及此处时会感到柔软。

3. 注射点位于肩锁关节接头的上方。在那里，用回缩的圆珠笔尖用力按压。或者可以用指甲或回形针施加压力，这个标记表示入针点。

4. 一旦确定了标志，患者不应移动胸部或肩膀。

（三）麻醉

• 使用局部蒸汽冷却剂喷雾对皮肤进行局部麻醉。

（四）用物准备

• 局部蒸汽冷冻喷雾剂。

• 3ml 注射器。

• 25 号 1.58cm 针。

• 0.5ml 不含肾上腺素的 1% 甲哌卡因。

• 0.5ml 类固醇溶液（曲安奈德 20mg）。

• 1 个酒精棉片。

• 2 个聚维酮碘棉片。

• 无菌纱布垫。

• 无菌胶布绷带。

（五）技术

1. 先用酒精消毒注射部位皮肤，然后用聚维酮碘消毒。

2. 使用外用蒸汽冷却剂喷雾局部麻醉。

3. 针头和注射器与皮肤垂直。

4. 使用无接触技术，将针引入标记部位（图10-9）。

5. 将针推进肩锁关节。如果针没有"掉"进肩锁关节接头，就在该区域"走"针，直到它进入关节。

6. 回抽注射器的柱塞，确保没有血液回流。

7. 向肩锁关节内注射甲哌卡因 / 皮质类固醇溶液。注入的溶液应平稳地流入关节间隙。如果

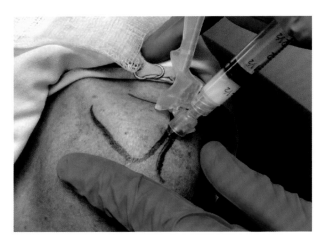

▲ 图 10-9　有标志的肩锁关节注射

阻力增加，在尝试进一步注射之前，略微前进或回退针头。如果针未进入关节，那么可以借助超声成像，或者作为最后的手段，进行关节周围注射。

8. 注射完毕，拔出针头。

9. 用无菌胶布包扎。

10. 指导患者进行肩部的全范围运动。这种运动使甲哌卡因 / 皮质类固醇溶液分布在整个肩锁关节联合。

11. 5min 后复查肩部，评估疼痛缓解情况。

（六）护理

• 在接下来的 2 周内避免过度使用肩部。

• 考虑手臂悬吊带的使用。

• 非甾体抗炎药、冰敷和（或）物理治疗。

• 考虑 2 周后随访检查。

CPT 编码

• 20605：关节穿刺，抽吸和（或）注射，中间关节或滑膜囊；无超声引导。

• 20606：在超声引导下，有永久记录和报告。

（七）注意事项

• 肩锁关节在表面。皮质类固醇沉积在皮下组织可导致皮肤萎缩和色素沉着等并发症。在进行所有皮质类固醇溶液注射时，应注意避免出现皮下硬结。

• 参考第 10 章 "外侧上髁"。

四、胸锁关节

适应证	ICD-10 编码
胸锁关节疼痛	M25.519
胸锁关节半脱位	S43.203
非特异性胸锁关节关节炎	M19.019
原发性胸锁关节骨关节炎	M19.019
创伤后胸锁关节骨关节炎	M19.119
继发性胸锁关节骨关节炎	M19.219

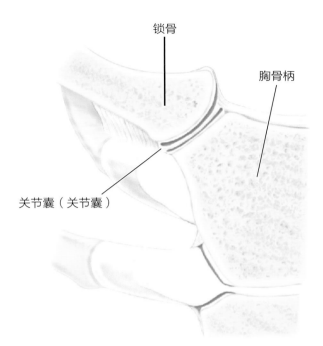

▲ 图 10-10　胸锁关节

引自 Gest TR.*Lippincott Atlas of Anatomy*, 2nd Ed.Philadelphia, PA: Wolters Kluwer 2019

对于大多数初级保健工作者来说，胸锁关节（sternoclavicular，SC）是一个罕见的注射部位。由于关节间隙小，注射成功可能比较困难。目前只有一项研究描述了利用超声引导在尸体上进行精确注射的技术 [36]。还有另一项研究详细说明了 CT 引导下的注射 [37]。在这项试验中，2/3 的患者只有短期疼痛症状缓解，而长期疼痛没有显著缓解。

相关解剖见图 10-10。

（一）患者体位
- 仰卧于检查台上。
- 患者双手十指交叉放在膝上。
- 将患者头部偏向治疗对侧，以减少患者焦虑和疼痛感。

（二）确定标志点

1. 患者仰卧在检查台上，临床医师站在患者患侧。

2. 识别胸锁关节。从外侧到内侧方向触诊锁骨。在锁骨内侧，有一个触之柔软的小凹陷代表胸锁关节。

3. 移动同侧肩可能会对识别胸锁关节有帮助。

4. 注射点位于胸锁关节接头正上方用圆珠笔回缩的笔尖用力按压该部位以作注射标记点。另外可以用指甲或回形针在 SC 关节处施加压力，这些压痕代表针的入针点。

5. 标志点确定后，患者不应移动胸部或肩膀。

（三）麻醉
- 使用局部蒸汽冷却剂喷雾对皮肤进行局部麻醉。

（四）用物准备
- 局部蒸汽冷冻喷雾剂喷雾。
- 3ml 注射器。
- 25 号 1.60cm 或 2.54cm 针。
- 0.5ml 不含肾上腺素的 1% 甲哌卡因。
- 0.5ml 类固醇溶液（曲安奈德 20mg）。
- 1 个酒精棉片。
- 2 个聚维酮碘棉片。
- 无菌纱布垫。
- 无菌胶布绷带。

（五）技术

1. 先用酒精消毒注射部位皮肤，然后用聚维酮碘消毒。

2. 使用外用蒸汽冷却剂喷雾局部麻醉。

3. 针头和注射器与皮肤垂直。

4. 使用无接触技术，将针引入标记部位（图 10-11）。

5. 将针推进胸锁关节间隙。

6. 回抽注射器，确保没有血液回流。

7. 向关节内注射甲哌卡因 / 皮质类固醇溶液。注入的溶液应平稳地流入关节间隙。如果遇到增加的阻力，在进一步尝试之前，略微前进或回退针头。如果针未进入关节，那么可以借助超声成像，或者作为最后的手段，进行关节周围注射。

8. 注射甲哌卡因 / 皮质类固醇溶液后，拔出针。

9. 用无菌胶布绷带包扎。

10. 指导患者进行肩部的全范围运动。这种运动使甲哌卡因 / 皮质类固醇溶液分布在整个胸锁关节。

11. 5min 后复查胸锁关节以评估疼痛缓解情况。

（六）护理

• 在接下来的 2 周内避免过度使用肩部。

• 考虑手臂悬吊带的使用。

• 非甾体抗炎药、冰敷和（或）物理治疗。

• 考虑 2 周后随访检查。

CPT 编码

• 20605：关节穿刺，抽吸和（或）注射，中间关节或滑膜囊；无超声引导。

• 20606：在超声引导下，有永久记录和报告。

（七）注意事项

• 胸锁关节是浅表的。皮质类固醇沉积在皮下组织可导致皮肤萎缩和色素减退等并发症。在进行所有皮质类固醇溶液注射时，应注意避免出现皮下硬结。

• 参考第 10 章"外侧上髁"。

五、肱二头肌长头肌腱

适应证	ICD-10 编码
肱二头肌腱鞘炎	M75.20

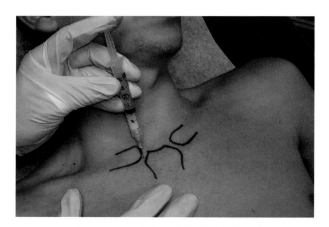

▲ 图 10-11　具有标志的胸锁关节注射

患者偶尔会到初级卫生保健机构来评估和治疗肱二头肌长头肌腱病的疼痛。这是一种炎症性和退行性疾病，常见于肱二头肌长头而非肱二头肌短头。它多见于直接的急性创伤，或运动员和非运动员在投掷时长期过度使用手臂做反复的肱二头肌收缩、抵抗性前臂旋后运动或头顶工作。肱二头肌肌腱病常与肩袖疾病相关，作为撞击综合征的组成部分或继发于关节内病变，如盂唇撕裂。压痛通常位于肱二头肌沟上方。肱二头肌肌腱疼痛的保守治疗通常包括休息、冰敷、口服镇痛药、物理治疗或皮质类固醇注射。

正如文献所示，临床医师很难正确地识别包含肱二头肌长头肌腱的结节间沟，定位通常远离实际位置[38]。因此，临床医师在依靠触诊进行肱二头肌长头肌腱鞘注射时应谨慎。超声引导可显著提高注射准确性[39]和临床反应[40,41]。

相关解剖见图 10-12。

（一）患者体位

• 仰卧于检查台上，床头抬高 30°。

• 将患者的双手置于身体两侧，手臂轻微外旋。

• 将患者头部偏向治疗对侧，以减少患者焦虑和疼痛感。

（二）确定标志点

1. 患者仰卧在检查台上，临床医师站在患臂外侧。

2. 指导患者屈肘和收缩肱二头肌。

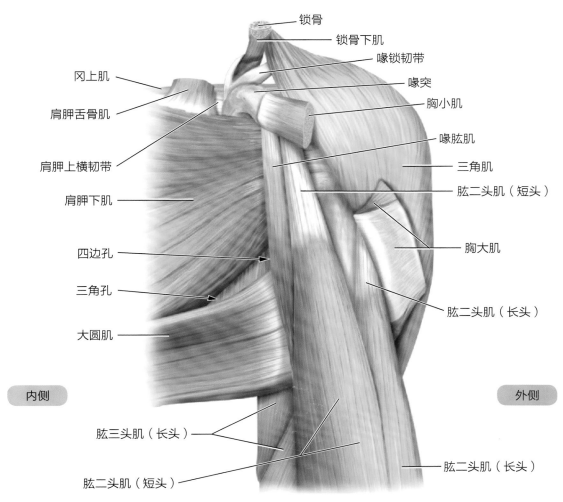

锁骨
锁骨下肌
喙锁韧带
喙突
胸小肌
喙肱肌
三角肌
肱二头肌（短头）
胸大肌
肱二头肌（长头）

冈上肌
肩胛舌骨肌
肩胛上横韧带
肩胛下肌
四边孔
三角孔
大圆肌

内侧
外侧

肱三头肌（长头）
肱二头肌（短头）
肱二头肌（长头）

▲ 图 10-12　左臂前部肌肉

改编自 Paulsen F, Waschke J.*Sobotta Atlas of Human Anatomy*, 16th Ed. 2018© Elsevier GmbH, Urban & Fischer, Munich.

3.触摸上臂前部肱二头肌腱的长头。

4.确定最大压痛的位置，很可能是在胸大肌边缘下。用墨水笔在那里做记号。

5.用圆珠笔回缩的笔尖用力按压该部位皮肤，凹痕代表入针点。

6.在确定标志后，患者不应移动肩膀或手臂。

（三）麻醉

• 使用局部蒸汽冷却剂喷雾对皮肤进行局部麻醉。

（四）用物准备

• 局部蒸汽冷冻喷雾剂喷雾。

• 3ml 注射器。

• 25 号 3.81cm 针。

• 0.5ml 不含肾上腺素的 1% 利多卡因。

• 0.5～1ml 类固醇溶液（20～40mg 曲安奈德）。

• 1 个酒精棉片。

• 2 个聚维酮碘棉片。

• 无菌纱布垫。

• 无菌胶布绷带。

（五）技术

1.先用酒精消毒注射部位皮肤，然后用聚维酮碘消毒。

2.使用外用蒸汽冷却剂喷雾局部麻醉。

3.针头和注射器的位置与皮肤成 45°，针尖指向近端。

4.使用无接触技术，将针引入注射部位（图

10–13 ）。

5. 针尖向前推进，直到针头触及肌腱（会发现阻力增加）。将针头回退 1～2mm。

6. 回抽注射器，确保没有血液回流。

7. 在肱二头肌腱周围注射利多卡因 / 皮质类固醇溶液。注射的溶液应该平稳地流入腱鞘。如果遇到更大的阻力，在尝试进一步注射之前，略微前进或回退针头。

8. 注射利多卡因 / 皮质类固醇溶液后，拔出针。

9. 用无菌胶布绷带包扎。

10. 指导患者行全范围运动的肱二头肌和肩关节运动。这种运动使利多卡因 / 皮质类固醇溶液在腱鞘内均匀分布。

11. 5min 后复查手臂，评估疼痛缓解情况。

（六）护理

• 在接下来的 2 周内，避免所有的投掷运动和过度使用手臂和肩膀。

• 非甾体抗炎药，冰敷和（或）物理治疗。

• 考虑 2 周后随访检查。

CPT 编码

• 20550：注射，单腱鞘或韧带、腱膜。

• 76942（可选）：带成像监督和永久记录解释的针头放置的超声指南。

（七）注意事项

• 如果不能识别或治疗这种情况，可能会导致肱二头肌长头肌腱断裂。

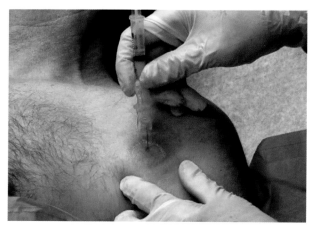

▲ 图 10–13　肱二头肌长头肌腱注射

• 为了避免医源性肌腱变性和随后的断裂，请确保将注射药放置在肌腱周围而不是肌腱中。

• 可考虑为持续性肱二头肌肌腱炎病例进行肩峰下或盂肱关节皮质类固醇注射。

六、肘管综合征

适应证	ICD-10 编码
肘管综合征	G56.20

肘管综合征是初级保健工作者遇到的一种罕见情况。当尺神经在内上髁后方的肘管受压时就会发生。非手术治疗旨在减少肘关节周围尺神经的压迫和牵引，对于大多数轻度神经功能障碍的患者是成功的 [42]。保守治疗措施通常包括通过避免诱发的重复动作和夜间应用肘关节夹板 / 支具来改善活动。临床医师可能希望通过对精心挑选的患者注射皮质类固醇来减轻疼痛。不幸的是，单一的随机对照试验并没有证明超声引导的皮质类固醇注射与安慰剂相比有积极的效果 [43]。成功的治疗可能需要尺神经转位手术，以便将其移至肱骨内上髁上方。

相关解剖见图 10–14。

（一）患者体位

• 仰卧于检查台上，床头抬高 30°。

• 肩部外展 30°，完全外旋。

• 患肘弯曲 90°。

• 手腕处于中立位置。

• 用治疗垫或毛巾来支撑肘部。

• 患者头部偏向治疗对侧，以减少患者焦虑和疼痛感。

（二）确定标志点

1. 患者仰卧在检查台上，临床医师站在患肘外侧。

2. 确定并标记肱骨内上髁。

3. 在肱骨内上髁后方的尺沟处识别和标记尺神经的走行。

4. 在尺神经上标出最大压痛点。这通常在肱

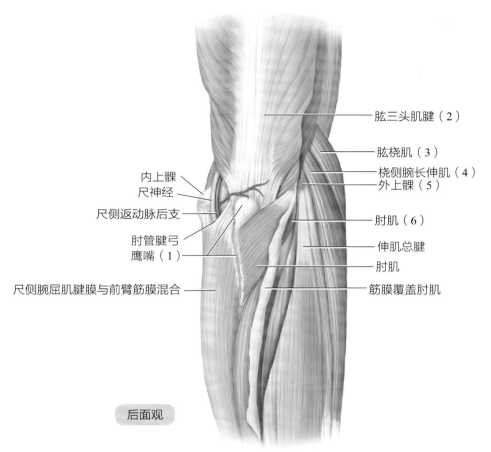

◀ 图 10-14　右肘后侧面

肱三头肌腱（2）

肱桡肌（3）

桡侧腕长伸肌（4）
外上髁（5）

肘肌（6）

伸肌总腱

肘肌

筋膜覆盖肘肌

内上髁
尺神经

尺侧返动脉后支

肘管腱弓
鹰嘴（1）

尺侧腕屈肌腱膜与前臂筋膜混合

后面观

骨内上髁的后面。

5. 在这个部位，用圆珠笔回缩的笔尖用力按压皮肤，凹痕代表入针点。

6. 标志点确定后，患者不应移动肘部。

（三）麻醉

• 使用局部蒸汽冷却剂喷雾对皮肤进行局部麻醉。

（四）用物准备

• 局部蒸汽冷冻喷雾剂喷雾。

• 3ml 注射器。

• 25 号 2.54cm 针。

• 1ml 不含肾上腺素的 1% 利多卡因。

• 1ml 类固醇溶液（曲安奈德 40mg）。

• 1 个酒精棉片。

• 2 个聚维酮碘棉片。

• 无菌纱布垫。

• 无菌胶布绷带。

• 未消毒、清洁的治疗垫。

（五）技术

1. 先用酒精消毒注射部位皮肤，然后用聚维酮碘消毒。

2. 使用外用蒸汽冷却剂喷雾局部麻醉。

3. 针头和注射器与皮肤成 30°，针尖沿着尺神经指向远端。

4. 使用无接触技术，将针引入注射部位（图 10-15）。

5. 以浅角度缓慢推进针至尺神经侧边的位置。

6. 如果出现疼痛、感觉异常或麻木，轻轻回退针头，并将针头的角度稍微改变。

7. 当针沿尺神经放置时，回抽注射器，确保没有血液回流。

8. 缓慢地将利多卡因 / 皮质类固醇溶液注射

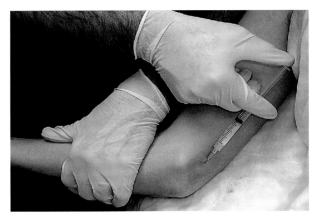

▲ 图 10-15　右肘管注射

到该结构周围。如遇阻力增加，在尝试进一步注射之前，略微前进或回退针头。

9. 注射完毕，拔出针头。

10. 用无菌胶布绷带包扎。

11. 指导患者通过肘部的全范围运动肘部。这种运动使利多卡因 / 皮质类固醇溶液沿尺神经在肘管中分布。

12. 5min 后复查肘关节，评估局部麻醉后疼痛缓解和尺神经麻木的发展情况。

（六）护理

• 避免进一步过度使用等损伤机制。

• 睡觉时使用肘部伸展支架，以避免肘部过度屈曲。

• 非甾体抗炎药、冰敷和（或）物理治疗。

• 考虑 2 周后随访检查。

CPT 编码

• 64450：注射，神经阻滞，治疗，其他周围神经或分支。

• 76942（可选）：带成像监督和永久记录解释的针头放置的超声指南。

七、肘关节

在大多数初级保健工作中，肘关节抽吸和注射不常见。关节内骨折会导致肘关节内血液聚集而使肘关节扩张。抽吸治疗可显著缓解疼痛。伴有积液的肘关节炎可在痛风、类风湿关节炎和骨

适应证	ICD-10 编码
肘痛	M25.529
未明确的肘部关节关节炎	M19.029
肘关节原发性骨关节炎	M19.029
创伤后肘关节骨关节炎	M19.129
继发性肘部关节骨性关节炎	M19.229

关节炎中发生，可能皮质类固醇注射对这种情况有治疗效果，但没有任何临床试验中描述过这种情况下的抽吸和注射治疗。

肘关节有两种常见的入路。可以使用肱骨尺关节或肱桡关节。肱骨和尺骨之间的关节提供了最大的关节间隙，因此比桡骨头和肱骨之间的关节间隙穿刺更容易，成功率更高。高分辨率超声可以帮助临床医师可视化肘关节的关键解剖结构，并指导关节周围注射和关节内注射[44]。

相关解剖见图 10-16。

（一）患者体位

• 仰卧于检查台上，床头抬高 30°。

• 肘关节屈曲 45°。

• 手腕处于中立位。

• 肘部放置治疗垫或毛巾支撑。

• 患者头部偏向治疗对侧，以减少患者焦虑和疼痛感。

（二）确定标志点

1. 患者仰卧在检查台上，临床医师站在患肘外侧。

2.（肱骨尺关节）这种入路通常是最容易进入肘关节的最大入路点。定位外上髁。在上髁上下滑动指尖，直到它位于上髁和尺骨之间的沟。用墨水笔在沟的最深处做记号。

3.（桡肱关节）或者，在腕关节旋后的旋前时触诊肘关节外侧找到桡骨头。找到靠近桡骨头的凹陷处，用墨水做标记。

4. 在选定的部位，用回缩的圆珠笔笔尖用力按压皮肤，凹痕代表入针点。

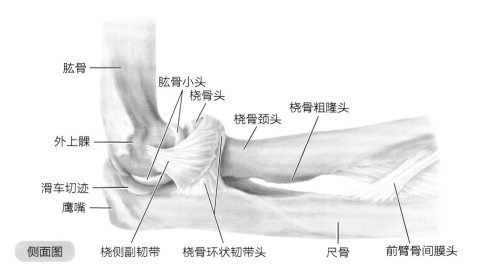

肱骨 —— 肱骨小头
桡骨头
外上髁 —— 桡骨颈头 桡骨粗隆头
滑车切迹 ——
鹰嘴 ——
侧面图 桡侧副韧带 桡骨环状韧带头 尺骨 前臂骨间膜头

▲ 图 10-16 右外侧肘关节

引自 Agur AM, Dalley AF.*Grant's Atlas of Anatomy*, 14th Ed.Philadelphia, PA: Wolters Kluwer, 2016

5. 标志确定后，患者不应移动肘部。

（三）麻醉

• 使用局部蒸汽冷却剂喷雾对皮肤进行局部麻醉。

（四）用物准备

• 局部蒸汽冷冻喷雾剂喷雾。
• 3ml 注射器。
• 10ml 注射器，抽吸（可选）。
• 25 号 2.54cm 针。
• 20 号 2.54cm 针，抽吸（可选）。
• 0.5ml 不含肾上腺素的 1% 甲哌卡因。
• 0.5ml 类固醇溶液（20mg 曲安奈德）。
• 1 个酒精棉片。
• 2 个聚维酮碘棉片。
• 无菌纱布垫。
• 无菌胶布绷带。
• 非无菌、清洁的治疗垫。

（五）技术

1. 先用酒精消毒注射部位皮肤，然后用聚维酮碘消毒。

2. 使用外用蒸汽冷却剂喷雾局部麻醉。

3. 针和注射器与皮肤垂直，针头指向肘关节内侧。

4. 使用无接触技术，将针引入注射标记部位（图 10-17）。

5. 在肘关节内推进针头。针尖位于肱骨外侧髁和尺骨或桡骨头之间。

6. 如果是抽吸，用 20 号 2.54cm 针头连接 10ml 注射器抽液。

7. 如果抽吸后需要注射皮质类固醇，要拧紧固定针，将 10ml 注射器从 20 号针头上取下，再将装有甲哌卡因和皮质类固醇混合物的 3ml 注射器连上。

8. 如果只注射甲哌卡因 / 皮质类固醇混合物，使用 25 号 2.54cm 针头与 3ml 注射器。

9. 向肘关节内注射甲哌卡因 / 皮质类固醇溶液。注入的溶液应顺利流入关节间隙。如果阻力增加，在进一步注射之前，先稍微向前或向后移动一下针。

10. 注射完毕，拔出针头。

11. 用无菌胶布绷带包扎。

12. 指导患者通过肘部的全范围运动肘部。这种运动使甲哌卡因 / 皮质类固醇溶液分布在整个肘关节。

13. 5min 后复查肘部疼痛缓解情况。

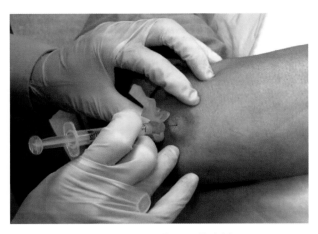

▲ 图 10-17　左肘关节注射

（六）护理
· 不要固定肘关节或休息肘部。一项研究表明，与不限制正常活动相比，皮质类固醇注射后肘关节悬吊休息48h的患者滑膜炎复发率显著更高[45]。
· 考虑使用氯丁橡胶肘套。
· 在接下来的 2 周内，避免过度使用肘部。
· 非甾体抗炎药、冰敷和（或）物理治疗。
· 考虑 2 周内随访检查。
CPT 编码
· 20605：关节穿刺，抽吸和（或）注射，中间关节或滑膜囊；无超声引导。
· 20606：在超声引导下，有永久记录和报告。
（七）注意事项
· 桡骨头的关节空间可以通过伸展肘部来"打开"。
· 由于肘部关节间隙较窄，抽吸时使用 20 号针，而不是直径较大的 18 号针。
· 如果怀疑骨折，不要注射皮质类固醇。

八、鹰嘴囊切除术

适应证	ICD-10 编码
鹰嘴滑囊炎	M70.20

对于初级保健工作者来说，鹰嘴滑囊炎是一个相对常见的抽吸和注射部位。皮下鹰嘴囊在反复承受过度压力或摩擦时，可能会发炎并积聚液体。急性创伤时的液体可能包括血液，重复性损伤后的黏稠蛋白黏液，或感染时的化脓性液体。

在大多数情况下，在鉴别脓毒性和非脓毒性黏性滑囊炎后，应采取保守治疗方案[46]。由于滑囊位置浅表并容易识别，因此很容易完成穿刺。最近一项研究结果显示，对比使用非甾体抗炎药、抽吸、抽吸后注射类固醇三种方法联合肘关节加压包扎治疗鹰嘴滑囊炎，三种方法治疗效果没有差异[47]。注射皮质类固醇可考虑治疗某些炎症性鹰嘴滑囊炎的病例，如痛风或类风湿关节炎。然而，如果怀疑患有脓毒性滑囊炎，则不应使用类固醇。

相关解剖见图 10-18。
（一）患者体位
· 仰卧在检查台上，床头抬高 30°。
· 患肘达最大屈曲度。
· 肘部放置治疗垫或毛巾支撑。
· 将患者头部偏向治疗对侧，以减少患者焦虑和疼痛感。
（二）确定标志点
　1.患者仰卧在检查台上，临床医师站在患肘外侧。
　2.确定最大波动点。
　3.用圆珠笔回缩的笔尖用力按压该处皮肤，凹痕表示针的进入点。
　4.标志确定后，患者不应移动肘部。
（三）麻醉
· 使用局部蒸汽冷却剂喷雾对皮肤进行局部麻醉。
（四）用物准备
· 局部蒸汽冷冻喷雾剂喷雾。
· 20ml 注射器，供抽吸。
· 3ml 注射器，供注射。
· 18 号 3.81cm 针。
· 1% 利多卡因（不含肾上腺素）1ml，注射（可选）。
· 0.5ml 类固醇溶液（20mg 曲安奈德），注射

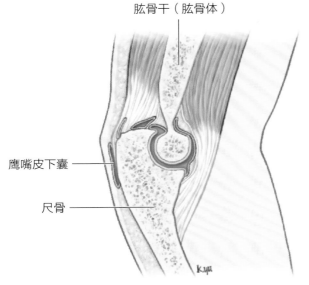

肱骨干（肱骨体）

鹰嘴皮下囊

尺骨

▲ 图 10–18　右肘侧面

引自 Agur AM, Dalley AF.*Grant's Atlas of Anatomy*, 14th Ed. Philadelphia, PA: Wolters Kluwer, 2016

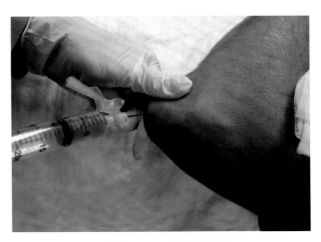

▲ 图 10–19　鹰嘴囊抽液

（可选）。

- 1 个酒精棉片。
- 2 个聚维酮碘棉片。
- 无菌纱布垫。
- 无菌胶布绷带。
- 非无菌、清洁的治疗垫。

（五）技术

1. 先用酒精消毒注射部位皮肤，然后用聚维酮碘消毒。

2. 使用外用蒸汽冷却剂喷雾局部麻醉。

3. 用非惯用手的拇指和食指抓住滑囊，以稳定结构，便于稳定入针。

4. 将 18 号针头和注射器的针尖对准最大的液体收集区域。

5. 使用无接触技术，将针引入注射标记部位（图 10–19）。

6. 将针插入囊的中心。

7. 注射应该是容易实现的。如果积液很多，使用多个注射器。

8. 如果选择抽吸后注射，固定针柄，取下较大的注射器，然后连接装有利多卡因 / 皮质类固

醇溶液的 3ml 注射器。

9. 注入的溶液应该平稳地流入关节间隙。如遇阻力增加，在进一步注射之前，略微前进或回退针头。

10. 在完成抽吸和可能的注射后，拔出针头。

11. 先用无菌胶布绷带，再用弹力绷带包扎。

（六）护理

- 在接下来的 2 周内避免过度使用肘部。
- 考虑使用氯丁橡胶肘套或弹力绷带。
- 非甾体抗炎药、冰敷和（或）物理治疗。
- 考虑 2 周内随访检查。

CPT 编码

- 20605：关节穿刺，抽吸和（或）注射，中间关节或滑囊；无超声引导。
- 20606：在超声引导下，有永久记录和报告。

（七）注意事项

- 如果鹰嘴滑囊炎是由感染或急性出血性事件引起的，不要在抽吸后使用皮质类固醇注射。
- 皮质类固醇注射通常用于炎性滑囊炎。

九、外侧上髁

适应证	ICD-10 编码
外侧上髁炎	M77.10

外侧上髁炎是初级保健工作者最常见的软组织疾病之一。炎病是一种误称，实际上该病是一种胶原蛋白紊乱导致的非炎症性肌腱病，主要累及桡侧腕短伸肌（extensor carpi radialis brevis，ECRB）肌腱。它通常是过度使用损伤的结果，经常与起源于肱骨远端外侧髁的腕伸肌旋后肌群血供不足的退行性微撕裂有关。

各种注射治疗方法来治疗这种疾病已在文献中被广泛报道。虽然皮质类固醇注射已经使用多年，但它们似乎只在短期内有益[48, 49]。长期的结果并不比安慰剂好，甚至会更糟[50, 51]。此外，用于治疗网球肘的皮质类固醇注射可能有全身和局部的不良反应，包括众所周知的萎缩[52] 和色素沉着[53]。

事实上，在诊断为外上髁炎的患者中，还没有注射或物理治疗干预能够持续显示中长期的治疗效果[54-56]。从长期来看，富血小板血浆注射可能比皮质类固醇注射更能改善疼痛和功能[57, 58]，但并不是所有的研究都支持这个结果[59]。肉毒杆菌毒素也已被使用，并取得了良好的效果[60-62]。需要更多的研究来确定如何最好地使用原生物制剂和其他干预措施治疗外上髁炎[63]。

高水平证据证明缺乏疗效的研究发表后，皮质类固醇注射率预计将会降低；然而，事实并非如此[64, 65]。作者怀疑这是由于皮质类固醇对缓解疼痛有短期的积极作用。也许研究应该转向联合治疗的效果，而不是对这种情况的单独治疗。

相关解剖见图 10-20。

（一）患者体位

• 仰卧在检查台上，床头抬高 30°。
• 患肘轻度屈曲。
• 手腕处于中立到轻微旋前的位置。
• 肘部放置治疗垫或毛巾支撑。
• 患者头偏向治疗对侧，以减轻患者的焦虑和疼痛感。

（二）确定标志点

1. 患者仰卧在检查台上，临床医师站在患肘外侧。

2. 确定和标记外上髁附近的最大压痛点。

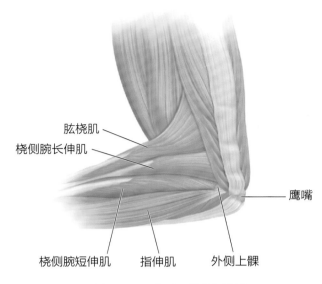

▲ 图 10-20　左肘肌结构侧位图

肱桡肌
桡侧腕长伸肌
鹰嘴
桡侧腕短伸肌　指伸肌　外侧上髁

3. 用圆珠笔回缩的笔尖用力按压该处皮肤，凹痕代表入针点。

4. 标志确定后，患者不应移动肘部。

（三）麻醉

• 使用局部蒸汽冷却剂喷雾对皮肤进行局部麻醉。

（四）用物准备

• 局部蒸汽冷冻喷雾剂喷雾。
• 3ml 注射器。
• 25 号 2.54cm 针。
• 1ml 不含肾上腺素的 1% 利多卡因。
• 0.5～1ml 类固醇溶液（20～40mg 曲安奈德），必要时。
• 1 个酒精棉片。
• 2 个聚维酮碘棉片。
• 无菌纱布垫。
• 无菌胶布绷带。
• 非无菌、清洁的治疗垫。

（五）技术

1. 先用酒精消毒注射部位皮肤，然后用聚维酮碘消毒。

2. 使用外用蒸汽冷却剂喷雾局部麻醉。

3. 针和注射器的位置与皮肤垂直，针尖指向外上髁内侧。

4. 使用无接触技术，将针引入注射部位（图10-21）。

5. 将针向前推进至外上髁。

6. 回撤针头 1~2mm。

7. 执行"挤压技术"详见本页"注意事项"。

8. 回抽注射器，确保没有血液回流。

9. 将利多卡因 / 皮质类固醇或其他治疗溶液缓慢注射到此区域。如遇阻力增加，在进一步注射之前，略微前进或回退针头。

10. 在完成注射后，拔出针头。

11. 用无菌胶布包扎。

12. 指导患者在整个活动范围内移动手腕和肘部。

13. 5min 后复查肘部疼痛缓解情况。

（六）护理

• 在接下来的 2 周内，避免过度的腕关节伸展和旋后。

• 考虑使用氯丁橡胶肘套或弹力绷带。

• 考虑使用腕托来限制手腕的伸展。

• 非甾体抗炎药、冰敷、热疗和（或）物理治疗。

• 考虑 2 周内随访检查。

• 如果最初的治疗无效，可以考虑使用替代治疗方式。

CPT 编码

• 20551：注射，单肌腱起始点 / 附着点。

• 76942（可选）：带成像监督和永久记录解释的针头放置的超声指南。

（七）注意事项

• 压迫分布在肘部和前臂的桡神经分支可以模拟外上髁炎的疼痛。桡管综合征最常见的原因是桡深神经经旋后肌腱弓进入旋后肌时被卡压。这种情况下疼痛发生在外上髁远端约 4cm 处。

• 外上髁炎的注射可以是浅表的，特别是偏瘦人群。皮质类固醇沉积在皮下组织通常导致皮肤萎缩和色素沉着。这种特殊的注射因这种并发症的发展而臭名昭著。进行所有皮质类固醇溶液注射时应避免皮下硬结的发生。

• 为了防止这种皮肤并发症，可以使用挤压技术（图 10-22）。针头插入注射部位后，轻轻抓住针两侧的皮肤，捏住软组织并将其向上推向注射器。这提供了皮肤和上髁实际注射部位之间更大的距离，从而最大限度地减少发生萎缩和色素沉着的机会。

十、内上髁炎

适应证	ICD-10 编码
内上髁炎	M77.00

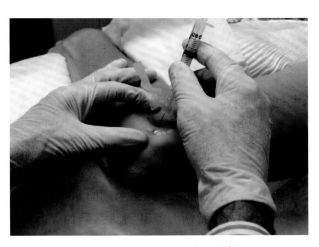

▲ 图 10-21 左肘外上髁注射

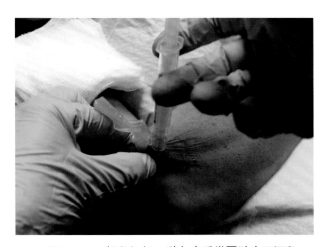

▲ 图 10-22 捏紧组织，避免皮质类固醇皮下沉积

内上髁炎是初级保健工作者所遇到的一种相当常见的软组织疾病。病理上类似于外上髁炎，这种情况也属于胶原蛋白紊乱的非炎症性肌腱炎。它通常是由于过度使用腕屈肌和旋前肌群导致低血管源的微撕裂损伤引发的结果。与外上髁炎一样，目前还没有明确的医学文献来指导任何可注射药物或干预治疗[66]。一项研究表明，使用皮质类固醇只有短期改善效果，一旦急性症状减轻，治疗重点将转向旋前屈肌群的康复和损伤预防[67]。

相关解剖见图 10-23。

（一）患者体位

• 仰卧于检查台上，床头抬高 30°。

• 肩部外展 30°，完全外旋。

• 患肘弯曲 90°。

• 手腕处于中立位置。

• 用治疗垫或毛巾支撑肘部。

• 患者头偏向治疗对侧，以减轻患者的焦虑和疼痛感。

（二）确定标志点

1. 患者仰卧在检查台上，临床医师站在患肘外侧。

2. 确定并标记内上髁附近的最大压痛点。

3. 用圆珠笔回缩的笔尖用力按压该处皮肤，凹痕代表入针点。

4. 标志确定后，患者不应移动肘部。

（三）麻醉

• 使用局部蒸汽冷却剂喷雾对皮肤进行局部麻醉。

（四）用物准备

• 局部蒸汽冷冻喷雾剂喷雾。

• 3ml 注射器。

• 25 号 2.54cm 针。

• 1ml 不含肾上腺素的 1% 利多卡因。

• 0.5～1ml 类固醇溶液（20～40mg 曲安奈德）。

• 1 个酒精棉片。

• 2 个聚维酮碘棉片。

• 无菌纱布垫。

• 无菌胶布绷带。

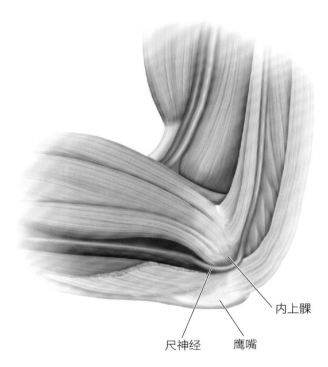

▲ 图 10-23　右肘肌结构内侧图

内上髁

尺神经　鹰嘴

• 非无菌、清洁的治疗垫。

（五）技术

1. 先用酒精消毒注射部位皮肤，然后用聚维酮碘消毒。

2. 使用外用蒸汽冷却剂喷雾局部麻醉。

3. 针和注射器与皮肤垂直，针头指向内侧上髁外侧。

4. 使用无接触技术，将针引入注射标记部位（图 10-24）。

5. 将针向前推进至内上髁骨。

6. 退回针头 1～2mm。

7. 回抽注射器，确保没有血液回流。

8. 持续注射利多卡因 / 皮质类固醇或其他治疗溶液到此区域。如遇阻力增加，在进一步注射之前，略微前进或回退针头。

9. 在完成注射后，拔出针头。

10. 用无菌胶布绷带包扎。

11. 指导患者在整个活动范围内移动手腕和肘部。

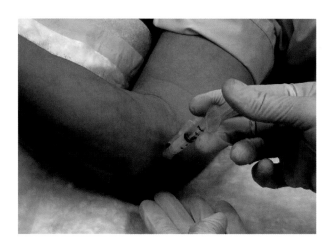

▲ 图 10-24 右肘内上髁炎注射

12. 5min 后复查肘部疼痛缓解情况。

（六）护理

• 在接下来的 2 周内，避免过度的腕关节屈曲或旋前。

• 考虑使用氯丁橡胶肘套或弹力绷带。

• 考虑使用腕托来限制手腕的屈曲。

• 非甾体抗炎药、冷敷、热疗和（或）物理治疗。

• 考虑 2 周内随访检查。

• 如果最初的治疗无效，可以考虑使用替代治疗方式。

CPT 编码

• 20551：注射，单肌腱起始点 / 附着点。

• 76942（可选）：带成像监督和永久记录解释的针头放置的超声指南。

（七）注意事项

• 尺神经走形于这个注射点附近。它在内上髁的后部和下部。在某些情况下，局麻药在正确位置注射后，药物扩散也可能会累及尺神经。应提醒患者，手外侧、无名指和小指可能出现短暂的麻木。

十一、桡神经卡压综合征

适应证	ICD-10 编码
桡神经卡压综合征	G56.30

前臂桡神经卡压综合征的患者在初级卫生保健机构较为罕见。该综合征是由桡神经深支（骨间后神经）在旋后肌腱弓处进入旋后肌时被卡压所致。后骨间神经受压或瘢痕可导致伸肌 / 旋后肌去神经支配和桡侧感觉神经分布麻木或感觉异常。其结果可能是疼痛、虚弱和功能障碍。这种情况下疼痛发生在外上髁远端约 4cm 处。利用局麻药进行神经阻滞注射有助于确诊，保守治疗时可加用皮质类固醇[68]。替代疗法包括干针疗法[69] 和桡神经水分离术。成功的治疗通常需要手术松解。

相关解剖见图 10-25。

（一）患者体位

• 仰卧于检查台上，床头抬高 30°。

• 患肘轻度屈曲。

• 手腕处于中立到轻微旋前的位置。

• 肘部用治疗垫或毛巾支撑。

• 患者头偏向治疗对侧，以减轻患者的焦虑和疼痛感。

（二）确定标志点

1. 患者仰卧在检查台上，临床医师站在受累前臂外侧。

2. 确定外上髁。

3. 最大压痛点通常位于外上髁前侧远端 4cm 左右。

4. 确定并标记最大压痛点。

5. 用圆珠笔回缩的笔尖用力按压该处皮肤，凹痕代表入针点。

6. 标志确定后，患者不应移动肘部。

（三）麻醉

• 使用局部蒸汽冷却剂喷雾对皮肤进行局部麻醉。

（四）用物准备

• 局部蒸汽冷冻喷雾剂喷雾。

• 3ml 注射器。

• 25 号 2.54cm 针。

• 1ml 不含肾上腺素的 1% 利多卡因。

• 1ml 类固醇溶液（40mg 曲安奈德）。

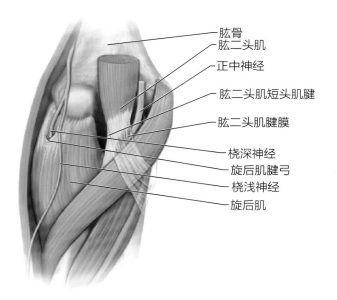

▲ 图 10-25　右肘前侧面

改编自 Paulsen F, Waschke J.*Sobotta Atlas of Human Anatomy*,
16th Ed. 2018 © Elsevier GmbH, Urban & Fischer, Munich

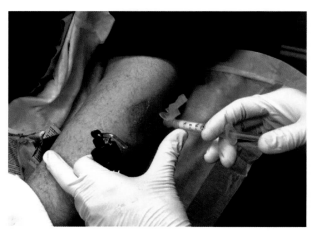

▲ 图 10-26　左臂桡神经压迫注射

- 1 个酒精棉片。
- 2 个聚维酮碘棉片。
- 无菌纱布垫。
- 无菌胶布绷带。
- 非无菌、清洁的治疗垫。

（五）技术

1. 先用酒精消毒注射部位皮肤，然后用聚维酮碘消毒。

2. 使用外用蒸汽冷却剂喷雾局部麻醉。

3. 针头和注射器与皮肤垂直，针尖朝后。

4. 使用无接触技术，将针引入注射标记部位（图 10-26）。

5. 针尖向前缓慢推进，直到针尖到达预期的桡神经注射部位。

6. 如有疼痛、感觉异常或麻木，可稍微退回针头。

7. 当针沿桡神经注射时，回抽注射器，确保没有血液回流。

8. 在桡神经周围缓慢注射利多卡因 / 皮质类固醇溶液。

9. 如遇阻力增加，在进一步注射之前，略微前进或回退针头。

10. 在完成注射后，拔出针头。

11. 用无菌胶布绷带包扎。

12. 指导患者进行腕部和肘部的全范围运动，使利多卡因 / 皮质类固醇溶液沿着桡神经走行方向分布。

13. 5min 内复查前臂近端，评估局部麻醉后桡神经分布的疼痛缓解和麻木的发展。

（六）护理

- 在接下来的 2 周内，避免过度的腕关节伸展和旋后。
- 非甾体抗炎药、冷疗和（或）物理治疗。
- 考虑 2 周内随访检查。
- 如果最初的治疗无效，可以考虑使用替代治疗方式。

CPT 编码

- 64450：注射，神经阻滞，治疗，其他周围神经或分支。
- 76942（可选）：带成像监督和永久记录解释的针头放置的超声指南。

（七）注意事项

- 压迫在肘部和前臂的桡神经分支可以模拟外上髁炎的疼痛。

十二、交叉综合征

适应证	ICD-10 编码
交叉综合征	M65.839

注射皮质类固醇用来治疗交叉综合征在初级卫生保健机构很少会遇到。交叉综合征是一种疼痛性的疾病，它会影响前臂背侧从位于拇长展肌（abductor pollicis longus，APL）和拇短伸肌（extensor pollicis brevis，EPB）交叉处的 Lister 结节至腕关节大约4cm的区域[70]，也就是桡侧腕长伸肌（extensor carpi radialis longus，ECRL）和桡侧腕短伸肌肌腱的交叉点。损伤通常发生在需重复进行阻力性伸腕运动的机械性赛艇运动员和某些特定产业的工人群体中。患者通常描述反复伸腕时有疼痛、局部肿胀和摩擦/吱吱声的感觉。

保守治疗包括休息、调整活动、支具支撑和非甾体抗炎药。可选疗法包括注射皮质类固醇药物和（或）超声引导下水分离术[71]。

相关解剖见图10-27。

（一）患者体位

• 仰卧于检查台上，床头抬高30°。

• 患侧手腕保持中立位，拇指指向旋后和旋前

的中间上方。

• 放置治疗垫或毛巾来支撑腕部。

• 患者头部偏向治疗对侧，以减轻患者的焦虑和疼痛感。

（二）确定标志点

1. 患者仰卧于检查台上，临床医师站立于患侧腕部的侧面。

2. 识别出触痛最强点，通常位于前臂桡侧背部的拇长展肌和拇短伸肌交叉处的 Lister 结节[72]至腕关节约4cm的区域，也就是桡侧腕长伸肌和桡侧腕短伸肌肌腱的交叉点。

3. 通常，通过嘱患者重复地用拇指做小的圆周运动或伸腕动作，能够更好地识别解剖结构。这些结构交叉的区域能够通过寻找最大疼痛区域或触诊时的捻发感来确定。

4. 用回缩的圆珠笔尖用力按压该处皮肤，凹痕代表针的目标点。

5. 在该点远端1cm处标记一个点。

6. 用回缩的圆珠笔尖用力按压该处皮肤做标记，这个点代表入针点。

7. 确定标记后，嘱患者不应移动腕部。

（三）麻醉

• 用局部蒸汽冷却剂喷雾对皮肤进行局部麻醉。

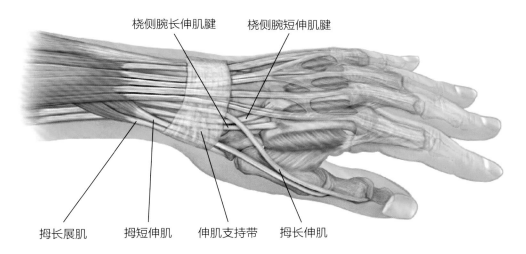

桡侧腕长伸肌腱　　桡侧腕短伸肌腱

拇长展肌　　拇短伸肌　　伸肌支持带　　拇长伸肌

▲ 图 10-27　交叉综合征相关的肌肉和韧带的解剖

（四）用物准备

- 局部蒸汽冷却剂喷雾。
- 3ml 注射器。
- 25 号 2.54cm 针头。
- 0.5ml 1% 不含肾上腺素的利多卡因溶液。
- 0.25～0.5ml 类固醇溶液（10～20mg 曲安奈德）。
- 1 个酒精棉片。
- 2 个聚维酮碘棉片。
- 无菌纱布垫。
- 无菌胶布绷带。
- 非无菌、清洁的治疗垫。

（五）技术

1. 依次用酒精棉片和聚维酮碘棉片消毒准备穿刺部位。

2. 使用局部蒸汽冷却剂喷雾局部麻醉。

3. 将针头和注射器放置在距离目标点 1cm 左右的位置上，与皮肤成 45°，针尖指向近端。

4. 使用无接触技术，将针插入注射标记部位（图 10-28）。

5. 将针推进到距离皮肤约 1cm 深的目标处。

6. 回抽注射器，确保没有回血。

7. 缓慢地注入利多卡因 / 皮质类固醇溶液使其进入腱鞘。

8. 注射完毕后，拔出针头。

9. 应用无菌胶布绷带包扎。

10. 指导患者最大范围内活动其腕关节和拇指。这样可以促进利多卡因 / 皮质类固醇溶液完全分布到肌腱腱鞘内。

11. 5min 之后重新检查手和腕关节以评估疼痛缓解程度。

（六）护理

- 在接下来的 2 周内，使用腕部拇指人字形夹板确保腕部或拇指不会过度伸展 / 外展。
- 建议应用非甾体抗炎药、冰敷、热疗和（或）物理治疗等。
- 考虑在 2 周内随访检查。

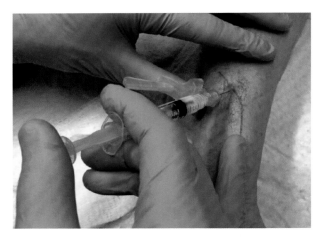

▲ 图 10-28　交叉综合征注射

CPT 编码

- 20550：注射，单肌腱鞘或韧带、腱膜。
- 76942（可选）：带成像监督和永久记录解释的针头放置的超声指南。

（七）注意事项

- 应该仔细区分交叉综合征和更常见的 de Quervain 腱鞘炎。
- 与基于体表标记的技术相比，超声引导可能具有显著优势。

十三、de Quervain 腱鞘炎

适应证	ICD-10 编码
de Quervain 腱鞘炎	M65.4

使用皮质类固醇药物治疗 de Quervain 腱鞘炎是家庭医师非常常用的一种方法。这种疾病表现为手腕桡侧第一背腔室的狭窄性腱鞘炎。拇短伸肌和拇长展肌并排走行于同一个腱鞘，占据腕部背侧第一间隔室。过度重复地伸展和外展拇指运动通常导致此病的发生。它通常见于妊娠期，特别是在产后期。

研究表明，局部注射皮质类固醇药物在长期和短期都会带来较高的改善率，而且不良反应也比较少 [73-75]。超声研究显示，拇短伸肌和拇长展肌隔膜的腱鞘炎发生率在 28%～52% [76, 77]。子隔

膜的存在在疾病复发中起到了一定的作用[78, 79]。超声被用来探查这些隔膜，使药物进入不同子隔膜来提高注射的准确性，同时还有助于提高临床结局[80, 81]。

相关解剖见图 10-29。

（一）患者体位

• 仰卧于检查台上，床头抬高 30°。

• 患侧手腕保持中立位，拇指指向旋后和旋前的中间上方。

• 放置治疗垫或者毛巾来支撑腕部。

• 患者头部偏向治疗对侧，以减轻患者的焦虑和疼痛感。

（二）确定标志点

1. 患者仰卧于检查床上，医师站于患侧腕部的外侧。

2. 识别拇长展肌和拇短伸肌腱鞘的压痛处。

3. 注射点位于此两条肌腱之间。通常，嘱患者拇指做很小的圆周运动能够更容易地辨识解剖结构。此两条肌腱应该较容易识别。临床医师用其指甲在拇长展肌和拇短伸肌之间标记一个纵向的凹痕作为注射点。这个凹痕即入针点。

4. 确定标记后，患者不应移动腕关节或拇指。

（三）麻醉

• 用局部蒸汽冷却剂喷雾对皮肤进行局部麻醉。

（四）物品

• 局部蒸汽冷却剂喷雾。

• 3ml 注射器。

• 25 号 1.59cm 针。

• 0.5ml 1% 不含肾上腺素的利多卡因溶液。

• 0.25～0.5ml 类固醇溶液（10～20mg 曲安奈德）。

• 1 个酒精棉片。

• 2 个聚维酮碘棉片。

• 无菌纱布垫。

• 无菌胶布绷带。

• 非无菌、清洁的治疗垫。

（五）技术

1. 依次用酒精棉片和聚维酮碘棉片消毒穿刺

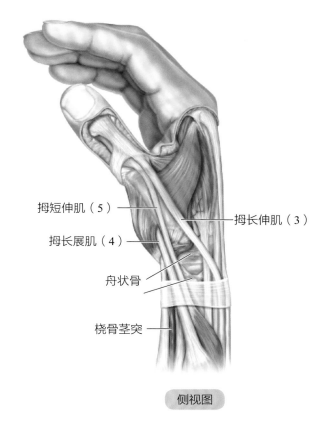

拇短伸肌（5）
拇长伸肌（3）
拇长展肌（4）
舟状骨
桡骨茎突

侧视图

▲ 图 10-29　右手解剖

改编自 Agur AM, Dalley AF. *Grant's Atlas of Anatomy*, 14th Ed. Philadelphia, PA: Wolters Kluwer, 2016

部位。

2. 使用局部蒸汽冷却剂喷雾局部麻醉。

3. 将针头和注射器与皮肤成 20°，针尖指向近端。

4. 使用无接触技术，将针插入注射点（图 10-30）。

5. 朝拇长展肌和拇短伸肌的汇合处进针，直到针尖位于腱鞘内两肌腱之间。

6. 回抽注射器，确认没有回血。

7. 缓慢地将利多卡因 / 皮质类固醇溶液注入腱鞘，腱鞘中常出现香肠样的小隆起。

8. 注射完毕后，拔出针头。

9. 用无菌胶布绷带包扎注射部位。

10. 指导患者最大范围活动其腕关节和拇指，促进利多卡因 / 皮质类固醇溶液完全分布到肌腱腱鞘内。

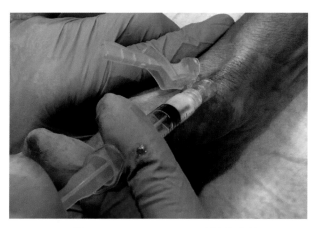

▲ 图 10-30　de Quervain 腱鞘炎注射

11. 5min 后，重新检查手和腕关节以评估疼痛缓解程度。

（六）护理

• 在接下来的 2 周内，使用腕部拇指人字形夹板确保腕部或拇指不会过度伸展 / 外展。

• 建议应用非甾体抗炎药、冰敷、热疗和（或）物理治疗等。

• 考虑在 2 周内随访检查。

CPT 编码

• 20550：注射，单肌腱鞘或韧带、腱膜。

• 76942（可选）：带成像监督和永久记录解释的针头放置的超声指南。

（七）注意事项

• 应该与相对罕见的交叉综合征进行区分。

• de Quervain 腱鞘炎注射是很浅表的，尤其对于体型消瘦的患者。皮质类固醇可能会在皮下组织中沉积导致皮肤萎缩和色素沉着等并发症。这些并发症的出现使 de Quervain 腱鞘炎注射声名狼藉。在进行所有皮质类固醇溶液的注射时，要避免出现皮丘。

十四、腕管综合征：首选桡侧腕屈肌入路

适应证	ICD-10 编码
腕管综合征	G56.00

腕管综合征是初级医疗保健机构中非常常见的疾病。它提示正中神经在穿过腕管时受到压迫性损伤。通常是由于反复的握力运动或各种疾病过程压迫腕管内容物造成的过度使用损伤。诱发因素可能包括既往损伤、妊娠、糖尿病、甲状腺功能减退、类风湿关节炎或淀粉样变性。腕管注射治疗是一种有效但未被充分利用的治疗选择。

在传统的方法中，注射针以与水平面成 30° 在腕折痕近端 1cm 处和掌长肌腱尺侧 1cm 处向桡侧和远端进针。首选的桡侧腕屈肌（flexor carpi radialis，FCR）入路中，在腕部折痕近端 1cm 与 FCR 肌腱尺侧缘进针，注射针与水平面成 20° 并向尺侧远端方向走形。对尸体的解剖学研究表明，使用传统方法时，由于这些结构非常接近，以及正中神经肿胀和（或）远端腕部折痕周围变平，损伤尺动脉和正中神经的风险更高 [82-84]。首选的 FCR 入路准确率最高，也是最安全的注射部位 [85]。超声引导进一步增加了该方法的安全性 [86] 和有效性 [87, 88]。

在腕管或腕管近端单次局部注射皮质类固醇是一种非常安全的治疗 [89]。它比标准的保守疗法更有效 [90]，并且至少有一半的患者治疗后可以得到持久的改善 [91-94]。第二次皮质类固醇注射至少与第一次一样有效 [95]。良好的预后因素包括症状持续时间较短、无既往注射 [96]、电诊断为轻度疾病 [97]、症状严重程度评分较低、超声显示豌豆骨正中神经横截面积较低小的患者 [98]。

注射皮质类固醇后可测量的客观变化包括正中神经肿胀减少 [99]、正中神经远端运动潜伏期改善 [100]、腕管内内容物声弹性改善 [101]、腕部远端折痕处正中神经血管分布减少 [102]。

轻度至中度特发性腕管综合征的替代疗法包括神经水分离术 [103]，以及注射富血小板血浆 [104, 105] 和葡萄糖 [106]。

相关解剖见图 10-31 和图 10-32。

（一）患者体位

• 仰卧于检查台上，床头抬高 30°。

• 肘关节稍屈曲，腕关节旋后。

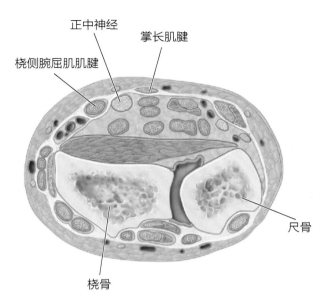

▲ 图 10-31 远端桡尺关节水平的右腕横切面

改编自 Gest TR. *Lippincott Atlas of Anatomy*, 2nd Ed. Philadelphia, PA: Wolters Kluwer, 2019

正中神经

掌长肌腱

桡侧腕屈肌肌腱

尺骨

桡骨

- 腕关节轻微过伸，并将治疗垫或毛巾置于旋后腕关节下方以作支撑。
- 患者头部偏向治疗对侧，以减轻患者的焦虑和疼痛感。

（二）确定标志点

1. 患者仰卧于检查台上，临床医师站立于患侧腕部的侧面。

2. 识别并标记掌远纹（图 10-33）。

3. 识别并标记掌长肌和 FCR 肌腱的走行（图 10-34）。

4. 在 FCR 肌腱尺侧缘的掌远纹近端 1cm 处标记一个点。这是入针点。

5. 在进入点和目标部位，用回缩的圆珠笔尖端在皮肤上用力按压做标记。

6. 确定标记后，嘱患者不要移动腕部。

（三）麻醉

- 用局部蒸汽冷却剂喷雾对皮肤进行局部麻醉。

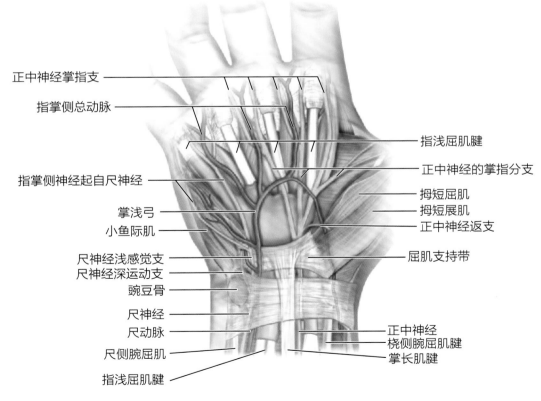

正中神经掌指支

指掌侧总动脉

指掌侧神经起自尺神经

掌浅弓

小鱼际肌

尺神经浅感觉支

尺神经深运动支

豌豆骨

尺神经

尺动脉

尺侧腕屈肌

指浅屈肌腱

指浅屈肌腱

正中神经的掌指分支

拇短屈肌

拇短展肌

正中神经返支

屈肌支持带

正中神经

桡侧腕屈肌腱

掌长肌腱

▲ 图 10-32 右手腕掌侧

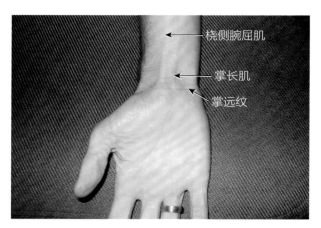

▲ 图 10-33　右手腕管注射表面解剖

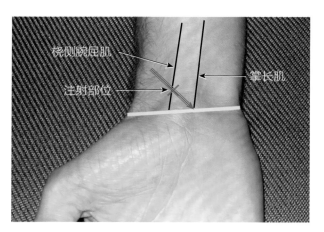

▲ 图 10-34　确定右手腕管注射表面标记

（四）用物准备

- 局部蒸汽冷却剂喷雾。
- 3ml 注射器。
- 25 号 2.54cm 针头。
- 1ml 不含肾上腺素的 1% 利多卡因。
- 1ml 类固醇溶液（40mg 曲安奈德）。
- 1 个酒精棉片。
- 2 个聚维酮碘棉片。
- 无菌纱布垫。
- 无菌胶布绷带。
- 非无菌、清洁的治疗垫。

（五）技术

1. 依次用酒精棉片和聚维酮碘棉片消毒穿刺部位皮肤。

2. 使用局部蒸汽冷却剂喷雾局部麻醉。

3. 将针头和注射器与皮肤成 20°，针尖指向尺侧和远端方向。

4. 使用无接触技术，将针插入注射标记部位（图 10-35）。

5. 非常缓慢地推进穿刺针约 1.5cm。

6. 如果出现任何疼痛、感觉异常或麻木，停止进针并回退 1～2mm。

7. 回抽注射器，确保没有回血。

8. 在正中神经周围缓慢注射利多卡因 / 皮质类固醇溶液。

9. 如果遇到阻力增加，请在尝试进一步注射前略微回退针头。

10. 注射后，拔出针头。

11. 使用无菌胶布绷带包扎。

12. 5min 内复查手部，以评估局部麻醉后正中神经分布的疼痛缓解和（或）麻木进展。

（六）护理

- 避免进一步过度使用导致的机械性损伤。
- 睡觉时使用腕部支具，避免腕部屈伸。
- 非甾体抗炎药、冰敷和（或）物理治疗（如果适用）。
- 考虑在 2 周内进行随访检查。

CPT 编码

- 20526：注射，治疗，腕管。
- 76492（可选）：超声引导置针，其有永久的

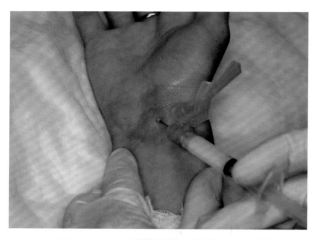

▲ 图 10-35　右腕管注射，首选 FCR 方法

记录用于监督和解释。

（七）注意事项

• 此处演示的首选 FCR 方法易于操作，不良反应小。

• 这种注射将类固醇溶液置于腕管近端。注射到腕管内可能损伤正中神经。

• 告知患者在使用这种方法时可能会接触到正中神经。

• 嘱患者报告任何疼痛或电击感觉，保持冷静并避免移动手臂。如果发生这种情况，只需停止推进针头，并将针头拔出 1～2mm。

• 或者，可在超声引导下进行该过程，以增加该注射的安全性和准确性。

十五、腕管综合征：传统方法

适应证	ICD-10 编码
腕管综合征	G56.00

腕管综合征是初级保健工作中非常常见的疾病。它提示正中神经在穿过腕管时受到压迫性损伤。通常是由于反复的握力运动或各种疾病过程压迫腕管内容物造成的过度使用损伤。诱发因素可能包括既往损伤、妊娠、糖尿病、甲状腺功能减退、类风湿关节炎或淀粉样变性。腕管注射皮质类固醇治疗是一种有效但未被充分利用的治疗选择。

该标准技术是腕管注射最常用的方法。与首选的 FCR 方法相比，操作稍显复杂。直接损伤尺动脉和正中神经的风险也较高。

请阅读前文关于腕管注射的详细信息。

相关解剖见图 10-27。

（一）患者体位

• 仰卧于检查台上，床头抬高 30°。

• 肘关节稍屈曲，腕关节旋后。

• 手腕轻微过伸，将治疗垫或毛巾置于旋后腕关节下方。

• 患者头部偏向治疗对侧，以减轻患者的焦虑和疼痛感。

（二）确定标志点

1. 患者仰卧于检查台上，临床医师站立于患侧腕部的侧面。

2. 识别并标记掌远纹（图 10-33）。

3. 识别并标记掌长肌腱与掌远纹的交点（图 10-36）。

4. 在该交叉点近端 1cm 处和尺侧 1cm 处标记一个点。

5. 用回缩的圆珠笔尖端在该处皮肤上用力按压，这个位置代表入针点。

6. 确定标记后，患者不应移动腕部。

（三）麻醉

• 用局部蒸汽冷却剂喷雾对皮肤进行局部麻醉。

（四）用物准备

• 局部蒸汽冷却剂喷雾。

• 3ml 注射器。

• 25 号 2.54cm 针头。

• 1ml 不含肾上腺素的 1% 利多卡因。

• 1ml 类固醇溶液（40mg 曲安奈德）。

• 1 个酒精棉片。

• 2 个聚维酮碘棉片。

• 无菌纱布垫。

• 无菌胶布绷带。

• 非无菌、清洁的治疗垫。

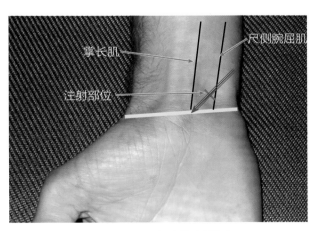

▲ 图 10-36 右腕管注射标记

（五）技术

1. 依次用酒精棉片和聚维酮碘棉片消毒穿刺部位。

2. 使用局部蒸汽冷却剂喷雾局部麻醉。

3. 将针头和注射器与手腕皮肤成 30°，针尖指向拇指根部。

4. 使用无接触技术，将针插入注射标记部位（图 10-37）。

5. 非常缓慢地将针头向拇指根部推进约 1cm。

6. 如果出现任何疼痛、感觉异常或麻木，停止进针并回退 1～2mm。

7. 回抽注射器，确保没有回血。

8. 在正中神经周围缓慢注射利多卡因 / 皮质类固醇溶液。

9. 如果遇到阻力增加，请在尝试进一步注射前略微回退针头。

10. 注射后，拔出针头。

11. 使用无菌胶布绷带包扎。

12. 5min 内复查手部，以评估局部麻醉后正中神经分布的疼痛缓解和（或）麻木进展。

（六）护理

• 避免进一步过度使用导致的机械性损伤。

• 睡觉时使用腕部支具，避免腕部屈伸。

• 非甾体抗炎药、冰敷和（或）物理治疗。

• 考虑在 2 周内进行随访检查。

CPT 编码

• 20526：注射，治疗，腕管。

• 76942（可选）：带成像监督和永久记录解释的针头放置的超声指南。

（七）注意事项

• 此处演示的方法易于操作，不良反应小。

• 然而，使用这种传统技术直接损伤正中神经的可能性更大，因为神经被腕管"固定"在适当的位置。

• 告知患者在使用这种方法时可能会接触到正中神经。

• 嘱患者报告任何疼痛或电击感觉，而避免移动手臂。如果发生这种情况，只需停止推进针

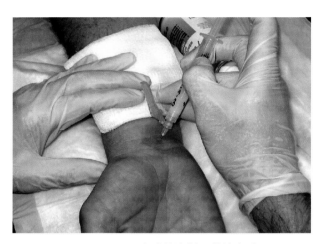

▲ 图 10-37 右腕管注射，传统方法

头，并在注射前将针头回退 1～2mm。

• 或者，可在超声引导下进行该过程，以增加该注射的安全性和准确性。

十六、腕关节

适应证	ICD-10 编码
腕关节疼痛	M25.539
原因不明的腕关节炎	M19.039
原发性腕关节骨关节炎	M19.039
创伤后腕关节骨关节炎	M19.139
继发性腕关节骨关节炎	M19.239

腕关节注射是初级保健工作中相对不常见的治疗手段。腕部疼痛和肿胀可能是外伤、骨关节炎、感染性病因或炎症性疾病（如类风湿关节炎）引起的。长期大量接受包括生物制剂在内的治疗的类风湿关节炎患者由于滑膜增生和关节病变而出现腕部疼痛。多次重复皮质类固醇注射可以安全地用于控制疼痛、改善功能，以及预防或延迟手术，包括滑膜切除术或关节成形术[107]。有时，会有少量的滑液需要清除。使用超声引导可显著提高皮质类固醇注射的成功率[108-111]。

相关解剖见图 10-38。

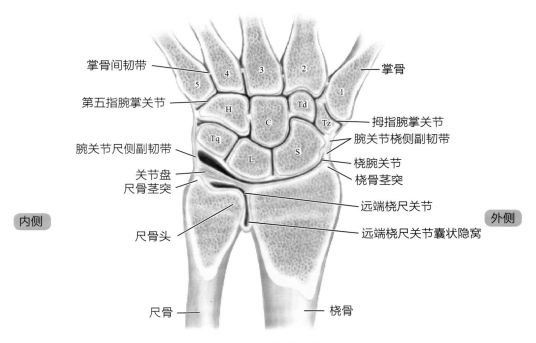

▲ 图 10-38 手腕的冠状切面

引自 Gest TR. *Lippincott Atlas of Anatomy*, 2nd Ed. Philadelphia, PA: Wolters Kluwer, 2019

（一）患者体位

- 仰卧于检查台上，床头抬高 30°。
- 肘关节轻微屈曲，腕关节旋前至中立位。
- 手腕用治疗垫或毛巾支撑。
- 患者头部偏向治疗对侧，以减轻患者的焦虑和疼痛感。

（二）确定标志点

1. 患者仰卧于检查台上，临床医师站立于患侧腕部外侧。

2. 识别并标记腕关节背侧的最大压痛处和（或）肿胀区域。

3. 用回缩的圆珠笔尖用力按压该处皮肤，凹痕代表入针点。

4. 确定标记后，患者不再移动腕部。

（三）麻醉

- 用局部蒸汽冷却剂喷雾对皮肤进行局部麻醉。

（四）用物准备

- 局部蒸汽冷却剂喷雾。
- 3ml 注射器。

- 5ml 注射器，抽吸（可选）。
- 25 号 1.59cm 或 2.54cm 针头，用于注射。
- 20 号 2.54cm 针头，抽吸（可选）。
- 0.5ml 不含肾上腺素的 1% 利多卡因。
- 0.5ml 类固醇溶液（20mg 曲安奈德）。
- 1 个酒精棉片。
- 2 个聚维酮碘棉片。
- 无菌纱布垫。
- 无菌胶布绷带。
- 非无菌、清洁的治疗垫。

（五）技术

1. 依次用酒精棉片和聚维酮碘棉片消毒穿刺部位。

2. 使用局部蒸汽冷却剂喷雾局部麻醉。

3. 将针头和注射器垂直于皮肤，针尖朝后。

4. 使用无接触技术，在注射标记部位进针（图 10-39）。

5. 将针头垂直于皮肤向下推进。

6. 如果需要抽吸，请使用 20 号 2.54cm 针头注射，用 5ml 注射器抽出液体，然后通过同一针头注射。

7. 如果仅是注射，用 25 号 1.59cm 或 2.54cm 针头和 3ml 注射器。

8. 如果选择抽吸后注射，从 20 号针头中取下大容量注射器，然后连接装有甲哌卡因 / 皮质类固醇溶液的 3ml 注射器。

9. 将甲哌卡因 / 皮质类固醇溶液推注到腕关节。注入的溶液应顺利流入关节间隙。如果遇到阻力增加，请在尝试注射前略微推进或撤回针头。

10. 注射后，拔出针头。

11. 使用无菌胶布绷带包扎。

12. 指导患者在全运动范围内活动其腕部。将有助于甲哌卡因 / 皮质类固醇溶液分布在整个关节中。

13. 5min 内复查腕部，评估疼痛缓解情况。

（六）护理

• 考虑使用腕部支具。

• 在接下来的 2 周内避免过度使用腕部。

• 非甾体抗炎药、冰敷和（或）物理治疗（如果适用）。

• 考虑在 2 周内进行随访检查。

CPT 编码

• 20605：关节穿刺，抽吸和（或）注射，中间关节或滑膜囊；无超声引导。

• 20606：在超声引导下，有永久记录和报告。

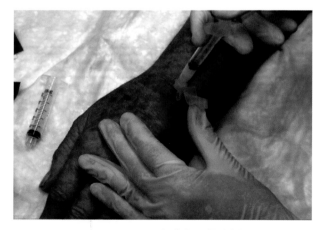

▲ 图 10-39　右腕背关节注射

（七）注意事项

• 隔膜的存在将腕关节复合体划分成多个分区。滑膜炎的加重也会抑制注射药物在腕关节复合体内各间室之间流动。因此，不能假定单次注射到腕部近端的标准注射部位的药物能够分布和治疗整个关节[112]。皮质类固醇的成功给药涉及精确定位，可能需要在同一次就诊期间进行多次注射。

• 超声引导将提高准确性。

• 在手腕背侧操作。掌侧包含桡动脉、正中神经和尺动脉。这些都必须避免。

• 如果进行多次注射，在任何单次就诊时，给予患者的类固醇溶液（40mg 曲安西龙）不得超过 1ml。

十七、腕背腱鞘囊肿

适应证	ICD-10 编码
腕背腱鞘囊肿	M67.439

腕背腱鞘囊肿抽吸是初级保健工作者常用的一种治疗方法。腱鞘囊肿是含有透明黏液性、凝胶状液体的囊性肿物。它们可能起源于腕关节或肌腱鞘。常见的发生部位是沿桡侧腕短伸肌经过腕背关节的地方。虽然大多数腱鞘囊肿主要发生在手腕，但也可能发生在其他关节。位于腕关节背侧的腱鞘囊肿一般采用抽吸治疗，很少用皮质类固醇治疗。

医学文献中报道的极少数研究表明，单次抽吸的成功率较低，Richman[113] 和 Dias[114] 分别报道了 27% 和 42% 的抽吸成功率，抽吸联合皮质类固醇注射的成功率仅为 38.5%[115]。在 Zubowicz 的一项研究中[116]，多达 3 次单独的抽吸产生了 85% 的有效率。有研究者怀疑总有效果不佳的原因是由于抽吸时没有完全抽出腱鞘囊肿的内容物。因此，他开发了一种技术，结合使用大号针头进行抽吸，然后弯曲手腕用力压迫囊肿，即"挤压技术"，不注射皮质类固醇。自从采用这种技术超过 15 年以来，他只知道有 2 名患者在这种保守治疗中失败，两者都是患有直径大于 1cm 的慢性、腕背腱鞘囊肿较大的年轻女性（轶事和未发表）。

累及腕部掌侧面的腱鞘囊肿与桡动脉密切相关。彩色血流多普勒监测的超声引导下，也不应尝试抽吸，最好通过外科手术来处理。

相关解剖见图 10-40。

（一）患者体位

• 仰卧于检查台上，床头抬高 30°。

• 对于背侧的腱鞘囊肿，手腕保持旋前和轻微弯曲。

• 通过放置治疗垫或毛巾来支撑手腕。

• 患者头部偏向治疗对侧，以减轻患者的焦虑和疼痛感。

（二）确定标志点

1. 患者仰卧于检查台上，临床医师站立于患侧腕部的侧面。

2. 将手腕置于屈曲状态。

3. 识别腕关节背侧的囊性结构。

4. 注射点直接位于囊肿上方。

5. 用回缩的圆珠笔尖用力按压该处皮肤，凹痕代表入针点。

6. 确定标记后，患者不再移动腕部。

（三）麻醉

• 用局部蒸汽冷却剂喷雾对皮肤进行局部麻醉。

（四）用物准备

• 局部蒸汽冷却剂喷雾。

• 3ml 注射器。

• 18 号 3.81cm 针头。

• 1 个酒精棉片。

• 2 个聚维酮碘棉片。

• 无菌纱布垫。

• 无菌胶布绷带。

• 非无菌、清洁的治疗垫。

（五）技术

1. 依次用酒精棉片和聚维酮碘棉片消毒穿刺

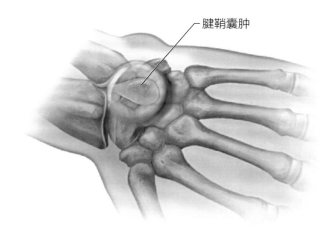

腱鞘囊肿

▲ 图 10-40 腕背腱鞘囊肿

部位。

2. 使用局部蒸汽冷却剂喷雾局部麻醉。

3. 将针头和注射器垂直于皮肤，针尖朝向手掌。

4. 使用无接触技术，在注射标记部位进针（图 10-41）。

5. 将针头垂直于腕关节皮肤向下推进。

6. 快速但小心地将针头推进囊肿中。

7. 用注射器抽吸并取出预期的少量透明凝胶。

8. 抽吸后，拔出针。

9. 用戴手套的手指，采用"挤压技术"，非常用力地压迫穿刺囊肿周围的组织。请勿佩戴非无菌手套接触注射部位。用无菌纱布垫清除所有挤出的透明凝胶（图 10-42）。

10. 应用无菌胶布绷带包扎。

（六）护理

• 考虑用夹板固定手腕 2 周。

• 考虑在 2 周内进行随访检查。

CPT 编码

• 20612：抽吸和（或）注射神经节囊肿，任何位置。

• 76942（可选）：带成像监督和永久记录解释的针头放置的超声指南。

（七）注意事项

• 治疗手腕掌侧的腱鞘囊肿时要格外小心。这些通常涉及紧邻桡动脉的区域。用 18 号针头意外损伤该动脉可能会造成灾难性的后果。

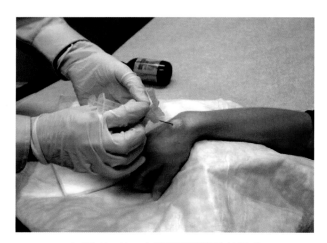

▲ 图 10-41　右腕背腱鞘囊肿抽吸术

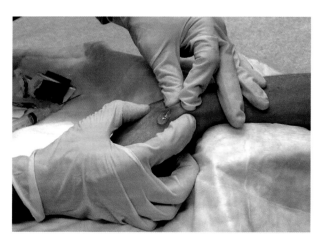

▲ 图 10-42　使用"挤压技术"，直接压迫周围组织腱鞘囊肿抽吸后残留的液体

• 有症状的腱鞘囊肿的初始治疗通常只需要抽吸囊肿和手动挤出剩余内容物。

• 腕部制动 3 周可提高治疗成功率 [117]。

• 即使技术熟练，腱鞘囊肿也经常复发，可能需要手术转诊以进行最终治疗。

十八、拇指腕掌关节

适应证	ICD-10 编码
手关节疼痛	M25.549
原因不明的腕掌关节炎	M18.10
原发性腕掌关节骨关节炎	M18.10
创伤后腕掌关节骨关节炎	M18.30
继发性腕掌关节骨关节炎	M18.50

对于大多数初级保健工作者来说，拇指腕掌（carpometacarpal，CMC）关节是一个相对常见的注射部位。此关节连接了拇指的大多角骨和第一掌骨，是手部骨关节炎最常见的部位。拇指腕掌关节骨关节炎的诊断基于体格检查出现的局部疼痛、压痛和不稳定症状，以及放射学检查结果。

对医学文献的审查支持使用皮质类固醇注射剂进行短期 [118, 119] 和中长期治疗 [120, 121]。治疗在疼痛、握力和整体手部功能方面有所改善。治疗

效果表明更有利于轻度而不是中度或重度骨关节炎 [122, 123]。透明质酸黏补剂可能在这种情况下会起到一定作用 [124, 125]。自体脂肪移植可能是一个有趣的替代方案，尤其适用于早期阶段的骨关节炎 [126]。超声引导可以显著提高拇指腕掌关节注射的准确性 [127]。症状持续、有顽固症状者可能需要手术干预。

相关解剖见图 10-43。

（一）患者体位

• 仰卧于检查台上，床头抬高 30°。

• 患侧手腕处于旋前状态。

• 通过放置治疗垫或毛巾来支撑手腕。

• 患者头部偏向治疗对侧，以减轻患者的焦虑和疼痛感。

（二）确定标志点

1. 患者仰卧于检查台上，临床医师站立于患侧腕部的侧面。

2. 通过从远心端到近心端触诊拇指掌骨，定位腕掌关节。当临床医师的手指经过和进入腕掌关节时会有压痛。它位于第一掌骨和大多角骨之间。患者会报告该关节有压痛。

3. 在腕掌关节正上方标记注射点。

4. 用回缩的圆珠笔尖用力按压该处皮肤，形成的凹痕代表入针点。

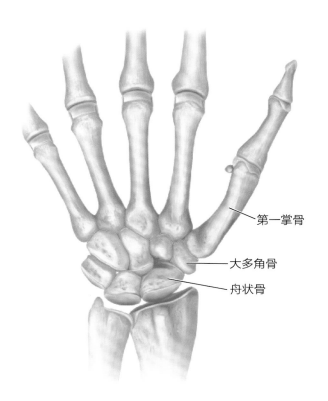

▲ 图 10-43　左手的背侧面

第一掌骨

大多角骨

舟状骨

5. 确定标记后，患者不应移动腕部。

（三）麻醉

• 用局部蒸汽冷却剂喷雾对皮肤进行局部麻醉。

（四）用物准备

• 局部蒸汽冷却剂喷雾。

• 3ml 注射器。

• 25 号 1.59cm 针头。

• 0.25ml 不含肾上腺素的 1% 利多卡因。

• 0.25～0.5ml 类固醇溶液（10～20mg 曲安奈德）。

• 1 个酒精棉片。

• 2 个聚维酮碘棉片。

• 无菌纱布垫。

• 无菌胶布绷带。

• 非无菌、清洁的治疗垫。

（五）技术

1. 依次用酒精棉片和聚维酮碘棉片消毒穿刺部位。

2. 使用局部蒸汽冷却剂喷雾局部麻醉。

3. 将针头和注射器与手腕皮肤垂直，针尖指向第一个腕掌关节。

4. 使用无接触技术，将针插入注射标记部位（图 10-44）。

5. 将针头沿手掌方向向下插入关节。

6. 回抽注射器，确保没有回血。

7. 向关节内缓慢注射甲哌卡因／皮质类固醇溶液。如果遇到阻力增加，请在尝试注射前略微拔出针头。

8. 注射后，拔出针头。

9. 应用无菌胶布绷带包扎。

10. 指导患者进行拇指的全范围运动。这种运动使甲哌卡因／皮质类固醇溶液遍及腕掌关节。

11. 5min 内复查腕掌关节，评估疼痛缓解情况。

（六）护理

• 在接下来的 2 周内避免过度使用拇指。

• 考虑使用拇指人字形夹板。

• 非甾体抗炎药、冰敷和（或）物理治疗（如果适用）。

• 考虑在 2 周内进行随访检查。

CPT 编码

• 20600：关节穿刺，抽吸和（或）注射，小关节或滑膜囊；无超声引导。

• 20604：在超声引导下，有永久记录和报告。

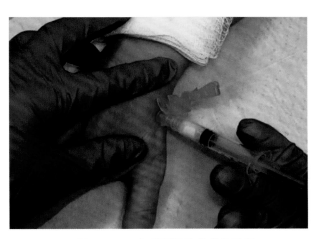

▲ 图 10-44　左手拇指腕掌关节注射

（七）注意事项

• 应注意将这种情况与 de Quervain 腱鞘炎区分。

• 在远端方向对拇指施加牵引力将有助于打开关节以方便针头进入。

十九、掌指关节

适应证	ICD-10 编码
掌指关节痛	M25.549
原因不明的掌指关节炎	M19.049
原发性掌指关节骨关节炎	M19.049
创伤后掌指关节骨关节炎	M19.149
继发性掌指关节骨关节炎	M19.249

对于大多数初级保健工作者来说，手部掌指（metacarpophalangeal，MCP）关节是不常见的注射部位。掌指关节可能因骨关节炎、炎性关节炎或脓毒性关节炎而发炎。关节内注射皮质类固醇已在短期和中期掌指关节炎治疗中显示出有效性[128, 129]。

使用小号针头，因为该技术通常仅用于将类固醇溶液注射到掌指关节中，无明显关节积液可清除。

相关解剖见图 10-45。

（一）患者体位

• 仰卧于检查台上，床头抬高 30°。

• 患侧手腕保持中立位。手腕旋前，嘱患者轻轻弯曲掌指关节以形成"松拳"。

• 通过放置治疗垫或毛巾来支撑手腕。

• 患者头部偏向治疗对侧，以减轻患者的焦虑和疼痛感。

（二）确定标志点

• 患者仰卧于检查台上，临床医师站立于患侧腕部的侧面。

• 找到受影响的掌指关节。

• 入针点直接位于掌指关节上方，位于伸肌腱的桡侧或尺侧。

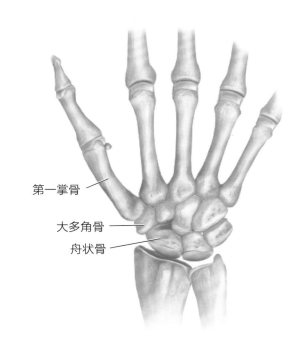

第一掌骨

大多角骨

舟状骨

▲ 图 10-45　右手的背侧

• 用回缩的圆珠笔尖用力按压该处皮肤，形成的凹痕代表入针点。

• 确定标记后，患者不应移动腕部。

（三）麻醉

• 用局部蒸汽冷却剂喷雾对皮肤进行局部麻醉。

（四）用物准备

• 局部蒸汽冷却剂喷雾。

• 3ml 注射器。

• 25 号 1.59cm 的针头。

• 0.25ml 不含肾上腺素的 1% 利多卡因。

• 0.25ml 类固醇溶液（10mg 曲安奈德）。

• 1 个酒精棉片。

• 2 个聚维酮碘棉片。

• 无菌纱布垫。

• 无菌胶布绷带。

• 非无菌、清洁的治疗垫。

（五）技术

1. 依次用酒精棉片和聚维酮碘棉片消毒穿刺部位。

2. 使用局部蒸汽冷却剂喷雾局部麻醉。

3. 将针头和注射器与手腕皮肤垂直，针尖朝向掌指关节的手掌方向。

4. 使用无接触技术，将针插入注射标记部位（图 10-46）。

5. 将针头向下插入关节中。

6. 回抽注射器，确保没有回血。

7. 向关节内缓慢注射甲哌卡因 / 皮质类固醇溶液。如果遇到阻力增加，请在尝试注射前略微推进或回退针头。

8. 注射后，拔出针头。

9. 应用无菌胶布绷带包扎。

10. 指导患者在其全部活动范围内活动掌指关节。这种运动使甲哌卡因 / 皮质类固醇溶液遍及掌指关节。

11. 5min 后复查掌指关节，评估疼痛缓解情况。

（六）护理

- 在接下来的 2 周内避免过度使用患侧手和手指。
- 考虑使用掌侧腕夹板。
- 非甾体抗炎药、冰敷和（或）物理治疗。
- 考虑在 2 周内进行随访检查。

CPT 编码

- 20600：关节穿刺，抽吸和（或）注射，小关节或滑膜囊；无超声引导。
- 20604：在超声引导下，有永久记录和报告。

（七）注意事项

- 从背侧入路掌指关节，但避免通过伸肌腱进针。
- 在远端方向对拇指施加牵引力将有助于打开关节以方便针头进入。
- 注射期间避免形成皮丘，因为类固醇溶液的沉积可能导致局部皮肤萎缩和色素沉着。

二十、扳机指

适应证	ICD-10 编码
扳机指	M65.30
扳机拇指	M65.319

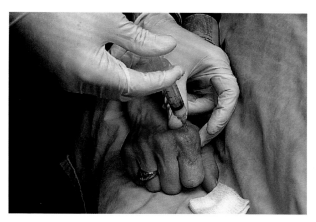

▲ 图 10-46 掌指关节注射

狭窄性腱鞘炎或扳机指是发生于指屈肌腱的肌腱病。这种伴有结节形成的肌腱病通常是由重复性压迫损伤造成的，多见于糖尿病和类风湿关节炎患者。在这种疾病中，结节通常形成于屈肌腱通过手指掌骨头的位置，少见于拇指掌指关节。超声检查显示 A1 滑轮和掌侧板的增厚随着手指弯曲，结节越过增厚的腱鞘第一个环形（A1）滑轮的近端边缘并被卡住[130]。

扳机指皮质类固醇注射是初级保健工作者常用的一种方法。在触及疼痛的结节部位进行离散注射是治疗这种疾病的一种有效的非手术一线治疗方法[131, 132]。Dala-Ali 及其同事的一项研究显示，单次注射的成功率为 66%[133]。Dardas 进一步证明，第 2 次和第 3 次注射的长期疗效为 39%[134]。超声引导下的 A1 滑轮水平鞘外注射与鞘内给药一样有效[135]。因此，超声引导不是进行这种注射所必需的。

Schultz 显示，轻度至中度症状患者比中度至重度疾病患者的治疗效果更好[136]。复发的预后指标包括低龄、胰岛素依赖型糖尿病[137]、多指受累和上肢其他肌腱病病史[138]。

对于轻度至中度扳机指患者，皮质类固醇注射是一种可行的一线选择。首选非手术治疗的患者，应考虑首次和重复扳机指注射治疗。对于较严重的或预后指标较差的扳机指患者，类固醇注射的成功率较低，应考虑早期转诊进行手术[139]。

相关解剖见图 10-47。

（一）患者体位

- 仰卧于检查台上，床头抬高 30°。
- 患侧手腕保持中立位并完全旋后。
- 放置治疗垫或毛巾来支撑手腕。
- 患者头部偏向治疗对侧，以减轻患者的焦虑和疼痛感。

（二）确定标志点

1. 患者仰卧于检查台上，临床医师站立于患侧手前面。

2. 识别并标记位于手指屈肌腱及其鞘管内的压痛结节。这应位于跖骨头上方。

3. 在结节远端 1cm 处标记一个点。

4. 用回缩的圆珠笔尖用力按压该处皮肤，凹痕代表入针点。

5. 确定标记后，患者不应移动腕部。

（三）麻醉

- 用局部蒸汽冷却剂喷雾对皮肤进行局部麻醉。

（四）用物准备

- 局部蒸汽冷却剂喷雾。
- 3ml 注射器。
- 25 号 1.59cm 的针头。
- 0.5ml 不含肾上腺素的 1% 利多卡因。
- 0.5ml 类固醇溶液（20mg 曲安奈德）。
- 1 个酒精棉片。
- 2 个聚维酮碘棉片。
- 无菌纱布垫。
- 无菌胶布绷带。

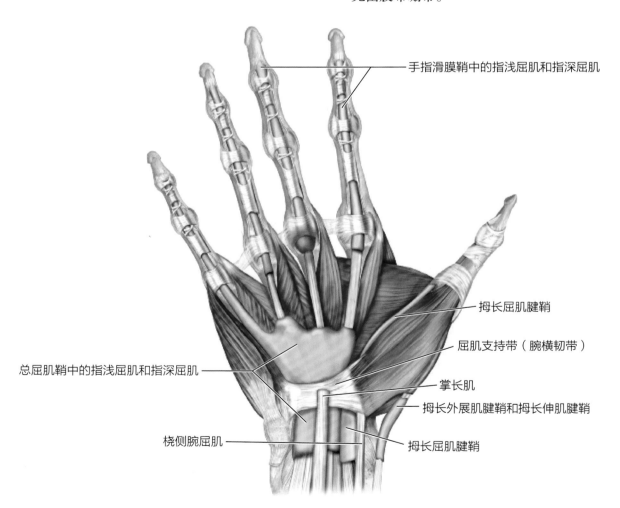

▲ 图 10-47　指长屈肌腱的腱（滑膜）鞘，长指屈肌腱可见发炎结节

• 非无菌、清洁的治疗垫。

（五）技术

1. 依次用酒精棉片和聚维酮碘棉片消毒穿刺部位。

2. 使用局部蒸汽冷却剂喷雾局部麻醉。

3. 将针头和注射器与皮肤呈45°，针尖朝向结节近端。

4. 使用无接触技术，将针插入标记注射部位（图10-48）。

5. 推进针头，直至针尖位于肌腱结节处，再把针头退出1mm。

6. 回抽注射器，确保没有回血。

7. 缓慢将利多卡因/皮质类固醇溶液注射到结节周围的肌腱鞘中。肌腱鞘中可能会出现肠状的细微隆起。

8. 如果遇到阻力增加，请在尝试进一步注射前略微推进或回退针头。

9. 注射后，拔出针头。

10. 应用无菌胶布绷带包扎。

11. 指导患者手指进行全范围活动，将利多卡因/皮质类固醇溶液遍及整个腱鞘中。

12. 5min内复查手部，评估疼痛缓解情况。

（六）护理

• 在接下来的2周避免过度重复握力活动。

• 非甾体抗炎药、冰敷、热疗和（或）物理治疗。

• 考虑在2周内进行随访检查。

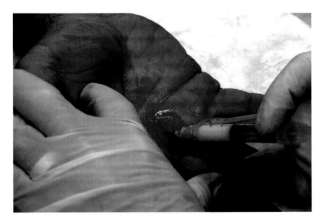

▲ 图 10-48 扳机指注射

CPT 编码

• 20550：注射，单肌腱鞘或韧带、腱膜。

• 76942（可选）：带成像监督和永久记录解释的针头放置的超声指南。

（七）注意事项

• 屈肌腱结节可从远端或近端入路。然而，从远端到近端方向进行注射更容易。

二十一、手指黏液囊肿

适应证	ICD-10 编码
手指黏液囊肿	M67.449

患者经常因手指黏液囊肿（又名指黏液样囊肿）到初级卫生保健机构就诊。这些囊肿起源于神经节或黏液瘤[140]，位于与相邻指甲的末端指背侧。它们含有透明的黏液。通常，远端指间（DIP）关节存在潜在的骨关节炎。通常认为背侧骨赘使关节囊变弱，使液体向远侧流动，并终止于近端甲襞，液体在此处积聚成囊状结构。随着时间的推移，囊肿增大，对指甲基质施加压力，并在指甲上产生凹痕[141]。

手指黏液囊肿的治疗方法与神经节囊肿类似，需要反复抽吸或针刺。遗憾的是，该病复发率较高[142]。在最近的一篇综述中，与硬化治疗（77%）、冷冻治疗（72%）、皮质类固醇注射（61%）和挤压囊肿内容物（39%）相比，手术在所有治疗方式中治愈率最高（95%）[143]。如果复发，最好采用包括旋转推进皮瓣在内的囊肿切除手术进行治疗[144]。

相关解剖见图10-49和图10-50。

（一）患者体位

• 仰卧于检查台上，床头抬高30°。

• 受累侧手腕旋前。

• 放置治疗垫或毛巾来支撑手腕。

• 患者头部偏向治疗对侧，以减轻患者的焦虑和疼痛感。

（二）确定标志点

1. 患者仰卧于检查台上，临床医师站立于患

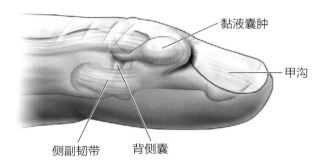

▲ 图 10-49　手指黏液囊肿

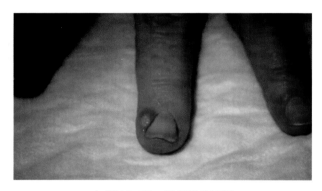

▲ 图 10-50　手指黏液囊肿

手的侧面。

2. 识别手指背侧甲襞近端的囊性结构。

3. 注射点位于囊肿正上方。

4. 患者不应移动腕部。

（三）麻醉

• 如第 7 章所述，注射 1% 利多卡因和肾上腺素对手指进行阻滞麻醉。

（四）用物准备

• 局部蒸汽冷却剂喷雾。

• 3ml 注射器。

• 18 号 3.81cm 的针头。

• 1 个酒精棉片。

• 2 个聚维酮碘棉片。

• 无菌纱布垫。

• 无菌胶布绷带。

• 非无菌、清洁的治疗垫。

（五）技术

1. 实现良好的神经阻滞麻醉。

2. 依次用酒精棉片和聚维酮碘棉片消毒穿刺部位。

3. 针头和注射器与皮肤垂直，针尖指向囊肿中心。

4. 使用无接触技术，将针插入注射标记部位（图 10-51）。

5. 迅速但小心地将针头推进囊肿。

6. 用注射器抽吸出所预期那样的少量透明凝胶。

7. 抽吸后，取出针头。

8. 用针头的杆或戴手套的手指用力按压被刺破的囊肿周围组织。用无菌纱布垫擦拭挤出的透明凝胶（图 10-52）。

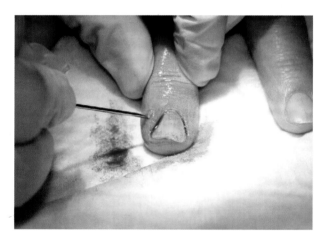

▲ 图 10-51　手指黏液囊肿抽吸

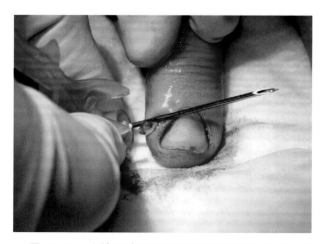

▲ 图 10-52　直接压迫周围组织抽吸腱鞘囊肿后剩余液体的处理

9. 通常不需要注射类固醇溶液。

10. 应用无菌胶布绷带包扎。

（六）护理

• 考虑在 2 周内进行随访检查。

CPT 编码

• 20612：抽吸和（或）注射神经节囊肿，任何位置。

• 76942（可选）：带成像监督和永久记录解释的针头放置的超声指南。

（七）注意事项

• 有症状的手指黏液囊肿的初始治疗通常只需要囊肿抽吸，并手动挤出剩余内容物。

• 尽管反复抽吸 / 针刺后手指黏液囊肿依然会复发，但注射皮质类固醇依旧对该病治疗无效。

• 即使技术熟练，手指黏液囊肿也经常复发，可能需要早期手术治疗。

参考文献

[1] Gofeld M, Hurdle MF, Agur A. Biceps tendon sheath injection: An anatomical conundrum. *Pain Med.* 2019;20(1):138-142.

[2] Sardelli M, Burks RT. Distances to the subacromial bursa from 3 different injection sites as measured arthroscopically. *Arthroscopy.* 2008;24(9):992-996.

[3] Boonard M, Sumanont S, Arirachakaran A, et al. Short-term outcomes of subacromial injection of combined corticosteroid with low-volume compared to high-volume local anesthetic for rotator cuff impingement syndrome: A randomized controlled non-inferiority trial. *Eur J Orthop Surg Traumatol.* 2018;28(6):1079-1087.

[4] Gialanella B, Prometti P. Effects of corticosteroids injection in rotator cuff tears. *Pain Med.* 2011;12(10):1559-1565.

[5] Karthikeyan S, Kwong HT, Upadhyay PK, et al. A double-blind randomised controlled study comparing subacromial injection of tenoxicam or methylprednisolone in patients with subacromial impingement. *J Bone Joint Surg Br.* 2010; 92(1):77-82.

[6] Shin SJ, Lee SY. Efficacies of corticosteroid injection at different sites of the shoulder for the treatment of adhesive capsulitis. *J Shoulder Elbow Surg.* 2013;22(4):521-527.

[7] Oh JH, Oh CH, Choi JA, et al. Comparison of glenohumeral and subacromial steroid injection in primary frozen shoulder: A prospective, randomized short-term comparison study. *J Shoulder Elbow Surg.* 2011;20(7):1034-1040.

[8] Mohamadi A, Chan JJ, Claessen FM, et al. Corticosteroid injections give small and transient pain relief in rotator cuff tendinosis: A meta-analysis. *Clin Orthop Relat Res.* 2017; 475(1):232-243.

[9] Hong JY, Yoon SH, Moon DJ, et al. Comparison of high- and low-dose corticosteroid in subacromial injection for periarticular shoulder disorder: A randomized, triple-blind, placebo-controlled trial. *Arch Phys Med Rehabil.* 2011;92(12):1951-1960.

[10] Carroll MB, Motley SA, Smith B, et al. Comparing corticosteroid preparation and dose in the improvement of shoulder function and pain: A randomized, single-blind pilot study. *Am J Phys Med Rehabil.* 2018;97(6):450-455.

[11] Bhatia M, Singh B, Nicolaou N, et al. Correlation between rotator cuff tears and repeated subacromial steroid injections: A case-controlled study. *Ann R Coll Surg Engl.* 2009; 91(5): 414-416.

[12] Šmíd P, Hart R, Komzák M, et al. Treatment of the shoulder impingement syndrome with PRP injection. *Acta Chir Orthop Traumatol Cech.* 2018;85(4):261-265.

[13] Jiménez I, Marcos-García A, Muratore-Moreno G, et al. Subacromial sodium hyaluronate injection for the treatment of chronic shoulder pain: A prospective series of eighty patients. *Acta Ortop Mex.* 2018;32(2):70-75.

[14] Kim YS, Park JY, Lee CS, et al. Does hyaluronate injection work in shoulder disease in early stage? A multicenter, randomized, single blind and open comparative clinical study. *J Shoulder Elbow Surg.* 2012;21(6):722-727.

[15] Merolla G, Bianchi P, Porcellini G. Ultrasound-guided subacromial injections of sodium hyaluronate for the management of rotator cuff tendinopathy: A prospective comparative study with rehabilitation therapy. *Musculoskelet Surg.* 2013;97(Suppl 1):49-56.

[16] Noël E, Hardy P, Hagena FW, et al. Efficacy and safety of Hylan G-F 20 in shoulder osteoarthritis with an intact rotator cuff. Open-label prospective multicenter study. *Joint Bone Spine.* 2009;76(6):670-673.

[17] Daley EL, Bajaj S, Bisson LJ, et al. Improving injection accuracy of the elbow, knee, and shoulder: Does injection site and imaging make a difference? A systematic review. *Am J Sports Med.* 2011;39(3):656-662.

[18] Messina C, Banfi G, Orlandi D, et al. Ultrasound-guided interventional procedures around the shoulder. *Br J Radiol.* 2016;89(1057):20150372.

[19] Farshad M, Jundt-Ecker M, Sutter R, et al. Does subacromial injection of a local anesthetic influence strength in healthy shoulders? A double-blinded, placebo-controlled

study. *J Bone Joint Surg Am*. 2012;94(19):1751-1755.

[20] Gofeld M, Hurdle MF, Agur A. Biceps tendon sheath injection: An anatomical conundrum. *Pain Med*. 2019; 20(1):138-142.

[21] Wang W, Shi M, Zhou C, et al. Effectiveness of corticosteroid injections in adhesive capsulitis of shoulder: A meta-analysis. *Medicine (Baltimore)*. 2017;96(28):e7529.

[22] Ranalletta M, Rossi LA, Bongiovanni SL, et al. Corticosteroid injections accelerate pain relief and recovery of function compared with oral NSAIDs in patients with adhesive capsulitis: A randomized controlled trial. *Am J Sports Med*. 2016; 44(2): 474-481.

[23] Yoon SH, Lee HY, Lee HJ, et al. Optimal dose of intra-articular corticosteroids for adhesive capsulitis: A randomized, triple-blind, placebo-controlled trial. *Am J Sports Med*. 2013; 41(5):1133-1139.

[24] Koh KH. Corticosteroid injection for adhesive capsulitis in primary care: A systematic review of randomised clinical trials. *Singapore Med J*. 2016;57(12):646-657.

[25] Barman A, Mukherjee S, Sahoo J, et al. Single intra-articular platelet-rich plasma versus corticosteroid injections in the treatment of adhesive capsulitis of the shoulder: A cohort study. *Am J Phys Med Rehabil*. 2019;98(7):549-557.

[26] Carr JB II, Rodeo SA. The role of biologic agents in the management of common shoulder pathologies: Current state and future directions. *J Shoulder Elbow Surg*. 2019; 28(11):2041-2052.

[27] Daley EL, Bajaj S, Bisson LJ, et al. Improving injection accuracy of the elbow, knee, and shoulder: Does injection site and imaging make a difference? A systematic review. *Am J Sports Med*. 2011;39(3):656-662.

[28] Messina C, Banfi G, Orlandi D, et al. Ultrasound-guided interventional procedures around the shoulder. *Br J Radiol*. 2016;89(1057):20150372.

[29] Scillia A, Issa K, McInerney VK, et al. Accuracy of in vivo palpation-guided acromioclavicular joint injection assessed with contrast material and fluoroscopic evaluations. *Skeletal Radiol*. 2015;44(8):1135-1139.

[30] van Riet RP, Goehre T, Bell SN. The long term effect of an intra-articular injection of corticosteroids in the acromioclavicular joint. *J Shoulder Elbow Surg*. 2012;21(3):376-379.

[31] Javed S, Sadozai Z, Javed A, et al. Should all acromioclavicular joint injections be performed under image guidance? *J Orthop Surg (Hong Kong)*. 2017;25(3):2309499017731633.

[32] Wasserman BR, Pettrone S, Jazrawi LM, et al. Accuracy of acromioclavicular joint injections. *Am J Sports Med*. 2013; 41(1):149-152.

[33] Sabeti-Aschraf M, Lemmerhofer B, Lang S, et al. Ultrasound guidance improves the accuracy of the acromioclavicular joint infiltration: A prospective randomized study. *Knee Surg Sports Traumatol Arthrosc*. 2011;19(2):292-295.

[34] Park KD, Kim TK, Lee J, et al. Palpation versus ultrasound-guided acromioclavicular joint intra-articular corticosteroid injections: A retrospective comparative clinical study. *Pain Physician*. 2015;18(4):333-341.

[35] Hsieh PC, Chiou HJ, Wang HK, et al. Ultrasound-guided prolotherapy for acromial enthesopathy and acromioclavicular joint arthropathy: A single-arm prospective study. *J Ultrasound Med*. 2019;38(3):605-612.

[36] Pourcho AM, Sellon JL, Smith J. Sonographically guided sternoclavicular joint injection: Description of technique and validation. *J Ultrasound Med*. 2015;34(2):325-331.

[37] Peterson CK, Saupe N, Buck F, et al. CT-guided sternoclavicular joint injections: Description of the procedure, reliability of imaging diagnosis, and short-term patient responses. *AJR Am J Roentgenol*. 2010;195(6):W435-W439.

[38] Gazzillo GP, Finnoff JT, Hall MM, et al. Accuracy of palpating the long head of the biceps tendon: An ultrasonographic study. *PM R*. 2011;3(11):1035-1040.

[39] Hashiuchi T, Sakurai G, Morimoto M, et al. Accuracy of the biceps tendon sheath injection: Ultrasound guided or unguided injection? A randomized controlled trial. *J Shoulder Elbow Surg*. 2011;20(7):1069-1073.

[40] Zhang J, Ebraheim N, Lause GE. Ultrasound-guided injection for the biceps brachii tendinitis: Results and experience. *Ultrasound Med Biol*. 2011;37(5):729-733.

[41] Petscavage-Thomas J, Gustas C. Comparison of ultrasound-guided to fluoroscopy-guided biceps tendon sheath therapeutic injection. *J Ultrasound Med*. 2016;35(10):2217-2221.

[42] Staples JR, Calfee R. Cubital tunnel syndrome: Current concepts. *J Am Acad Orthop Surg*. 2017;25(10):e215-e224.

[43] vanVeen KE, Alblas KC, Alons IM, et al. Corticosteroid injection in patients with ulnar neuropathy at the elbow: A randomized, double-blind, placebo-controlled trial. *Muscle Nerve*. 2015;52(3):380-385.

[44] Sussman WI, Williams CJ, Mautner K. Ultrasound-guided elbow procedures. *Phys Med Rehabil Clin N Am*. 2016;27(3):573-587.

[45] Weitoft T, Forsberg C. Importance of immobilization after intraarticular glucocorticoid treatment for elbow synovitis: A randomized controlled study. *Arthritis Care Res (Hoboken)*. 2010;62(5):735-737.

[46] Baumbach SF, Lobo CM, Badyine I. Prepatellar and olecranon bursitis: Literature review and development of a treatment algorithm. *Arch Orthop Trauma Surg*. 2014;134(3):359-370.

[47] Kim JY, Chung SW, Kim JH. A randomized trial among compression plus nonsteroidal antiinflammatory drugs, aspiration, and aspiration with steroid injection for nonseptic olecranon bursitis. *Clin Orthop Relat Res*. 2016;474(3):776-783.

[48] Krogh TP, Fredberg U, Stengaard-Pedersen K, et al. Treatment of lateral epicondylitis with platelet-rich plasma, glucocorticoid, or saline: A randomized, double-blind, placebo-controlled trial. *Am J Sports Med*. 2013;41(3):625-635.

[49] Coombes BK, Bisset L, Vicenzino B. Efficacy and safety of corticosteroid injections and other injections for

management of tendinopathy: A systematic review of randomised controlled trials. *Lancet*. 2010;376(9754):1751-1767.

[50] Sardelli M, Burks RT. Distances to the subacromial bursa from 3 different injection sites as measured arthroscopically. *Arthroscopy*. 2008;24(9):992-996.

[51] Coombes BK, Bisset L, Brooks P, et al. Effect of corticosteroid injection, physiotherapy, or both on clinical outcomes in patients with unilateral lateral epicondylalgia: A randomized controlled trial. *JAMA*. 2013;309(5):461-469.

[52] Pace CS, Blanchet NP, Isaacs JE. Soft tissue atrophy related to corticosteroid injection: Review of the literature and implications for hand surgeons. *J Hand Surg Am*. 2018;43(6):558-563.

[53] Freire V, Bureau NJ. Injectable corticosteroids: Take precautions and use caution. *Semin Musculoskelet Radiol*. 2016; 20(5): 401-408.

[54] Gao B, Dwivedi S, DeFroda S, et al. The therapeutic benefits of saline solution injection for lateral epicondylitis: A meta-analysis of randomized controlled trials comparing saline injections with nonsurgical injection therapies. *Arthroscopy*. 2019;35(6):1847-1859.e12.

[55] Krogh TP, Bartels EM, Ellingsen T, et al. Comparative effectiveness of injection therapies in lateral epicondylitis: A systematic review and network meta-analysis of randomized controlled trials. *Am J Sports Med*. 2013;41(6):1435-1446.

[56] Wolf JM, Ozer K, Scott F, et al. Comparison of autologous blood, corticosteroid, and saline injection in the treatment of lateral epicondylitis: A prospective, randomized, controlled multicenter study. *J Hand Surg Am*. 2011;36(8):1269-1272.

[57] Li A, Wang H, Yu Z, et al. Platelet-rich plasma vs corticosteroids for elbow epicondylitis: A systematic review and meta-analysis. *Medicine (Baltimore)*. 2019;98(51):e18358.

[58] Xu Q, Chen J, Cheng L. Comparison of platelet rich plasma and corticosteroids in the management of lateral epicondylitis: A meta-analysis of randomized controlled trials. *Int J Surg*. 2019;67:37-46.

[59] Franchini M, Cruciani M, Mengoli C, et al. Efficacy of platelet-rich plasma as conservative treatment in orthopaedics: A systematic review and meta-analysis. *Blood Transfus*. 2018;16(6):502-513.

[60] Galván Ruiz A, Vergara Díaz G, Rendón Fernández B, et al. Effects of ultrasound-guided administration of botulinum toxin (IncobotulinumtoxinA) in patients with lateral epicondylitis. *Toxins (Basel)*. 2019;11(1):46.

[61] Kalichman L, Bannuru RR, Severin M, et al. Injection of botulinum toxin for treatment of chronic lateral epicondylitis: Systematic review and meta-analysis. *Semin Arthritis Rheum*. 2011;40(6):532-538.

[62] Lin C, Tu YK, Chen SS, et al. Comparison between botulinum toxin and corticosteroid injection in the treatment of acute and subacute tennis elbow: A prospective, randomized, double-blind, active drug-controlled pilot study. *Am J Phys Med Rehabil*. 2010;89(8):653-659.

[63] Calandruccio JH, Steiner MM. Autologous blood and platelet-rich plasma injections for treatment of lateral epicondylitis. *Orthop Clin North Am*. 2017;48(3):351-357.

[64] Fujihara Y, Huetteman HE, Chung TT, et al. The effect of impactful articles on clinical practice in the united states: Corticosteroid injection for patients with lateral epicondylitis. *Plast Reconstr Surg*. 2018;141(5):1183-1191.

[65] Vicenzino B, Britt H, Pollack AJ, et al. No abatement of steroid injections for tennis elbow in Australian General Practice: A 15-year observational study with random general practitioner sampling. *PLoS One*. 2017;12(7):e0181631.

[66] Stahl S, Kaufman T. The efficacy of an injection of steroids for medial epicondylitis: A prospective study of sixty elbows. *J Bone Joint Surg Am*. 1997;79(11):1648-1652.

[67] Amin NH, Kumar NS, Schickendantz MS. Medial epicondylitis: Evaluation and management. *J Am Acad Orthop Surg*. 2015;23(6):348-355.

[68] Carter GT, Weiss MD. Diagnosis and treatment of work-related proximal median and radial nerve entrapment. *Phys Med Rehabil Clin N Am*. 2015;26(3):539-549.

[69] Anandkumar S. Effect of dry needling on radial tunnel syndrome: A case report. *Physiother Theory Pract*. 2019; 35(4):373-382.

[70] Lee RP, Hatem SF, Recht MP. Extended MRI findings of intersection syndrome. *Skeletal Radiol*. 2009;38(2):157-163.

[71] Skinner TM. Intersection syndrome: The subtle squeak of an overused wrist. *J Am Board Fam Med*. 2017;30(4):547-551.

[72] Lee RP, Hatem SF, Recht MP. Extended MRI findings of intersection syndrome. *Skeletal Radiol*. 2009;38(2):157-163.

[73] Peters-Veluthamaningal C, van der Windt DAWM, Winters JC, et al. Corticosteroid injection for de Quervain's tenosynovitis. *Cochrane Database Syst Rev*. 2009; (3): CD005616.

[74] Cavaleri R, Schabrun SM, Te M, et al. Hand therapy versus corticosteroid injections in the treatment of de Quervain's disease: A systematic review and meta-analysis. *J Hand Ther*. 2016;29(1):3-11.

[75] Abi-Rafeh J, Kazan R, Safran T, et al. Conservative management of de Quervain's stenosing tenosynovitis: Review & presentation of treatment algorithm. *Plast Reconstr Surg*. 2020;146(1):105-126.

[76] Mirzanli C, Ozturk K, Esenyel CZ, et al. Accuracy of intrasheath injection techniques for de Quervain's disease: a cadaveric study. *J Hand Surg Eur Vol*. 2012;37(2):155-160.

[77] McDermott JD, Ilyas AM, Nazarian LN, et al. Ultrasound-guided injections for de Quervain's tenosynovitis. *Clin Orthop Relat Res*. 2012;470(7):1925-1931.

[78] Karthikeyan S, Kwong HT, Upadhyay PK, et al. A double-blind randomised controlled study comparing subacromial injection of tenoxicam or methylprednisolone in patients with subacromial impingement. *J Bone Joint Surg Br*. 2010;92(1):77-82.

[79] De Keating-Hart E, Touchais S, Kerjean Y, et al. Presence of an intracompartmental septum detected by ultrasound

is associated with the failure of ultrasound-guided steroid injection in de Quervain's syndrome. *J Hand Surg Eur Vol.* 2016;41(2):212-219.

[80] Kume K, Amano K, Yamada S, et al. In de Quervain's with a separate EPB compartment, ultrasoundguided steroid injection is more effective than a clinical injection technique: A prospective open-label study. *J Hand Surg Eur Vol.* 2012;37(6):523-527.

[81] Kang JW, Park JW, Lee SH, et al. Ultrasound-guided injection for De Quervain's disease: Accuracy and its influenceable anatomical variances in first extensor compartment of fresh cadaver wrists. *J Orthop Sci.* 2017;22(2):270-274.

[82] Kim DH, Jang JE, Park BK. Anatomical basis of ulnar approach in carpal tunnel injection. *Pain Physician.* 2013; 16(3): E191-E198.

[83] Dubert T, Racasan O. A reliable technique for avoiding the median nerve during carpal tunnel injections. *Joint Bone Spine.* 2006;73(1):77-79.

[84] MacLennan A, Schimizzi A, Meier KM. Comparison of needle position proximity to the median nerve in 2 carpal tunnel injection methods: A cadaveric study. *J Hand Surg Am.* 2009;34(5):875-879.

[85] Ozturk K, Esenyel CZ, Sonmez M, et al. Comparison of carpal tunnel injection techniques: A cadaver study. *Scand J Plast Reconstr Surg Hand Surg.* 2008;42(6):300-304.

[86] Gofeld M, Hurdle MF, Agur A. Biceps tendon sheath injection: An anatomical conundrum. *Pain Med.* 2019; 20(1): 138-142.

[87] Babaei-Ghazani A, Roomizadeh P, Forogh B, et al. Ultrasound-guided versus landmark-guided local corticosteroid injection for carpal tunnel syndrome: A systematic review and meta-analysis of randomized controlled trials. *Arch Phys Med Rehabil.* 2018;99(4):766-775.

[88] Chen PC, Wang LY, Pong YP, et al. Effectiveness of ultrasound-guided vs direct approach corticosteroid injections for carpal tunnel syndrome: A double-blind randomized controlled trial. *J Rehabil Med.* 2018;50(2):200-208.

[89] Kaile E, Bland JDP. Safety of corticosteroid injection for carpal tunnel syndrome. *J Hand Surg Eur Vol.* 2018; 43(3): 296-302.

[90] Chesterton LS, Blagojevic-Bucknall M, Burton C, et al. The clinical and cost-effectiveness of corticosteroid injection versus night splints for carpal tunnel syndrome (INSTINCTS trial): An open-label, parallel group, randomised controlled trial. *Lancet.* 2018;392(10156):1423-1433.

[91] Marshall S, Tardif G, Ashworth N. Local corticosteroid injection for carpal tunnel syndrome. *Cochrane Database Syst Rev.* 2007;(2):CD001554.

[92] Ly-Pen D, Andréu JL, Millán I, et al. Comparison of surgical decompression and local steroid injection in the treatment of carpal tunnel syndrome: 2-year clinical results from a randomized trial. *Rheumatology (Oxford).* 2012;51(8):1447-1454.

[93] Peters-Veluthamaningal C, Winters JC, Groenier KH, et al. Randomised controlled trial of local corticosteroid injections for carpal tunnel syndrome in general practice. *BMC Fam Pract.* 2010;11:54.

[94] Dammers JW, Roos Y, Veering MM, et al. Injection with methylprednisolone in patients with the carpal tunnel syndrome: A randomised double blind trial testing three different doses. *J Neurol.* 2006;253(5):574-577.

[95] Ashworth NL, Bland JD. Effectiveness of second corticosteroid injections for carpal tunnel syndrome. *Muscle Nerve.* 2013;48(1):122-126.

[96] Jerosch-Herold C, Shepstone L, Houghton J, et al. Prognostic factors for response to treatment by corticosteroid injection or surgery in carpal tunnel syndrome (palms study): A prospective multicenter cohort study. *Muscle Nerve.* 2019;60(1):32-40.

[97] Visser LH, Ngo Q, Groeneweg SJ, et al. Long term effect of local corticosteroid injection for carpal tunnel syndrome: A relation with electrodiagnostic severity. *Clin Neurophysiol.* 2012;123(4):838-841.

[98] Meys V, Thissen S, Rozeman S, et al. Prognostic factors in carpal tunnel syndrome treated with a corticosteroid injection. *Muscle Nerve.* 2011;44(5):763-768.

[99] Lee YS, Choi E. Ultrasonographic changes after steroid injection in carpal tunnel syndrome. *Skeletal Radiol.* 2017; 46(11): 1521-1530.

[100] Milo R, Kalichman L, Volchek L, et al. Local corticosteroid treatment for carpal tunnel syndrome: a 6-month clinical and electrophysiological follow-up study. *J Back Musculoskelet Rehabil.* 2009;22(2):59-64.

[101] Miyamoto H, Siedentopf C, Kastlunger M, et al. Intracarpal tunnel contents: Evaluation of the effects of corticosteroid injection with sonoelastography. *Radiology.* 2014; 270(3): 809-815.

[102] Cartwright MS, White DL, Demar S, et al. Median nerve changes following steroid injection for carpal tunnel syndrome. *Muscle Nerve.* 2011;44(1):25-29.

[103] Wu YT, Chen SR, Li TY, et al. Nerve hydrodissection for carpal tunnel syndrome: A prospective, randomized, double-blind, controlled trial. *Muscle Nerve.* 2019; 59(2):174-180.

[104] Senna MK, Shaat RM, Ali AAA. Platelet-rich plasma in treatment of patients with idiopathic carpal tunnel syndrome. *Clin Rheumatol.* 2019;38(12):3643-3654.

[105] Malahias MA, Chytas D, Mavrogenis AF, et al. Platelet-rich plasma injections for carpal tunnel syndrome: A systematic and comprehensive review. *Eur J Orthop Surg Traumatol.* 2019;29(1):1-8.

[106] Wu YT, Ho TY, Chou YC, et al. Six-month efficacy of perineural dextrose for carpal tunnel syndrome: A prospective, randomized, double-blind, controlled trial. *Mayo Clin Proc.* 2017;92(8):1179-1189.

[107] Fukui A, Yamada H, Yoshii T. Effect of intraarticular

triamcinolone acetonide injection for wrist pain in rheumatoid arthritis patients: A statistical investigation. *J Hand Surg Asian Pac Vol.* 2016;21(2):239-245.

[108] Dubreuil M, Greger S, LaValley M, et al. Improvement in wrist pain with ultrasound-guided glucocorticoid injections: A meta-analysis of individual patient data. *Semin Arthritis Rheum.* 2013;42(5):492-497.

[109] Smith J, Brault JS, Rizzo M, et al. Accuracy of sonographically guided and palpation guided scaphotrapeziotrapezoid joint injections. *J Ultrasound Med.* 2011;30(11):1509-1515.

[110] Cunnington J, Marshall N, Hide G, et al. A randomized, double-blind, controlled study of ultrasoundguided corticosteroid injection into the joint of patients with inflammatory arthritis. *Arthritis Rheum.* 2010;62(7):1862-1869.

[111] Lohman M, Vasenius J, Nieminen O. Ultrasound guidance for puncture and injection in the radiocarpal joint. *Acta Radiol.* 2007;48(7):744-747.

[112] Boesen M, Jensen KE, Torp-Pedersen S, et al. Intra-articular distribution pattern after ultrasound-guided injections in wrist joints of patients with rheumatoid arthritis. *Eur J Radiol.* 2009;69(2):331-338.

[113] Richman JA, Gelberman RH, Engber WD, et al. Ganglions of the wrist and digits: Results of treatment by aspiration and cyst wall puncture. *J Hand Surg Am.* 1987;12:1041-1043.

[114] Dias JJ, Dhukaram V, Kumar P. The natural history of untreated dorsal wrist ganglia and patient reported outcome 6 years after intervention. *J Hand Surg Eur Vol.* 2007;32(5):502-508.

[115] Limpaphayom N, Wilairatana V. Randomized controlled trial between surgery and aspiration combined with methylprednisolone acetate injection plus wrist immobilization in the treatment of dorsal carpal ganglion. *J Med Assoc Thai.* 2004;87(12):1513-1517.

[116] Zubowicz VN. Management of ganglion cysts of the hand by simple aspiration. *J Hand Surg Am.* 1987;12A(4):618.

[117] Gofeld M, Hurdle MF, Agur A. Biceps tendon sheath injection: An anatomical conundrum. *Pain Med.* 2019;20(1):138-142.

[118] Maarse W, Watts AC, Bain GI. Medium-term outcome following intra-articular corticosteroid injection in first CMC joint arthritis using fluoroscopy. *Hand Surg.* 2009;14(2-3):99-104.

[119] Joshi R. Intraarticular corticosteroid injection for first carpometacarpal osteoarthritis. *J Rheumatol.* 2005; 32(7): 1305-1306.

[120] Swindells MG, Logan AJ, Armstrong DJ, et al. The benefit of radiologically-guided steroid injections for trapeziometacarpal osteoarthritis. *Ann R Coll Surg Engl.* 2010;92(8):680-684.

[121] Bahadir C, Onal B, Dayan VY, et al. Comparison of therapeutic effects of sodium hyaluronate and corticosteroid injections on trapeziometacarpal joint osteoarthritis. *Clin Rheumatol.* 2009;28(5):529-533.

[122] Meenagh GK, Patton J, Kynes C, et al. A randomised controlled trial of intra-articular corticosteroid injection of the carpometacarpal joint of the thumb in osteoarthritis. *Ann Rheum Dis.* 2004;63(10):1260-1263.

[123] Day CS, Gelberman R, Patel AA, et al. Basal joint osteoarthritis of the thumb: A prospective trial of steroid injection and splinting. *J Hand Surg Am.* 2004;29(2):247-251.

[124] Bahadir C, Onal B, Dayan VY, et al. Comparison of therapeutic effects of sodium hyaluronate and corticosteroid injections on trapeziometacarpal joint osteoarthritis. *Clin Rheumatol.* 2009;28(5):529-533.

[125] Koh SH, Lee SC, Lee WY, et al. Ultrasound-guided intra-articular injection of hyaluronic acid and ketorolac for osteoarthritis of the carpometacarpal joint of the thumb: A retrospective comparative study. *Medicine (Baltimore).* 2019;98(19):e15506.

[126] Herold C, Rennekampff HO, Groddeck R, et al. Autologous fat transfer for thumb carpometacarpal joint osteoarthritis: A prospective study. *Plast Reconstr Surg.* 2017;140(2):327-335.

[127] To P, McClary KN, Sinclair MK, et al. The accuracy of common hand injections with and without ultrasound: An anatomical study. *Hand (N Y).* 2017;12(6):591-596.

[128] Wang S, Wang X, Liu Y, et al. Ultrasound-guided intra-articular triamcinolone acetonide injection for treating refractory small joints arthritis of rheumatoid arthritis patients. *Medicine (Baltimore).* 2019;98(33):e16714.

[129] Furtado RNV, Machado FS, Luz KRD, et al. Intra-articular injection with triamcinolone hexacetonide in patients with rheumatoid arthritis: Prospective assessment of goniometry and joint inflammation parameters. *Rev Bras Reumatol Engl Ed.* 2017;57(2):115-121.

[130] Tanaka Y, Gotani H, Yano K, et al. Sonographic evaluation of effects of the volar plate on trigger finger. *J Orthop Sci.* 2015;20(6):999-1004.

[131] Ma S, Wang C, Li J, et al. Efficacy of corticosteroid injection for treatment of trigger finger: A meta-analysis of randomized controlled trials. *J Invest Surg.* 2019;32(5):433-441.

[132] Peters-Veluthamaningal C, van der Windt DA, Winters JC, et al. Corticosteroid injection for trigger finger in adults. *Cochrane Database Syst Rev.* 2009;(1):CD005617.

[133] Dala-Ali BM, Nakhdjevani A, Lloyd MA, et al. The efficacy of steroid injection in the treatment of trigger finger. *Clin Orthop Surg.* 2012;4(4):263-268.

[134] Dardas AZ, VandenBerg J, Shen T, et al. Long-term effectiveness of repeat corticosteroid injections for trigger finger. *J Hand Surg Am.* 2017;42(4):227-235.

[135] Mardani-Kivi M, Karimi-Mobarakeh M, Babaei Jandaghi A, et al. Intra-sheath versus extra-sheath ultrasound guided corticosteroid injection for trigger finger: A triple blinded randomized clinical trial. *Phys Sportsmed.* 2018;46(1):93-97.

[136] Shultz KJ, Kittinger JL, Czerwinski WL, et al. Outcomes of corticosteroid treatment for trigger finger by stage. *Plast Reconstr Surg*. 2018;142(4):983-990.

[137] Chang CJ, Chang SP, Kao LT, et al. A meta-analysis of corticosteroid injection for trigger digits among patients with diabetes. *Orthopedics*. 2018;41(1):e8-e14.

[138] Rozental TD, Zurakowski D, Blazar PE. Trigger finger: prognostic indicators of recurrence following corticosteroid injection. *J Bone Joint Surg Am*. 2008;90(8):1665-1672.

[139] Kosiyatrakul A, Loketkrawee W, Luenam S. Different dosages of triamcinolone acetonide injection for the treatment of trigger finger and thumb: A randomized controlled trial. *J Hand Surg Asian Pac Vol*. 2018;23(2): 163-169.

[140] Lin YC, Wu YH, Scher RK. Nail changes and association of osteoarthritis in digital myxoid cyst. *Dermatol Surg*. 2008;34(3):364-369.

[141] Gofeld M, Hurdle MF, Agur A. Biceps tendon sheath injection: An anatomical conundrum. *Pain Med*. 2019;20(1):138-142.

[142] Epstein E. A simple technique for managing digital mucous cysts. *Arch Dermatol*. 1979;115(11):1315-1316.

[143] Jabbour S, Kechichian E, Haber R, et al. Management of digital mucous cysts: A systematic review and treatment algorithm. *Int J Dermatol*. 2017;56(7):701-708.

[144] Johnson SM, et al. A reliable surgical treatment for digital mucous cysts. *J Hand Surg Eur Vol*. 2014;39(8):856-860.

第11章 下　肢
Lower Extremities

James W. McNabb　著

李　沐　陈　刚　徐　潇　李鹏程 译　周　凯　黎　慧　梅　璐 校

一、髋关节：首选外侧入路

适应证	ICD-10 编码
髋关节疼痛	M25.559
髋关节囊炎	M76.899
原因不明的髋关节炎	M16.10
原发性髋关节骨关节炎	M16.10
创伤后髋关节骨关节炎	M16.50
继发性髋关节骨关节炎	M16.7

临床上髋关节疼痛一般是由关节炎或关节囊炎引起的。常见于骨关节炎、创伤后关节炎和类风湿关节炎，通常发生于中老年人。幸运的是，自从流感嗜血杆菌和肺炎链球菌疫苗问世以来，儿童化脓性关节炎已经很少发生。使用麻醉药（甲哌卡因）进行诊断性注射，以及在髋关节内及周围进行治疗性注射，已经成为治疗髋关节疼痛的重要方法。

治疗药物的选择和临床状况至关重要。在诊断性注射的情况下，甲哌卡因可以单独使用。尽管皮质类固醇已被使用多年，但它仍存在很大的风险。关节内皮质类固醇注射后，患者的关节在结构上可以观察到四个主要的不良表现：OA 进展加速、软骨下不全骨折、骨坏死并发症和包括骨丢失在内的关节破坏加速 [1-2]。考虑到这些潜在的风险，皮质类固醇注射可能更适合于有严重疼痛的患者 [3]、待做全髋关节置换术的患者或恶性髋关节疼痛的患者。髋关节骨关节炎的治疗方案包括坦珠单抗（tanezamab）、富血小板血浆和透明质酸。但仍需要更多的研究来确定各种治疗方案的疗效及安全性 [4-8]。

由于难以抵达髋关节、害怕误伤血管、担心远期股骨头缺血性坏死等风险，初级卫生保健机构工作人员很少对髋关节进行穿刺抽吸和皮质类固醇注射。事实上，进入髋关节的方法很简单。前方入路和外侧入路已经被报道。由体表标识引导的前方入路成功率为 60%～93%[9-10]。外侧入路也有 80% 左右的成功率 [1, 11]。然而，与外侧入路相比，前方入路损伤股动脉和股神经的风险明显更高 [1, 3]。因此，在图像引导不可用的情况下，首选外侧入路。无论哪种入路，使用超声引导穿刺均可以显著提高髋关节注射的安全性和成功率 [12-13]。对于合并肥胖、无关节间隙的晚期骨关节炎和屈曲畸形的患者，超声引导尤为重要 [14]。

相关解剖见图 11-1。

（一）患者体位

• 健侧卧位躺在检查台上。

（二）确定标志点

1. 患者以健侧卧位躺在检查台上，操作者站在患髋后方。

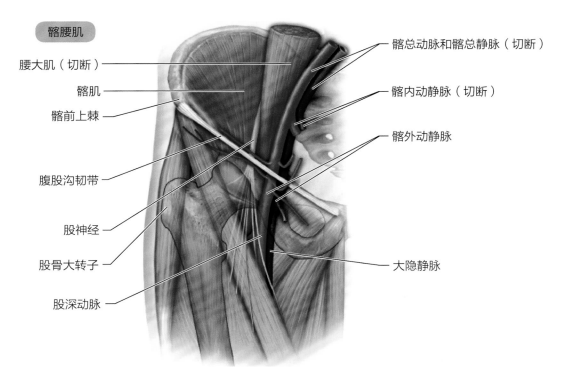

髂腰肌

腰大肌（切断）

髂肌

髂前上棘

腹股沟韧带

股神经

股骨大转子

股深动脉

髂总动脉和髂总静脉（切断）

髂内动静脉（切断）

髂外动静脉

大隐静脉

▲ 图 11-1　右侧髋关节和股三角

改编自 Gest TR. *Lippincott Atlas of Anatomy*, 2nd Ed.Philadelphia, PA: Wolters Kluwer, 2019.

2. 确定股骨大转子。

3. 在大转子尖端近端 1cm 处标记一个点。

4.（可选）借助超声进行髋关节显像。

5. 用回缩的圆珠笔尖用力按压该处皮肤，凹痕代表入针点。

6. 在确定标志后，患者不应活动髋关节。

（三）麻醉

• 使用局部蒸汽冷却剂喷雾对皮肤进行局部麻醉。

（四）用物准备

• 局部蒸汽冷却剂喷雾。

• 20ml 注射器：用于抽吸。

• 3ml 注射器：用于注射皮质类固醇 / 局麻药混合物。

• 仅注射时，瘦弱的个体可选用 25 号 5.08cm 注射针头，或者选用 25 号 8.89cm 腰穿针。

• 注射和抽吸均进行时，瘦弱的个体可选用 20 号 5.08cm 注射针头，或者选用 20 号 8.89cm 腰穿针。

• 1ml 不含肾上腺素的 1% 甲哌卡因。

• 1ml 类固醇溶液（曲安奈德 40mg）。

• 1 个酒精棉片。

• 2 个聚维酮碘棉片。

• 无菌纱布垫。

• 无菌胶布绷带。

• 清洁的治疗垫。

（五）技术

1.（可选）利用相邻但独立的声学窗进行髋关节超声成像。这使得成像与注射部位分开，注射部位就不会受到超声凝胶的污染。或者，整个操作部位可以无菌方式准备并使用无菌超声凝胶。

2. 依次用酒精和聚维酮碘消毒穿刺部位。

3. 使用外用蒸汽冷却剂喷雾局部麻醉。

4. 针头和注射器与皮肤垂直，针尖朝向髋关节内侧。

5. 使用无接触技术，将针刺入穿刺部位（图 11-2）。

6. 将针向髋关节推进，直至针头接触股骨颈 /

股骨头。将针头退出 1～2mm。

7. 回抽注射器，确保无回血。

8. 向髋关节囊内注射甲哌卡因 / 皮质类固醇溶液。注入的溶液应该平稳地流入间隙。如果遇到更大的阻力，在尝试进一步注射之前，略微地前进或后退一点针头。

9. 注射后，拔出针头。

10. 用无菌胶布绷带包扎。

11. 指导患者进行髋关节的全范围运动。这种运动使甲哌卡因 / 皮质类固醇溶液遍及整个髋关节囊。

12. 5min 后复查髋关节，评估疼痛缓解情况。

（六）护理

• 2 周内避免过度负重和髋关节运动。

• 可用非甾体抗炎药和（或）物理治疗进行镇痛治疗。

• 建议 2 周内随访检查。

CPT 编码

• 20610：关节穿刺，抽吸和（或）注射，大关节或滑膜囊；无超声引导。

• 20611：在超声引导下，有永久记录和报告。

（七）注意事项

• 对于肥胖、无关节间隙的晚期骨关节炎及伴有屈曲畸形的患者，超声引导下治疗尤为重要 [14]。

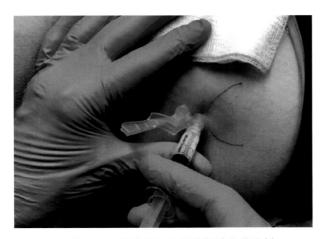

▲ 图 11-2 首选外侧入路进行髋关节注射

二、髋关节：前方入路

适应证	ICD-10 编码
髋关节疼痛	M25.559
髋关节囊炎	M76.899
原因不明的髋关节炎	M16.10
原发性髋关节骨关节炎	M16.10
创伤后髋关节骨关节炎	M16.50
继发性髋关节骨关节炎	M16.7

关节炎或关节囊炎引起的髋关节疼痛是一种门诊常见病症。它通常并发于骨关节病、创伤后关节炎和类风湿关节炎。临床常见于老年人群。幸运的是，自从流感嗜血杆菌和肺炎链球菌疫苗问世以来，儿童化脓性关节炎已经很少发生。使用麻醉药（甲哌卡因）进行诊断性注射，和在髋关节内及周围进行治疗性注射，已经成为髋关节疼痛诊疗方法的重要组成部分。

由于担心无法接触到关节、害怕血管刺伤和发生股骨头缺血性坏死的远期风险，初级卫生保健机构工作人员很少对髋关节进行抽吸和皮质类固醇注射。事实上，进入这个关节很简单。前方入路和侧方入路已被报道。标记引导下的前方入路的成功率为 60%～93%[15, 16]。外侧入路也有 80% 左右的成功率。然而，与外侧入路相比，前方入路损伤股动脉和股神经的风险明显更高[17-19]。因此，在图像引导不可用的情况下，首选外侧入路。无论哪种入路，使用超声引导穿刺显著提高了髋关节注射的安全性和成功率[20, 21]。对于合并肥胖、无关节间隙的晚期骨关节炎和屈曲畸形的患者，超声引导尤为重要[22]。

请阅读上文有关髋关节注射的更多细节。

相关解剖见图 11-3。

（一）患者体位

• 患者仰卧于检查台上，床头稍抬高。

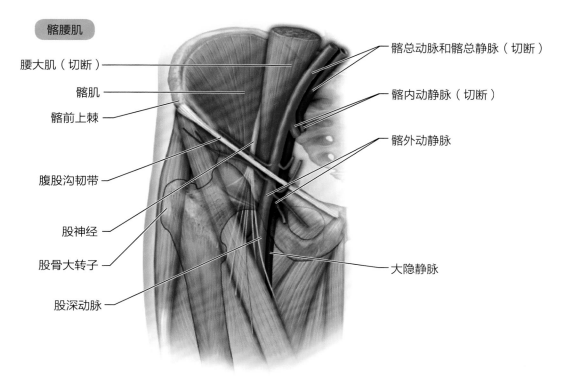

▲ 图 11-3 髋前方和股三角

改编自 Gest TR. *Lippincott Atlas of Anatomy*, 2nd Ed. Philadelphia, PA: Wolters Kluwer, 2019

（二）确定标志点

1. 患者仰卧在检查台上，操作者站在患髋外侧。

2. 在髋关节的前方，确定两条垂线的交点。第一条线为通过髂前上棘的垂线，第二条线为通过大转子尖的横线。该点位于股动脉外侧约 3cm 处。标记此点，即为髋关节的正上方。

3. 超声扫描髋关节成像（可选）。

4. 用回缩的圆珠笔尖用力按压该处皮肤，凹痕代入针点。

5. 确定标志以后，患者不应移动髋关节。

（三）麻醉

• 使用局部蒸汽冷却剂喷雾对皮肤进行局部麻醉。

（四）用物准备

• 外用蒸汽冷却剂喷雾。

• 20ml 注射器：用于抽吸。

• 3ml 注射器：用于注射皮质类固醇 / 局麻药混合物。

• 仅注射时，瘦弱的个体可选用 25 号 5.08cm 注射针头，或者选用 25 号 8.89cm 腰穿针。

• 注射和抽吸均进行时，瘦弱的个体可选用 20 号 5.08cm 注射针头，或者选用 20 号 8.89cm 腰穿针。

• 1ml 不含肾上腺素的 1% 甲哌卡因。

• 1ml 类固醇溶液（40mg 曲安奈德）。

• 1 个酒精棉片。

• 2 个聚维酮碘棉片。

• 无菌纱布垫。

• 无菌胶布绷带。

• 清洁治疗垫。

（五）技术

1.（可选）利用相邻但独立的声学窗进行髋关节超声成像。这使得成像与注射部位分开，注射部位就不会受到超声凝胶的污染。或者整个部位可以无菌方式准备并使用无菌超声凝胶。

图中标注：
髂腰肌
腰大肌（切断）
髂肌
髂前上棘
腹股沟韧带
股神经
股骨大转子
股深动脉
髂总动脉和髂总静脉（切断）
髂内动静脉（切断）
髂外动静脉
大隐静脉

2. 依次用酒精和聚维酮碘消毒穿刺部位。

3. 使用外用蒸汽冷却剂喷雾局部麻醉。

4. 针头和注射器与皮肤垂直，针尖朝后指向髋关节。

5. 使用无接触技术，将针刺入穿刺部位（图11-4）。

6. 将针向髋关节推进，直至针头接触到股骨颈与股骨头的交界处。

7. 将针头退回1～2mm。回抽注射器，确保无回血。

8. 向髋关节囊内注射甲哌卡因/皮质类固醇溶液。注入的溶液应该平稳地流入关节间隙。如果遇到较大的阻力，在尝试注射之前，略微地前进或后退针头。

9. 注射后，拔出针头。

10. 用无菌胶布绷带包扎。

11. 指导患者进行髋关节的全范围运动。这种运动使甲哌卡因/皮质类固醇溶液遍及整个髋关节囊。

12. 5min后复查髋关节，评估疼痛缓解情况。

（六）穿刺后护理

• 2周内，避免过度负重和髋关节运动。

• 可用非甾体抗炎药和（或）物理治疗进行镇痛治疗。

• 建议2周内随访检查。

CPT编码

• 20610：关节穿刺，抽吸和（或）注射，大关节或滑膜囊；无超声引导。

• 20611：在超声引导下，有永久记录和报告。

（七）注意事项

• 对于肥胖、无关节间隙的晚期骨关节炎和伴有屈曲畸形的患者，超声引导下穿刺尤为重要[23]。

三、梨状肌综合征

适应证	ICD-10编码
梨状肌综合征	G57.00

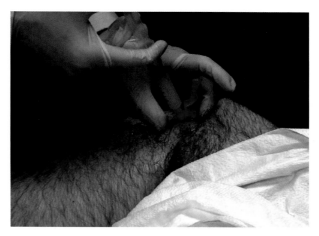

▲ 图11-4　前入路进行髋关节注射

梨状肌综合征患者比较少见。这是一种经常被忽视的疾病，6%～8%的患者表现为腰痛和腿痛。这可能是一种发生在梨状肌异常紧绷压迫坐骨神经时的神经压迫病变。梨状肌综合征可出现在创伤、剧烈运动、发育异常、肿瘤或全髋关节置换术后。梨状肌肥大、痉挛、挛缩、炎症、瘢痕等常见的病因均可导致坐骨神经发生卡压。排除坐骨神经痛的其他原因，触诊梨状肌异常紧张和压痛及4字试验呈阳性可做出诊断。治疗包括拉伸、物理治疗、局部皮质类固醇注射[24, 25]、肉毒杆菌注射[26, 27]或神经水分离术[28]。超声引导可提高注射成功率[29, 30]。顽固性病变则需要手术松解。

相关解剖见图11-5。

（一）患者体位

• 站立位，背部前屈，将手或手臂置于检查台上以作支撑。

• 或者，患者可侧卧于检查台上进行注射。

（二）确定标志点

1. 患者站立位，背部前屈，手或手臂放于检查台支撑，操作者站在患者的正后方。

2. 找到S_2正中嵴和股骨粗隆外侧。

3. 确定梨状肌最明显压痛点通常是距离骶嵴1/3～1/2的位置。

4. 用回缩的圆珠笔尖用力按压该处皮肤，凹

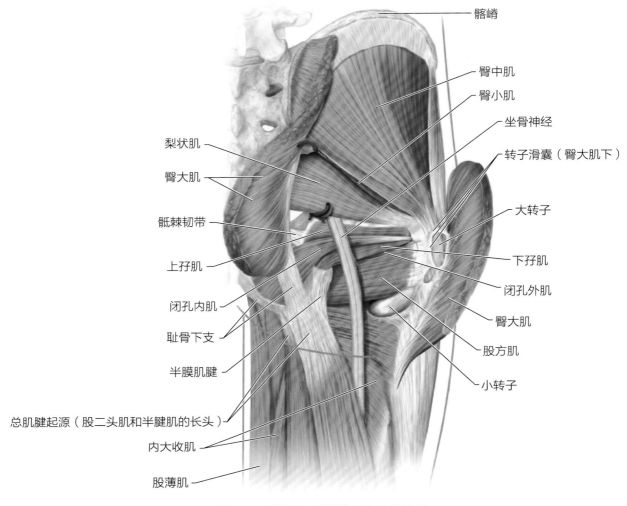

▲ 图 11-5　臀中肌、臀深部肌与坐骨神经

改编自 Gest TR. *Lippincott Atlas of Anatomy*, 2nd Ed.Philadelphia, PA: Wolters Kluwer, 2019

痕代表入针点。

　　5. 确定标志点后，患者不应移动。

（三）麻醉

• 可用局部蒸汽冷却剂喷雾局部麻醉皮肤，但大多数患者不需要。

（四）用物准备

• 局部蒸汽冷却剂喷雾。

• 3ml 注射器。

• 25 号 5.08cm 穿刺针。

• 1ml 不含肾上腺素的 1% 利多卡因。

• 1ml 类固醇溶液（40mg 曲安奈德）。

• 1 个酒精棉片。

• 2 个聚维酮碘棉片。

• 无菌纱布垫。

• 无菌胶布绷带。

（五）穿刺方法

1. 依次用酒精和聚维酮碘消毒穿刺部位皮肤。

2. 使用局部蒸汽冷却剂喷雾局部麻醉。

3. 针头和注射器垂直于皮肤针尖朝前。

4. 使用无接触技术，将针引入标记穿刺部位（图 11-6）。

5. 推进针，直到操作者感受到由于痉挛和（或）纤维化导致的肌肉阻力增加。如果患者突然感到腿部剧烈疼痛，说明已经接触坐骨神经。

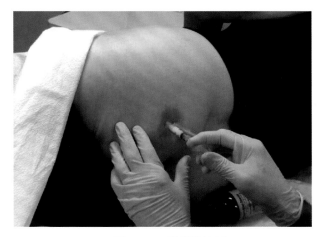

▲ 图 11-6　梨状肌注射

把针往后退几毫米，直到不痛为止。

6. 回抽注射器，确保无回血。

7. 向软组织注射利多卡因 / 皮质类固醇溶液。注入的溶液应顺利流入组织。如果遇到更大的阻力，在尝试注射之前，应小心推进或稍撤针尖。

8. 注射后，拔出针头。

9. 用无菌胶布绷带包扎。

10. 指导患者进行髋关节的全范围运动，有助于将利多卡因 / 皮质类固醇溶液分布在梨状肌周围。

11. 5min 后复查梨状肌，评估疼痛缓解情况。

（六）穿刺后护理

• 2 周内，避免过度使用患侧髋关节。

• 可用非甾体抗炎药、冰敷和（或）物理治疗进行镇痛治疗。

• 建议 2 周内随访检查。

CPT 编码

• 20552：注射，单点或多次触发点，1 块或 2 块肌肉。

• 76942（可选）：带成像监督和永久记录解释的针头放置的超声指南。

四、腘绳肌肌腱和坐骨滑囊

偶尔会有患者因为髋部伸展和小腿屈曲时臀部和大腿后侧疼痛而到初级卫生保健机构就诊。半膜肌、半腱肌和股二头肌肌肉 / 肌腱横跨坐骨

适应证	ICD-10 编码
腘绳肌肌腱炎	M76.899
髋关节附着点病变	M76.899
坐骨滑囊炎	M70.70

结节至胫骨和腓骨近端。腘绳肌损伤几乎总是发生在近端肌腱交界区。急性损伤或慢性过度使用可导致肌腱炎、肌腱病变或腘绳肌肌腱断裂。股二头肌是最常见的损伤结构。主要的主诉是臀下或坐骨区疼痛，通常沿大腿后方肌腱放射。直接触诊坐骨结节和近端肌腱，被动拉伸和抗阻收缩，疼痛会加重。近端腘绳肌肌腱病所导致的疼痛和功能障碍往往是长期存在的，限制了运动和日常活动。可能需要超声或磁共振成像来判断解剖病理和损伤程度。

慢性肌腱病的治疗通常是漫长而困难的。物理治疗是基础。Zissen 发现接受皮质类固醇注射的患者，50% 症状改善持续时间超过 1 个月，24% 症状缓解持续时间超过 6 个月 [31]。超声引导提高了注射的准确性和有效性 [32]。腱内注射富血小板血浆 [33, 34] 和经皮针刺开窗术 [35] 均可缓解疼痛和改善功能。若保守治疗无效时，腘绳肌损伤可采用手术清创和修复手术处理来治疗 [36]。

相关解剖见图 11-7。

（一）患者体位

• 俯卧在检查台上。

• 髋关节处于伸展位。

（二）确定标志点

1. 患者俯卧在检查台上，操作者站在对侧髋关节的外侧。

2. 找到坐骨结节，并与患者一起伸髋用力触诊，直到确定腘绳肌肌腱的起点。

3. 确定坐骨结节上最大压痛的位置和腘绳肌肌腱的起点处，并用墨水笔标记。

4. 用回缩的圆珠笔尖用力按压该处皮肤，此处表示区域的入针点。

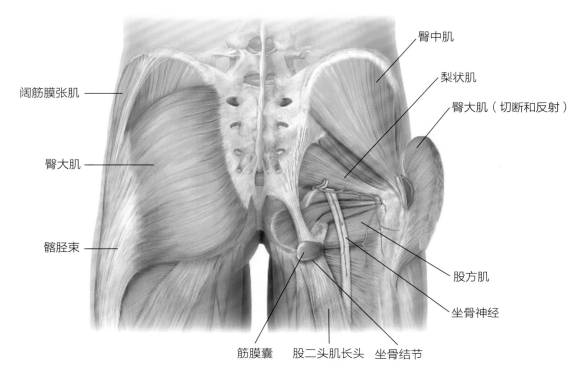

阔筋膜张肌

臀大肌

髂胫束

臀中肌

梨状肌

臀大肌（切断和反射）

股方肌

坐骨神经

筋膜囊　股二头肌长头　坐骨结节

▲ 图 11-7　坐骨滑囊

5. 确定标志点后，患者不应移动髋关节。

（三）麻醉

• 可用局部蒸汽冷却剂喷雾局部麻醉皮肤，但大多数患者不需要。

（四）用物准备

• 局部蒸汽冷却剂喷雾。

• 3ml 注射器。

• 25 号 5.08cm 穿刺针。

• 1ml 不含肾上腺素的 1% 利多卡因。

• 1ml 类固醇溶液（40mg 曲安奈德）。

• 1 个酒精棉片。

• 2 个聚维酮碘棉片。

• 无菌纱布垫。

• 无菌胶布绷带。

（五）技术

1. 依次用酒精和聚维酮消毒操作部位。

2. 使用局部蒸汽冷却剂喷雾局部麻醉。

3. 针头和注射器垂直于皮肤，针尖朝前。

4. 使用无接触技术，在插入注射标记部位引

入针（图 11-8）。

5. 向前推进针头，使其位于坐骨结节和肌腱的交界处，而不是肌腱的实质。

6. 回抽注射器，确保无回血。

7. 将利多卡因 / 皮质类固醇混合液注射到腘绳肌肌腱和滑囊周围。注入的溶液应该平稳地流入间隙。如果遇到更大的阻力，在尝试注射之前，略微地前进或后退针尖。

8. 注射后，拔出针头。

9. 用无菌胶布包扎。

10. 指导患者按摩该区域，并弯曲 / 伸展髋关节，使利多卡因 / 皮质类固醇溶液沿着腘绳肌肌腱和坐骨滑囊均匀分布。

11. 5min 后复查该区域，评估疼痛缓解情况。

（六）护理

• 在接下来的 2 周内，避免过度活动髋关节、伸展大腿及臀部、屈曲小腿(特别是跑步 / 短跑)。

• 开始一个物理治疗计划。

• 可以使用非甾体抗炎药、冰敷和热敷缓解疼痛。

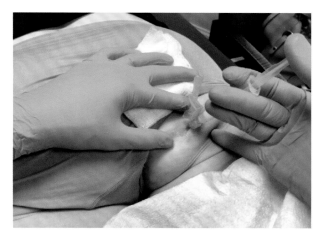

▲ 图 11-8　腘绳肌肌腱起点和坐骨囊注射

- 2 周内随访检查。

  CPT 编码

- 20551：注射，单肌腱起始点 / 附着点（用于腘绳肌腱炎）。

- 20610：关节穿刺，抽吸和（或）注射，大关节或滑膜囊；无超声引导。

- 76942：带成像监督和永久记录解释的针头放置的超声指南。

五、感觉异常性股痛

适应证	ICD-10 编码
感觉异常性股痛	G57.10

患者偶尔会出现大腿外侧的烧灼痛、麻木或感觉异常。感觉异常性股痛最常见的原因是股外侧皮神经（一种纯感觉神经）通过腹股沟韧带和髂前上棘外侧附着形成的隧道时发生了压迫性神经病变。它在糖尿病患者和肥胖患者中更为常见。髂前棘前方隧道上的神经受到撞击或后伸大腿可使症状重现或加重。保守治疗包括减轻慢性神经压迫、减肥和使用治疗神经病变的药物。在超声引导下进行神经压迫部位注射皮质类固醇已经被证明有很高的成功率[37, 38]。其他治疗方案包括超声引导下的神经水分离术[39]、手术减压[40]或神经切断术。

相关解剖见图 11-9 和图 11-10。

（一）患者体位

- 患者仰卧在检查台上。

- 患者头部偏向治疗对侧，减少焦虑和疼痛感。

（二）确定标志点

1. 患者仰卧在检查台上，操作者站在患髋外侧。

2. 找到髂前上棘和耻骨。

3. 用力触摸连接这两个结构的腹股沟韧带。

4. 股外侧皮神经穿过腹股沟韧带在腹股沟韧带下髂前上棘内侧约 2cm 处。轻轻叩击此区域或用力按压，直到产生不适。用墨水标记叩击处。

5. 用回缩的圆珠笔尖用力按压该处皮肤，形成的凹痕代表入针点。

6. 确定标志后，患者不应移动臀部或腿部。

（三）麻醉

- 可用局部蒸汽冷却剂喷雾局部麻醉皮肤，但大多数患者不需要。

（四）用物准备

- 外用蒸汽冷却剂喷雾。

- 3ml 注射器。

- 25 号 3.81cm 穿刺针。

- 2ml 1% 利多卡因（不含肾上腺素）。

- 1ml 类固醇溶液（40mg 曲安奈德）。

- 1 个酒精棉片。

- 2 个聚维酮碘棉片。

- 无菌纱布垫。

- 无菌胶布绷带。

（五）技术

1. 依次用酒精和聚维酮碘消毒穿刺部位皮肤。

2. 使用局部蒸汽冷却剂喷雾局部麻醉。

3. 针头和注射器与皮肤垂直，针尖朝后。

4. 使用无接触技术，将针引入穿刺部位（图 11-11）。

5. 将针向前推进 2～3cm，直至针尖位于腹股沟韧带下方。

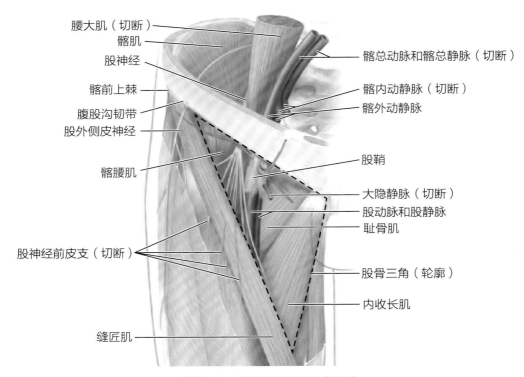

▲ 图 11-9　右髋前方神经血管结构
改编自 Gest TR. *Lippincott Atlas of Anatomy*, 2nd Ed.Philadelphia, PA: Wolters Kluwer, 2019

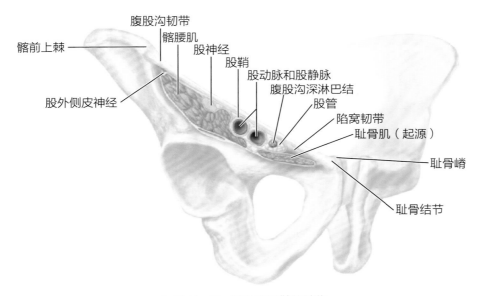

▲ 图 11-10　通过右股鞘的结构
引自 Gest TR. *Lippincott Atlas of Anatomy*, 2nd Ed. Philadelphia, PA: Wolters Kluwer, 2019

6. 回抽注射器，确保无回血。

7. 将利多卡因 / 皮质类固醇溶液注射到该区域。注入的溶液应该平稳地流入间隙。如果遇到更大的阻力，在尝试进一步注射之前，略微地前进或后退针尖。

8. 注射后，拔出针头。

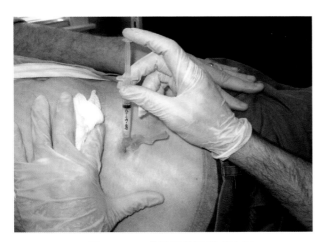

▲ 图 11-11　感觉异常性股痛注射

9. 用无菌胶布绷带包扎。

10. 指导患者进行髋关节的全范围运动，使利多卡因 / 皮质类固醇溶液均匀分布在整个区域。

（六）护理

• 治疗的目的是减轻压迫，通常包括穿宽松的衣服或减肥。

• 2 周内随访检查。

CPT 编码

• 64450：注射，神经阻滞，治疗，其他周围神经或分支。

• 76942（可选）：带成像监督和永久记录解释的针头放置的超声指南。

六、大转子疼痛综合征

适应证	ICD-10 编码
大转子疼痛综合征	M25.559
大转子滑囊炎	M70.60

大转子疼痛综合征是一个医学术语，用来描述涉及髋关节外侧的疼痛。这种区域性疼痛综合征包括转子滑囊炎引起的疼痛，但也常包含其他来源的疼痛，包括肌筋膜疼痛、退行性关节疾病、坐骨神经痛和脊柱病变。与发生在臀中肌和臀小肌的肌腱病变和肌腱撕裂等疾病有重叠的类似症状。在女性和伴有腰痛、骨关节炎、髂胫束

压痛和肥胖的患者中患病率较高。症状包括髋关节外侧持续疼痛，并可沿大腿外侧放射至膝盖，偶尔也可放射至臀部。体格检查显示大转子外侧有压痛点[41]。

保守治疗包括拉伸、治疗性运动和以腰 / 骨盆核心和骶髂关节为重点的物理疗法。在最大压痛区域局部注射皮质类固醇已被证明是有效和安全的[42-44]。替代疗法包括注射富血小板血浆（PRP）[45]、经皮肌腱开窗术[46]和干针疗法[47]。大多数情况下，超声引导是不必要的，增加费用且不划算。基于标志物的注射仍是首选方法，超声引导下穿刺可在极度肥胖或注射失败时选择[48]，顽固性病例可采用冲击波治疗[49]或考虑转诊至外科进行髂胫束松解、臀下滑囊切除术或大转子截骨复位术。

相关解剖见图 11-12。

（一）患者体位

• 以健侧卧位躺在检查台上。

（二）确定穿刺点

1. 患者健侧卧于检查台上，操作者站在患者身后。

2. 确定并标记大转子上最大压痛的区域。

3. 用回缩的圆珠笔尖用力按压该处皮肤，凹痕代表入针点。

4. 在确定标志后，患者不应移动髋关节。

（三）麻醉

• 可用局部蒸汽冷却剂喷雾对皮肤进行局部麻醉。

（四）用物准备

• 局部蒸汽冷却剂喷雾。

• 5ml 注射器。

• 25 号 5.08cm 穿刺针。

• 3ml 不含肾上腺素的 1% 利多卡因。

• 1ml 类固醇溶液（40mg 曲安奈德）。

• 1 个酒精棉片。

• 2 个聚维酮碘棉片。

• 无菌纱布垫。

• 无菌胶布绷带。

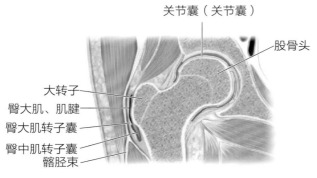

▲ 图 11-12　右髋关节前方和转子结构

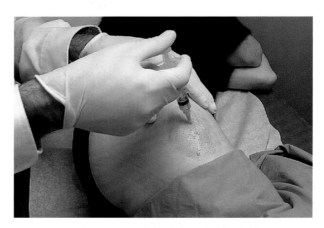

▲ 图 11-13　大转子疼痛综合征注射

（五）技术

1. 依次用酒精和聚维酮碘消毒穿刺部位。

2. 使用外用蒸汽冷却剂喷雾局部麻醉。

3. 将针头和注射器垂直于皮肤，针尖指向内侧。

4. 使用无接触技术，将针插入注射标记部位。

5. 将针向股骨大转子推进，直到针头触及骨头。

6. 将针头退回 1～2mm。回抽注射器，确保无回血。

7. 将类固醇溶液混合后缓慢地注射到转子囊区域。注入的溶液应该平稳地流入间隙。如果遇到更大的阻力，在尝试进一步注射之前，略微地前进或后退针尖。

8. 如有需要，可在邻近的其他疼痛部位重复注射。

9. 注射后，拔出针头。

10. 用无菌胶布绷带包扎。

11. 指导患者按摩该区域，并通过髋关节的全范围运动来活动髋关节，使类固醇溶液分布在整个转子囊。

12. 5min 后复查转子囊区域以确认疼痛缓解（图 11-13）。

（六）护理

• 2 周内避免过多的髋关节运动。

• 可以使用非甾体抗炎药、冰敷和热敷缓解疼痛。

• 2 周内随访检查。

CPT 编码

• 20610：关节穿刺，抽吸和（或）注射，大关节或滑膜囊；无超声引导。

• 20611：在超声引导下，有永久记录和报告。

（七）注意事项

• 扇形注射可以将皮质类固醇溶液分散到更大的区域。

七、臀部疼痛综合征

适应证	ICD-10 编码
左臀中肌肌腱病变	M67.952
右臀中肌肌腱病变	M67.98

臀中肌和臀小肌是主要的髋关节外展肌。它们起于髂骨的外表面止于大转子的后外侧表面。臀部疼痛综合征是一个医学术语，用来描述涉及肌腱病变和臀部滑囊炎的疼痛，现在被认为是髋关节外侧疼痛的主要来源[50]。这种疾病可继发于急性直接创伤、重复性运动损伤引起的活动改变、慢性髋关节过度内收或远端结构引起的生物力学异常。在有剧烈运动史的中年女性中很常见。疼痛通常发生在髋关节屈曲时，如走路、爬楼梯、下车或离开椅子。夜间患侧卧位疼痛是典型症状。髋关节屈伸时髋关节外侧偶尔会出现弹响。检查时，可触诊到股骨粗隆的上、后外侧疼

痛，并随着抵抗髋关节外展而加重。诊断性超声可用于确定臀部滑囊液是否存在、肌腱病变的回声特征或臀中肌肌腱撕裂。

治疗包括健康教育、改变活动方式、冰敷、热敷、超声治疗、物理治疗和非甾体抗炎药治疗。在超声引导下或非引导下实施皮质类固醇注射一直是传统的治疗方法，但短期到中期之后的有效性尚未得到证实[51]。超声引导下的富血小板血浆注射比皮质类固醇注射在 12 周时有更明显的临床改善[52]。最近一项精心设计的研究显示，超声引导下的富白细胞血小板血浆注射治疗后，疼痛可以持续改善 2 年[53]。超声引导下臀肌肌腱开窗治疗与注射富血小板血浆治疗相比，90 天疼痛评分无统计学差异[54]。对这些措施无效的患者可以选择开放手术或关节镜下修复臀中肌撕裂[55]。

相关解剖见图 11-14。

（一）患者体位
• 以健侧卧位躺在检查台上。

（二）确定穿刺点
1. 患者侧卧位于检查台上，操作者站在患者身后。

2. 确定并标记大转子上、后、外侧的最大压痛区域。

3. 用回缩的圆珠笔尖用力按压该处皮肤，凹痕代表入针点。

4. 在确定标志后，患者不应移动髋关节。

（三）麻醉
• 可用局部蒸汽冷却剂喷雾对皮肤进行局部麻醉。

（四）用物准备
• 局部蒸汽冷却剂喷雾。
• 5ml 注射器。
• 25 号 5.08cm 穿刺针。
• 3ml 不含肾上腺素的 1% 利多卡因。
• 1ml 类固醇溶液（40mg 曲安奈德）。
• 1 个酒精棉片。
• 2 个聚维酮棉片。
• 无菌纱布垫。
• 无菌胶布绷带。

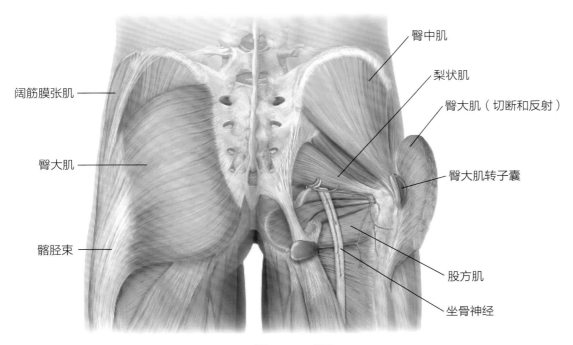

阔筋膜张肌
臀大肌
髂胫束

臀中肌
梨状肌
臀大肌（切断和反射）
臀大肌转子囊
股方肌
坐骨神经

▲ 图 11-14 臀肌

（五）技术

1. 依次用酒精和聚维酮碘消毒穿刺部位皮肤。

2. 使用外用蒸汽冷却剂喷雾局部麻醉。

3. 将针头和注射器垂直于皮肤，针尖指向中间。

4. 使用无接触技术，在注射标记部位引入针（图 11-15）。

5. 将针向股骨大转子推进，直到针头触及骨头。

6. 将针头退出 1～2mm。回抽注射器，无回血。

7. 将利多卡因 / 皮质类固醇混合液缓慢地注射于臀中肌和小肌腱的区域。注入的溶液应该平稳地流入该间隙。如果遇到更大的阻力，在尝试进一步注射之前，应轻微的进针或者退针。

8. 如有需要，可在邻近的其他疼痛部位重复注射。

9. 注射后，拔出针头。

10. 用无菌胶布绷带包扎。

11. 指导患者按摩该区域，并实施髋关节的全范围活动，有利于将利多卡因 / 皮质类固醇溶液分布在整个臀肌腱和滑囊。

12. 5min 后复查臀部肌腱 / 滑囊区，评估疼痛缓解情况。

（六）护理

• 2 周内避免过多的髋关节运动。

• 可以使用非甾体抗炎药、冰敷和热敷缓解疼痛。

• 2 周内随访检查。

CPT 编码

• 20551：注射，单肌腱起始点 / 附着点。

• 76942（可选）：带成像监督和永久记录解释的针头放置的超声指南。

（七）注意事项

• 扇形注射有利于将皮质类固醇溶液沿着臀中肌和小肌腱扩散。

八、髋内收肌肌腱

适应证	ICD-10 编码
髋内收肌肌腱炎	M76.899
髋关节肌腱附着点病变	M76.899

以髋关节内收时疼痛而到初级卫生保健机构就诊的患者较为少见。耻骨肌、长收肌、大收肌和短收肌将股骨的内侧连接到耻骨。急性损伤或慢性过度使用可引起髋关节内收肌的肌腱炎或肌腱病变。长收肌损伤最为常见，患者通常在触诊肌腹和肌肉止点时、被动拉伸和抗阻活动时出现疼痛。慢性肌腱病的治疗通常是漫长而困难的。物理治疗是基础。在受影响的肌腱周围注射皮质类固醇是一个不错的选择，可能会改善物理治疗的效果。

相关解剖见图 11-16。

（一）患者体位

• 患者仰卧于检查台上。

• 患侧髋关节屈曲外展外旋。

• 患者头部偏向健侧，以减轻患者的焦虑和疼痛感。

（二）确定标志点

1. 患者仰卧在检查台上，操作者站在患髋外后方。

2. 定位耻骨联合，用力触诊耻骨外侧，直到触及髋关节内收肌的起点。

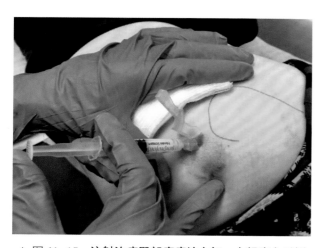

▲ 图 11-15 注射治疗臀部疼痛综合征—右粗隆上后侧

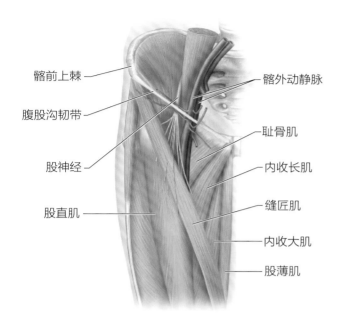

▲ 图 11-16　右大腿和股三角结构

髂前上棘

腹股沟韧带

股神经

股直肌

髂外动静脉

耻骨肌

内收长肌

缝匠肌

内收大肌

股薄肌

改编自 Gest TR.*Lippincott Atlas of Anatomy*, 2nd Ed. Philadelphia, PA: Wolters Kluwer, 2019

3. 确定肌腱上最大压痛的位置，并用墨水笔标记。

4. 用回缩的圆珠笔尖用力按压该处皮肤，凹痕代表入针点。

5. 在确定标志后，患者不应移动髋关节。

（三）麻醉

• 使用局部蒸汽冷却剂喷雾对皮肤进行局部麻醉。

（四）用物准备

• 局部蒸汽冷却剂喷雾。

• 3ml 注射器。

• 25 号 5.08cm 穿刺针。

• 1ml 不含肾上腺素的 1% 利多卡因。

• 1ml 类固醇溶液（40mg 曲安奈德）。

• 1 个酒精棉片。

• 2 个聚维酮碘棉片。

• 无菌纱布垫。

• 无菌胶布绷带。

（五）技术

1. 依次用酒精和聚维酮碘消毒穿刺部位皮肤。

2. 使用局部蒸汽冷却剂喷雾局部麻醉。

3. 针头和注射器与皮肤成 30°，针尖朝向耻骨近端。

4. 使用无接触技术，将针插入注射标记部位（图 11-17）。

5. 向前推进针，使其定位在受影响的肌腱周围，而不是在肌腱的实质内。

6. 回抽注射器，确保没有血液回流。

7. 将利多卡因 / 皮质类固醇混合液缓慢地注射于内收肌腱周围。注入的溶液应该平稳地流入该间隙。如果遇到更大的阻力，在尝试进一步注射之前，应轻微进针或者退针；如有需要，可在邻近的其他疼痛部位重复注射。

8. 注射后，拔出针头。

9. 用无菌胶布绷带包扎。

10. 指导患者按摩该区域，并行髋关节的全范围运动，使利多卡因 / 皮质类固醇溶液沿着内收肌肌腱均匀分布。

11. 5min 后复查髋关节内侧，评估疼痛缓解情况。

（六）护理

• 2 周内避免过度使用髋关节，特别是髋关节外展和内收。

• 开始一个物理治疗计划。

• 可使用非甾体抗炎镇痛药、冰敷和热敷。

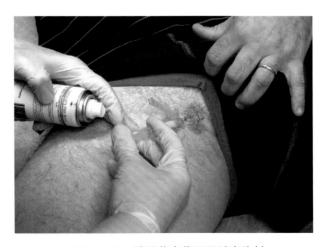

▲ 图 11-17　髋关节内收肌肌腱炎注射

• 2 周内随访复查。

CPT 编码

• 20551：注射，单肌腱起始点 / 附着点。

• 76942（可选）：带成像监督和永久记录解释的针头放置的超声指南。

（七）注意事项

• 这种注射可能是比较浅表的，特别是对较瘦人群。皮质类固醇沉积在皮下组织可导致皮肤萎缩和色素沉着等并发症。在所有皮质类固醇溶液注射时均需避免引起皮丘。

九、膝关节注射

门诊经常遇到需要行膝关节抽吸和注射的患者，该操作最常见的适应证包括评估和治疗单关节炎、骨关节炎和炎症性关节炎，排除化脓性关节炎，以及清除创伤后关节腔积血或反应性积液。关节穿刺术（抽吸术）用于从关节中取出液体进行诊断性滑液分析，以增强舒适感，改善本体感觉[56]，并最大限度地减少注射物质的稀释。各种注射产品包括皮质类固醇[57]、透明质酸[58, 59]、富血小板血浆[60]、葡萄糖（增生疗法）[61]、依那西普（etaneracept）[62]、肉毒杆菌毒素[63] 等。

大多数操作者选择四种基于触诊的解剖标志引导法中的一种来实施膝关节的抽吸和注射。图 11-18 显示了最常见的膝关节入路：伸直膝关节外侧髌上入路、外侧髌中入路、屈曲膝关节前内侧入路和前外侧入路。避免采用膝关节内侧髌上入路及髌内侧入路，因为膝关节 / 腿内侧的手术空间有限，患者的舒适度不佳，以及缺乏对其准确性和有效性的文献报道。对于膝关节注射和抽吸的最佳技术，缺乏专家共识。然而，当前文献的检索给了我们一些指导。尽管外侧髌上入路和外侧髌中入路似乎比其他入路有优势，但每个操作者都需要根据科学数据、专业知识、成功经历和其他患者特定因素最终确定所需的入路。

2013 年，Maricar 等发表了一篇膝关节内注射准确性的综述[64]。汇集了 23 篇文献的数据，结果显示髌上外侧入路的注射准确率最高（87%），而髌内侧（64%）和髌前外侧入路（70%）的注射准确率最低。此外，使用图像引导时，外侧髌上、内侧髌上和髌内侧位置比使用解剖标志定位更准确。另一项由 Hermans 及其同事对 9 项研究进行的系统综述[65] 发现，与外侧髌骨中入路（85%）、前内侧入路（72%）和前外侧入路（67%）相比，伸直腿外侧髌上入路（91%）最为准确。当考虑到膝关节滑液所处的位置时，这种成功率差异是有意义的。Hirsch 及其同事[66] 证实，在外侧髌上囊比其他部位更常见到少量积液。在疼痛性膝关节炎患者中，积液大部分分布于伸直膝关节外侧髌上囊。另外，Zhang 等[67] 发现，在

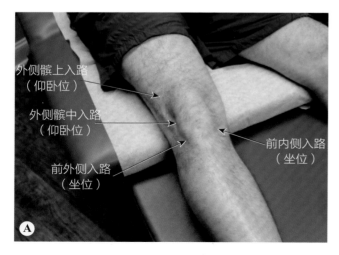

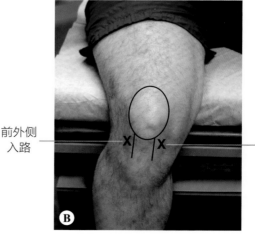

▲ 图 11-18　**A.** 右膝，最常见的膝关节入路；**B.** 屈膝显示标记

伸直腿仰卧位时，"干抽"率为10%，而坐位为25%。

在Jackson及其同事[68]进行的一项独立研究中，他们使用21号3.81cm穿刺针进行基于解剖标志定位穿刺发现，与前内侧入路（75%）和前外侧入路（71%）相比，髌骨中外侧入路更准确（93%）。Toda和Tsukimura[69]报道称，使用15号3.81cm穿刺针采用改良的方法，即在患者保持膝关节弯曲30°并牵引远端膝关节的体位下关节穿刺的准确性（86%）明显高于坐位前内侧入路（62%）和伸膝外侧髌上入路（70%）。在严重骨关节炎中，准确率更高。在另一项Chavez-Chiang[70]的研究中，膝关节屈曲90°，使用21号5.08cm穿刺针从前外侧入路进针，并瞄准股骨内侧髁滑膜穿刺的准确率为97%。这种方法可能对不能躺下、无法转移到检查台上、不能伸直膝盖或膝关节屈曲挛缩的患者有用。

肌肉骨骼超声的使用大幅度提高了膝关节注射的准确性。现在许多研究表明，使用超声引导技术可以显著提高注射的准确率。即使是由缺乏经验的医师，使用超声进行穿刺注射的成功率都提高到接近100%[71]。一项在超声引导下使用25号3.81cm穿刺针对中度骨关节炎患者注射的研究显示，在外侧髌上入路的成功率为100%，外侧髌中入路的成功率为95%，前内侧入路的成功率为75%[72]。一项对13项膝关节研究的综述显示，超声引导将膝关节注射的准确率从77.8%提高为95.8%，$P<0.001$[73]。通过超声引导可提高膝关节积液的可视化程度，如从一个较低的入路采用拔罐手法也可以提高膝关节积液的检测和清除[74]。图像引导技术的使用对于没有关节积液的患者尤其重要，特别是当注射关节内黏弹性补充剂治疗膝关节骨性关节炎时[75]。最重要的是，当超声引导下的注射与那些通过触诊标记引导下的注射相比，在短期（2周）内患者的疼痛和功能方面有显著改善，并且不良事件相应减少。图像引导技术也大大减少了患者注射穿刺过程中的痛苦，不需要额外的时间投入，使操作者对该操作更有信心，并提高了成本效益[76-78]。

伸膝位外侧髌上入路膝关节内注射是一种相对容易实施的操作技术，易于超声引导无骨性障碍，并被患者所接受。此外，由于仰卧位，患者可能看不到靠近的针头，有助于减轻焦虑。基于这些原因和已发表的研究，这种方法是笔者的首选技术，并强烈推荐给其他人。

十、膝关节：首选外侧髌上入路

适应证	ICD-10 编码
膝关节疼痛	M25.569
原因不明的膝关节炎	M17.10
原发膝关节炎	M17.10
创伤性膝关节炎	M17.30
继发膝关节炎	M17.5

仰卧伸膝，外侧髌上入路进入膝关节腔相对容易操作并能被患者很好地接受。由于仰卧位，患者可能看不到接近的针头，焦虑得以减轻。在针的直接路径上没有大动脉或神经，因此这种方法被认为是安全的。此外，由于注射是从髌上入路进行的，它是在关节外，但仍在关节囊内。因此，关节液可以被抽出并进行注射，而不会对关节软骨造成直接的针刺伤。在使用局麻药的情况下，关节注射可以帮助临床医师鉴别膝关节疼痛的病因。在疼痛作为一个混杂因素被消除后，可以重新检查膝关节，以评估韧带和半月板的结构完整性。如上所述，伸膝外侧髌上入路是进行膝关节穿刺和注射的首选技术。

相关解剖见图11-19。

（一）患者体位

• 仰卧在检查台上，膝关节伸直或轻微弯曲，并根据患者的需要，用枕头或折叠的治疗垫支撑膝关节来保持舒适。

• 患者头部转向健侧，有助于减轻焦虑和疼痛感。

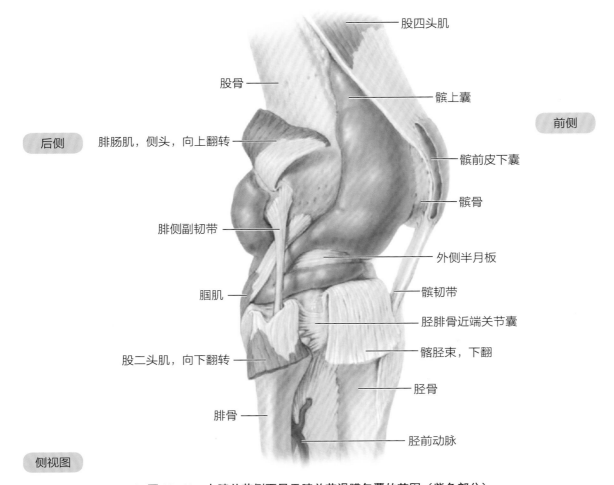

股四头肌

股骨

髌上囊

后侧

腓肠肌，侧头，向上翻转

髌前皮下囊

前侧

腓侧副韧带

髌骨

外侧半月板

腘肌

髌韧带

胫腓骨近端关节囊

股二头肌，向下翻转

髂胫束，下翻

胫骨

腓骨

胫前动脉

侧视图

▲ 图 11-19　右膝关节侧面显示膝关节滑膜包覆的范围（紫色部分）

引自 Agur AM, Dalley AF .*Grant's Atlas of Anatomy*, 14th Ed.Philadelphia, PA: Wolters Kluwer, 2016

（二）确定标志点

1. 患者仰卧在检查台上，操作者站在患膝关节外侧。

2. 定位髌骨的上侧面。

3. 在髌骨近缘上 1cm 处画一条垂直线（图 11-20）。

4. 沿髌骨后缘画一条水平线。

5. 找出这两条线的交点。确保这个交叉点在股四头肌腱下面。

6. 用回缩的圆珠笔尖用力按压该处皮肤，凹痕代表入针点。

7. 标志确定后，患者不应移动膝关节。

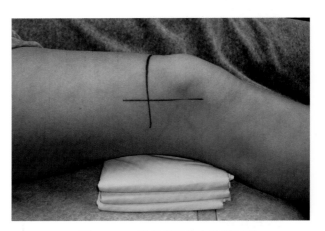

▲ 图 11-20　线条标记的右膝侧面观

（三）麻醉

· 使用局部蒸汽冷却剂喷雾对皮肤进行局部麻醉。

·（可选）可以通过注射 2～4ml 1% 利多卡因和肾上腺素来增强皮肤和软组织的局部麻醉和血管收缩效果（详见后文的"注意事项"部分）。

（四）用物准备

· 外用蒸汽冷却剂喷雾。

· 3ml 注射器：用于注射甲哌卡因 / 皮质类固醇混合物。

· 25 号 5.08cm 穿刺针：直接用于注射甲哌卡因 / 皮质类固醇混合物。

·（可选）10～60ml 注射器：用于抽吸。

·（可选）5ml 注射器：用于注射 1% 利多卡因和肾上腺素，增强局部组织麻醉效果。

·（可选）25 号 3.81cm 穿刺针，注射 1% 利多卡因和肾上腺素，以提供局部组织麻醉，一根 18 号针备用。

·（可选）18 号 3.81cm 穿刺针：用于抽吸。

·（可选）2～4ml 1% 利多卡因加肾上腺素：用于皮肤和膝关节囊的组织局部麻醉，一根 18 号针备用。

· 1ml 不含肾上腺素的 1% 甲哌卡因用来稀释皮质类固醇。

· 1ml 皮质类固醇溶液（曲安奈德 40mg）。

·（可选）选择黏弹性补充剂（如果需要）。

· 1 个酒精棉片。

· 2 个聚维酮碘棉片。

· 无菌纱布垫。

· 无菌胶布绷带。

· 非无菌、清洁治疗垫。

（五）技术

1.（可选）利用相邻但独立的超声窗成像膝关节结构（图 11-21）。注射部位单独成像，就会避免注射区域受到超声凝胶的污染。另外，可以采用无菌方式准备整个操作部位并使用无菌超声凝胶（图 11-22）。

2. 用 1 个酒精棉片和 2 个 10% 聚维酮碘棉片擦拭消毒穿刺部位，并待干。

3. 如果没有明显的关节内积液，或超声检查未发现积液，则直接注射甲哌卡因 / 皮质类固醇溶液（从下面第 4 步开始继续往下进行）。如果怀疑或超声检查证实有积液，则从下面第 10 步开始往下进行。

4. 使用外用蒸汽冷却剂喷雾局部麻醉。

5. 将 25 号 3.81cm 针和注射器垂直于皮肤及

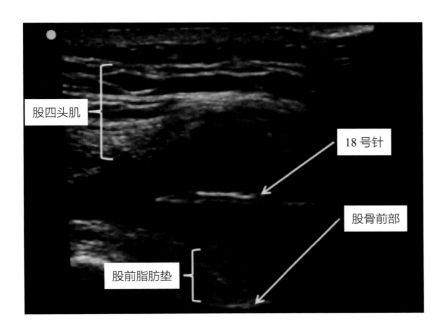

股四头肌

18 号针

股骨前部

股前脂肪垫

◀ 图 11-21　膝关节超声成像

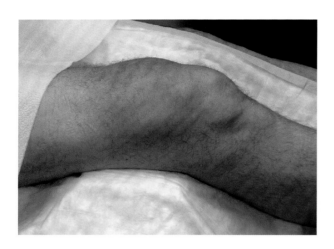

▲ 图 11-22 右膝关节肿胀，有大量关节积液。髌骨近端关节囊（髌上囊）膨出

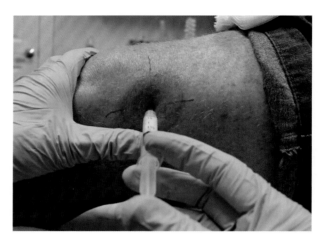

▲ 图 11-23 基于标志点的左膝皮质类固醇注射

之前在皮肤上画的两条线，并与地面平行，针头指向膝关节内侧。

6. 使用无菌、无接触技术，快速将针头插入穿刺部位。

7. 在股四头肌腱下方朝股骨远端前表面推进针头（25 号 3.81cm），直到针尖位于关节囊内。针尖可能会接触到股骨远端，如果发生这种情况，将针退出几厘米，并根据需要将针向前推进，使其在股骨前部行走。

8. 回抽注射器，确保无回血。

9. 向膝关节内注射甲哌卡因 / 皮质类固醇溶液，注入的溶液应平稳地流入关节间隙。如果遇到更大的阻力，在尝试进一步推注之前，应轻微地前进或后退一点针尖（图 11-23）。

10.（可选）使用外用蒸汽冷却剂喷雾局部麻醉。

11. 使用无接触技术，采用 25 号 3.81cm 针用于穿刺部位的局部麻醉，注射 2～4ml 1% 利多卡因和肾上腺素，提供充分的局部麻醉，将麻醉药注入皮肤下和关节囊。

12. 将 18 号 3.81cm 针和注射器垂直于皮肤及之前在皮肤上画的两条线，并与地面平行，针头指向膝关节内侧。

13. 使用无菌、无接触技术，快速将针头插

入穿刺部位。

14. 在股四头肌腱下方朝股骨远端前表面推进针头（18 号 3.81cm），直到针尖位于关节囊内（如果膝关节外侧囊存在肿胀，则进针 1～2cm 后即已达到关节囊）。在推进针头的同时回抽注射器，当注射器内出现液体时则证明针尖已在关节囊内（图 11-24）。如果液体被吸入，则停止进针。针头可能会接触到股骨远端。如果发生这种情况，将针抽出几厘米，必要时将针向前推进，从股骨上方进入关节囊。

15. 如果出现大量积液，可能需要多次抽吸以排出所有的滑液。

16. 如果选择在抽吸后进行注射，从 18 号针上取下大注射器，然后连接装有甲哌卡因 / 皮质类固醇溶液的 3ml 注射器（图 11-23），或预先填充黏弹性补充剂的专用玻璃注射器（图 11-25）。

17. 向膝关节内注射甲哌卡因 / 皮质类固醇溶液或增黏剂。注入的溶液应平稳地流入关节间隙。如果遇到阻力增加，轻轻推进或退回针，并确认抽吸出少量关节液后再尝试进一步注射（图 11-23）。

18. 注射完后拔出针头。

19. 用无菌胶布绷带包扎。

20. 指导患者进行膝关节的全范围运动，使甲哌卡因 / 皮质类固醇溶液或黏弹性补充剂分布

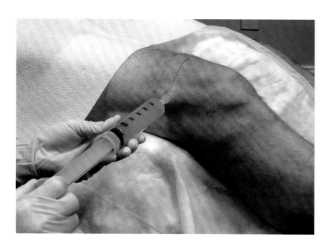

▲ 图 11-24　采用首选外侧髌上入路对肿胀的右膝关节抽吸积液

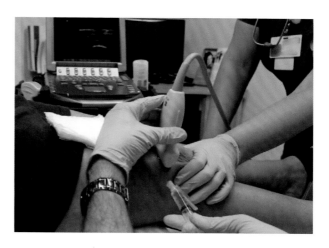

▲ 图 11-25　在注射皮质类固醇之前进行超声引导下右膝关节穿刺

于整个膝关节。

21. 5min 后复查膝关节，评估疼痛缓解情况。

（六）护理

- 在接下来的 2 周内患膝避免过多活动。
- 使用其他辅助治疗方式，包括物理治疗。
- 考虑 2 周内随访检查。

CPT 编码

- 20610：关节穿刺，抽吸和（或）注射，大关节或滑膜囊；无超声引导。
- 20611：在超声引导下，有永久记录和报告囊。

（七）注意事项

- 虽然可以采用外侧和内侧髌上入路，但首选的入路是外侧入路。这种方法为操作者提供了更大的空间，避免了患者健侧腿无意中踢伤操作者，患者所采取的体位也维护了患者的形象。
- 通常，可以使用局部蒸汽冷却剂喷雾以无痛的方式进行穿刺。当 18 号针进入关节囊时，偶尔会有患者抱怨疼痛。在这种情况下，应该拔出针头，换成 25 号 3.81cm 针沿同一方向前进。也可在皮肤下和关节囊边缘注射 2～4ml 1% 利多卡因和肾上腺素。根据作者的经验，在几乎所有报道疼痛的病例中，超声检查常常显示滑膜囊增厚，可能有炎症。

- 如果操作者偶尔遇到找不到关节囊的情况，则可以尝试以下任何一种操作。
  - 用力挤压髌骨的前远端，将其向后和近端移位（"拔罐"手法），从而移动关节液并填充髌上囊（图 11-25）[79]。
  - 将针转向远端，以髌骨下表面为靶点。然而，这种技术可能会有潜在地导致髌骨软骨损伤的风险。
- 当未检测到积液时，或在非常肥胖的患者中，需要进行超声引导抽吸和注射。当注射昂贵的黏弹性补充剂产品时，超声在定位膝关节内的液体以确保穿刺准确性方面也非常有用。

十一、膝关节：外侧髌中入路

适应证	ICD-10 编码
膝关节疼痛	M25.569
原因不明的膝关节炎	M17.10
原发性膝关节炎	M17.10
创伤性膝关节炎	M17.30
继发性膝关节炎	M17.5

仰卧伸膝位外侧髌骨中入路膝关节穿刺相对

容易执行，并易被患者接受。如前所述，通过该入路进行注射具有很高的成功率。由于仰卧位，患者可能看不到即将穿刺的针头，焦虑会减轻。在针的直接路径没有大动脉或神经，因此这种方法被认为是安全的。由于针尖可能接触到髌骨软骨外侧，可能会导致直接损伤，但这通常是在相邻关节面外侧，应该不会产生临床影响。在使用局麻药的情况下，这种注射可以帮助临床医师鉴别膝关节疼痛的病因。在疼痛作为一个混杂因素被消除后，可以重新检查膝关节，以评估韧带和半月板的结构完整性。

相关解剖见图 11-19。

（一）患者体位

• 仰卧在检查台上，膝盖伸直或轻微弯曲，根据患者需要，用枕头或折叠的治疗垫支撑维持舒适度。

• 患者头部偏向治疗对侧，以减轻患者的焦虑和疼痛感。

（二）确定标志点

1. 患者仰卧在检查台上，操作者站在患膝关节外侧。

2. 定位髌骨的外侧。

3. 让患者放松股四头肌，然后对髌骨内侧施加压力，使其向外侧移位。

4. 找到髌骨外侧下表面与股骨外侧髁之间的沟（图 11-26）。

5. 用回缩的圆珠笔尖用力按压该处皮肤，凹痕代表入针点。

6. 该标志确定后，患者不应移动膝关节。

（三）麻醉

• 使用局部蒸汽冷却剂喷雾对皮肤进行局部麻醉。

• （可选）可以通过向皮肤和软组织注射 2～4ml 1% 利多卡因和肾上腺素来增强局部麻醉和血管收缩效果。

（四）用物准备

• 外用蒸汽冷却剂喷雾。

• 3ml 注射器：用于注射甲哌卡因 / 皮质类固

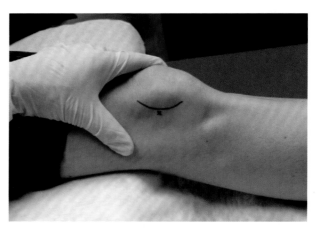

▲ 图 11-26　在右膝侧面画出髌骨轮廓和注射部位

醇混合物。

• 25 号 3.81cm 针：用于直接注射甲哌卡因 / 皮质类固醇混合物。

• （可选）10～60ml 注射器：用于抽吸。

• （可选）5ml 注射器：用于注射 1% 利多卡因和肾上腺素，以增强局部组织麻醉效果。

• （可选）25 号 2.54cm 针，注射 1% 利多卡因和肾上腺素，以提供局部组织麻醉，一根 18 号针头备用。

• （可选）18 号 3.81cm 针头，用于抽吸。

• （可选）2～4ml 1% 利多卡因加肾上腺素：用于皮肤和膝关节胶囊的局部组织麻醉，18 号针头备用。

• 1ml 不含肾上腺素的 1% 甲哌卡因用来稀释皮质类固醇。

• 1ml 皮质类固醇溶液（曲安奈德 40mg）。

• （可选）黏弹性补充剂（如果需要）。

• 1 个酒精棉片。

• 2 个聚维酮棉片。

• 无菌纱布垫。

• 无菌胶布绷带。

• 非无菌、清洁治疗垫。

（五）技术

1. （可选）利用相邻但独立的声学窗，用超声成像膝关节结构。注射部位单独成像就会避免注射区域受到超声凝胶的污染。另外，可以用无菌方式准备整个操作部位并使用无菌超声凝胶。

2. 用 1 个酒精棉片和 2 个 10% 聚维酮碘棉片消毒穿刺部位，并待干。

3. 让患者放松股四头肌，然后让助手对髌骨内侧施加压力，使其向外侧移位。

4. 如果怀疑没有明显的关节积液，或超声检查未发现积液，则继续直接注射甲哌卡因 / 皮质类固醇溶液（从下面第 6 步开始操作）。如果怀疑或超声检查证实有积液，则从第 11 步开始继续操作。

5. 使用外用蒸汽冷却剂喷雾局部麻醉。

6. 将 25 号 3.81cm 针和注射器垂直于皮肤及之前在皮肤上画的两条线，并与地面平行，针头指向膝关节内侧。

7. 使用无菌、无接触技术，快速将针头插入穿刺部位。

8. 在髌骨下方内侧和股骨外侧髁上方向前推进 25 号 3.81cm 针，直到针尖位于髌股关节的关节腔内（图 11-27）。

9. 回抽注射器，确保没有血液回流。

10. 向膝关节内注射甲哌卡因 / 皮质类固醇溶液，注入的溶液应平稳地流入关节间隙。如果遇到较大的阻力，在尝试进一步注射之前，略微地向前或向后移动针头。

11.（可选）使用外用蒸汽冷却剂喷雾局部麻醉。

12. 使用无接触技术，采用 25 号 2.54cm 针用于穿刺部位的局部麻醉，注射 2~4ml 1% 利多卡因和肾上腺素，提供充分的局麻，将麻醉药注入皮肤下和关节囊。

13. 将 18 号 3.81cm 针和注射器垂直于皮肤及之前在皮肤上画的两条线，并与地面平行，针头指向膝关节内侧。

14. 使用无菌、无接触技术，快速将针头插入穿刺部位。

15. 在髌骨下方内侧和外侧股骨髁上方将 18 号 3.81cm 针向前推进，直到针尖位于髌股关节的关节腔内（图 11-27）。在进针的同时用注射器

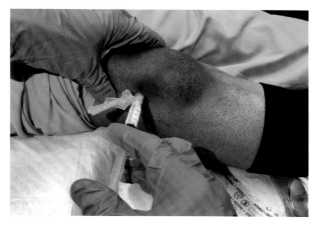

▲ 图 11-27 采用外侧髌骨中间入路进行右膝关节穿刺

进行抽吸，当注射器里出现液体时表明针尖已经进入关节腔。当液体能抽出时，则停止进针。

16. 如果出现大量积液，可能需要多次抽吸以排出所有的滑液。

17. 如果选择了抽吸后注射，从 18 号针上取下大注射器，然后连接装有甲哌卡因 / 皮质类固醇溶液的 3ml 注射器，或预先填充黏弹性补充剂的专用玻璃注射器。

18. 向膝关节内注射甲哌卡因 / 皮质类固醇溶液或黏弹性补充剂。注入的溶液应平稳地流入关节间隙。如果遇到阻力增加，略微向前或向后移动针头，并确认抽吸到少量的关节液，再尝试进一步注射。

19. 注射后，拔出针头。

20. 用无菌胶布绷带包扎。

21. 指导患者进行膝关节的全范围活动，使甲哌卡因 / 皮质类固醇溶液或黏弹性补充剂分布于整个膝关节。

22. 5min 后复查膝关节，评估疼痛缓解情况。

（六）护理

• 在接下来的 2 周内患膝避免过多活动。

• 使用其他辅助治疗方式，包括物理治疗。

• 考虑 2 周内随访检查。

CPT 编码

• 20610：关节穿刺，抽吸和（或）注射，大关节或滑膜囊；无超声引导。

- 20611：在超声引导下，有永久记录和报告。

（七）注意事项

- 虽然可以同时采用髌骨内侧和外侧入路，但首选外侧入路。这种方法为操作者提供了更大的空间，无意中踢伤操作者，患者所采取的体位也维护了患者的形象。

- 通常，可以使用局部蒸汽冷却剂喷雾以无痛的方式进行。然而，当 18 号针进入关节囊时，偶尔会有患者抱怨疼痛。在这种情况下，可以拔出针头并换成 25 号针 3.81cm 沿同一方向穿刺。并在皮肤下和关节囊的软组织中注射 2～4ml 1% 利多卡因和肾上腺素增强局部麻醉效果。

- 如果临床医师偶尔遇到难以找到关节囊的情况，则可以尝试以下任何一种操作。

　– 用力挤压髌骨的前远端，并将其向后和近端移位（"拔罐"手法），从而移动关节液并填充髌上囊[80]。

　– 放弃该入路，采用外侧髌上入路。另外，也可以利用超声成像辅助穿刺。

- 当未检测到积液或在非常肥胖的患者身上时，需要进行超声引导的抽吸和注射。当注射昂贵的黏弹性补充剂时，超声在确保药物放置位置的准确性方面也非常有用。

十二、膝关节：前内侧和前外侧入路

适应证	ICD-10 编码
膝关节疼痛	M25.569
原因不明的膝关节炎	M17.10
原发性膝关节炎	M17.10
创伤性膝关节炎	M17.30
继发性膝关节炎	M17.50

膝关节髌下前内侧和前外侧入路比伸直下肢外侧入路更难操作，并且也不太被患者接受，因为此类操作通常是在患者坐位时进行，患者可以看到接近的针，这些操作会增加患者焦虑，如果

患者出现血管迷走神经性反应并从检查台上掉下来，他们受伤的风险就会增加。或者，可以让患者仰卧位，髋关节和膝关节屈曲，使足底接触检查台面。由于这些注射是在关节内进行的，18 号针的强力穿刺可能会直接损伤股骨远端上的膝关节软骨。由于这些原因，并且与伸腿入路相比成功率较低，前内侧和前外侧技术被认为是次要选择。然而，对于那些被限制在轮椅上的患者和那些不能轻易移动到检查台上的患者来说，它们是一种有价值的替代技术。

相关解剖见图 11-19。

（一）患者体位

- 患者坐在检查台上，患膝屈曲 90°。

- 或者，患者可坐在轮椅或其他椅子上，甚至仰卧在检查台上，双膝屈曲 90°。

- 患者头部偏向治疗健侧，以减轻患者的焦虑和疼痛感。

（二）确定标志点

1. 患者坐在检查台上或椅子上，操作者坐在患膝前的检查凳上。

2. 或者，患者仰卧在检查台上，操作者站在患膝内侧或外侧。

3. 触诊膝关节的前部找到髌腱。

4. 在肌腱的中点，向内侧或外侧移动约 2cm，通常能触及轻微的凹陷，用墨水笔在该处做记号。

5. 用回缩的圆珠笔尖用力按压该处皮肤，凹痕代表入针点。

6. 确定标志后，患者不应移动膝关节（图 11-28）。

（三）麻醉

- 使用局部蒸汽冷却剂喷雾对皮肤进行局部麻醉。

- （可选）可以通过向皮肤和软组织注射 2～4ml 1% 利多卡因和肾上腺素来增强局部麻醉和血管收缩效果。

（四）用物准备

- 外用蒸汽冷却剂喷雾。

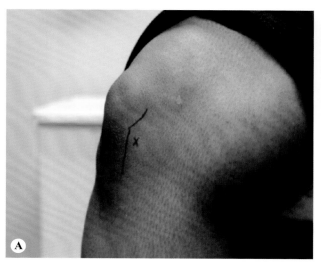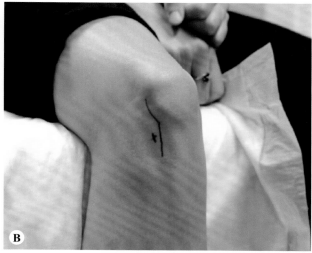

▲ 图 11-28　**A.** 右膝前内侧面，标记有注射部位；**B.** 右膝前外侧，标记出注射部位

- 3ml 注射器：用于注射甲哌卡因 / 皮质类固醇混合物。

- 25 号 5.08cm 针：用于直接注射甲哌卡因 / 皮质类固醇混合物。

- （可选）10～60ml 注射器：用于抽吸。

- （可选）5ml 注射器：用于注射 1% 利多卡因和肾上腺素，以增强局部组织麻醉效果。

- （可选）25 号 3.81cm 针，注射 1% 利多卡因和肾上腺素，以提供局部组织麻醉，一根 18 号针头备用。

- （可选）18 号 3.81cm 针：用于抽吸。

- （可选）2～4ml1% 利多卡因肾上腺素：用于皮肤和膝关节胶囊的局部组织麻醉，一根 18 号针头备用。

- 1ml 1% 甲哌卡因，不含肾上腺素：用来稀释皮质类固醇。

- 1ml 皮质类固醇溶液（曲安奈德 40mg）。

- （可选）选择黏弹性补充剂（如果需要）。

- 1 个酒精棉片。

- 2 个聚维酮碘棉片。

- 无菌纱布垫。

- 无菌胶布绷带。

- 非无菌、清洁治疗垫。

（五）技术

1.（可选）利用相邻但独立的声学窗，用超声成像膝关节结构。注射部位单独成像就会避免注射区域受到超声凝胶的污染。另外，整个部位可以以无菌方式准备并使用无菌超声凝胶。

2. 用 1 个酒精棉片和 2 个 10% 聚维酮碘棉片擦拭消毒穿刺部位，并待干。

3. 如果没有明显的关节内积液，或超声检查未发现积液，则直接注射甲哌卡因 / 皮质类固醇溶液（从下面第 4 步开始继续往下进行）。如果怀疑或超声检查证实有积液，则从下面第 10 步开始继续往下进行。

4. 使用外用蒸汽冷却剂喷雾局部麻醉。

5. 将 25 号 5.08cm 针和注射器垂直于皮肤，并与地面平行，针尖与膝盖中心成 45°。

6. 使用无菌、无接触技术，快速地将针头插入穿刺部位。

7. 将针朝向膝关节中心进针，直到针尖位于关节囊内或接触膝关节中心深处股骨远端上方的软骨。

8. 回抽注射器，确保没有血液回流。

9. 向膝关节内注射甲哌卡因 / 皮质类固醇溶液。注入的溶液应平稳地流入关节间隙。如果遇到更大的阻力，在继续注射之前，略微向前或向后退针。

10.（可选）使用外用蒸汽冷却剂喷雾局部麻醉。

11. 采用无接触技术，使用 25 号 3.81cm 针用于穿刺部位的局部麻醉（图 11-29）。在皮肤下和关节囊注射 2~4ml 1% 利多卡因和肾上腺素，提供充分局麻。

12. 将 18 号 3.81cm 针和注射器垂直于皮肤，并与地面平行，针尖与膝盖中心呈 45°。

13. 使用无菌、无接触技术，快速地将针头插入穿刺部位。

14. 将 18 号 3.81cm 针朝向膝关节中心穿刺，直到针尖位于关节囊内，或接触膝关节中心深处股骨远端上方的软骨。在推进针头的同时对注射器进行抽吸。注射器里有液体出现即表明针尖已经进入关节囊停止推进针。

15. 如果出现大量积液，可能需要多次抽吸以排出所有的滑液。

16. 如果选择了抽吸后注射，从 18 号针头上取下大注射器，然后连接装有甲哌卡因 / 皮质类固醇溶液的 3ml 注射器，或预先填充黏弹性补充剂的专用玻璃注射器。

17. 向膝关节内注射甲哌卡因 / 皮质类固醇溶液或黏弹性补充剂。注入的溶液应平稳地流入关节间隙。如果遇到阻力增加，轻微进针或退针，并确认能抽吸少量的关节液，再尝试进一步注射。

18. 注射后，拔出针头。

19. 用无菌胶布绷带包扎。

20. 指导患者进行膝关节的全范围运动，使甲哌卡因 / 皮质类固醇溶液分布在整个膝关节。

21. 5min 后复查膝关节，评估疼痛缓解情况。

（六）护理

- 在接下来的 2 周内患膝避免过度活动。
- 使用其他辅助治疗方式，包括物理治疗。
- 考虑 2 周内随访检查。

CPT 编码

- 20610：关节穿刺，抽吸和（或）注射，大关节或滑膜囊；无超声引导。
- 20611：在超声引导下，有永久记录和报告。

（七）注意事项

- 由于针对关节软骨的直接损伤，以及有文献显示成功率较低，髌下内侧和外侧入路只能在髌上和髌中入路不能实施的特殊情况下使用。这种情况可能发生在局部蜂窝织炎或软组织损伤的患者身上，也可能发生在不能轻易移动到检查台上的轮椅依赖患者身上。
- 使用超声辅助抽吸和注射有助于确保昂贵的黏弹性补充产品的注射准确性。

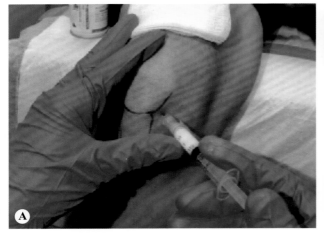
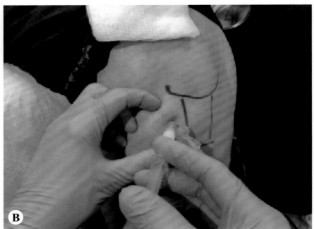

▲ 图 11-29　A. 右膝前内侧入路注射；B. 右膝前外侧入路注射

十三、膝关节：腘窝囊肿（Baker's 囊肿）

适应证	ICD-10 编码
腘窝囊肿	M71.20

腘窝囊肿是位于膝关节后部的充满液体和纤维蛋白的结构。在初级卫生保健机构这种情况并不少见。通常是在膝关节骨关节炎产生过多的滑液时形成，其他相关疾病包括炎性滑膜炎和半月板撕裂。在腓肠肌半膜囊相对薄弱的区域，液体压力导致腘窝内下侧面滑膜外翻形成滑膜突起，并通过一个细长的颈部与膝关节相通[81]，这个细长的颈部功能是一个单向阀。腘窝囊肿的典型表现为膝关节后部增大的囊状结构，可有压痛，引起小腿肿胀，或限制膝关节完全弯曲。

腘窝囊肿可通过抽吸和皮质类固醇注射有效治疗。由于腘动脉、腘静脉和胫神经纵行通过该区域中心，因此在腘动脉区域进行大号针穿刺时应谨慎。必须小心将针指向前内侧，远离这些关键结构。

对有症状的囊肿的治疗可以通过抽吸囊内液体联合直接注射皮质类固醇到囊肿内[82、83]或单独注入膝关节来完成[84]。针刺开窗术也显示出一定的益处[85]。当与物理治疗相结合时，抽吸和注射效果得到了加强[86]。超声引导提高了手术的安全性和准确性，对疼痛和功能障碍的治疗效果有积极的影响[87]。注射治疗失败的患者（通常是因为复杂或单纯性囊肿的存在）可以考虑手术切除。

相关解剖见图 11-30。

（一）患者体位

· 俯卧在检查台上，膝盖伸直。

（二）确定标志点

1. 患者俯卧在检查台上，操作者站在患膝关节外侧。

2. 定位腘窝囊肿最突出的部位，即位于腘窝内侧下方的部位。

3. 用回缩的圆珠笔尖用力按压该处皮肤，凹痕代表入针点。

4. 位置确定后，患者不应移动膝关节。

（三）麻醉

· 使用局部蒸汽冷却剂喷雾对皮肤进行局部麻醉。

（四）用物准备

· 外用蒸汽冷却剂喷雾。

· 10～20ml 注射器：用于抽吸。

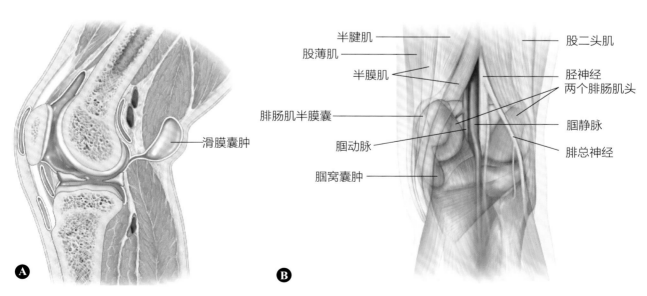

▲ 图 11-30　A. 腘窝囊肿；B. 腘窝解剖，冠状位，标记腓肠肌半膜肌滑囊的位置

- 18 号 3.81cm 针：用于抽吸腘窝囊肿。
- 3ml 注射器注入：用于注射甲哌卡因 / 皮质类固醇混合物。
- 1ml 1% 甲哌卡因，不含肾上腺素：用于稀释皮质类固醇。
- 1ml 皮质类固醇溶液（曲安奈德 40mg）。
- 1 个酒精棉片。
- 2 个聚维酮碘棉片。
- 无菌纱布垫。
- 无菌胶布绷带。
- 非无菌、清洁治疗垫。

（五）技术

1.（可选）利用相邻但独立的声窗超声成像膝关节后方结构（图 11-31）。注射部位单独成像，就会避免注射区域受到超声凝胶的污染。另外，整个部位可以以无菌方式准备并使用无菌超声凝胶。

2. 用 1 个酒精棉片和 2 个 10% 聚维酮碘棉片擦拭消毒穿刺部位，并待干。

3. 使用外用蒸汽冷却剂喷雾局部麻醉。

4. 将 18 号 3.81cm 针和注射器垂直于皮肤，针尖朝向前内侧。

5. 使用无菌、无接触技术，快速地将针头插入穿刺部位。

6. 将注射针在腘窝囊肿中推进的同时回抽注射器。

7. 当抽吸到透明液体时停止进针。然后将囊中内容物全部抽吸出。

8. 从 18 号针头上取下大注射器，然后将装有甲哌卡因 / 皮质类固醇溶液的 3ml 注射器连接起来。

9. 向囊肿内注射甲哌卡因 / 皮质类固醇溶液。注入的溶液应平稳地流入关节间隙。如果遇到阻力增大，可略微向前进针或向后退针。

10. 注射后，拔出针头。

11. 用无菌胶布绷带包扎。

12. 指导患者进行膝关节的全范围运动，使甲哌卡因 / 皮质类固醇溶液遍及滑膜囊肿。

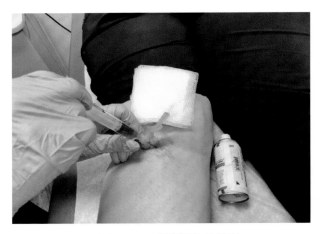

▲ 图 11-31　腘窝囊肿的抽吸

13. 5min 后复查膝关节，评估疼痛缓解情况。

（六）护理

- 在接下来的 2 周内患膝避免过度活动。
- 使用其他辅助治疗方式，包括物理治疗。
- 考虑 2 周内随访检查。

CPT 编码

- 20610：关节穿刺，抽吸和（或）注射，大关节或滑膜囊；无超声引导。
- 20611：在超声引导下，有永久记录和报告。

（七）注意事项

- 要非常小心，避免无意中损伤腘动脉、腘静脉和在腘窝中央纵行的胫神经。
- 将针向前内侧推进，远离这些关键结构。
- 超声引导的抽吸和注射通常是不必要的，但对引导针的放置和确保手术的安全是有用的。

十四、髌前滑囊炎

适应证	ICD-10 编码
髌前滑囊炎	M70.40

髌前滑囊炎在初级卫生保健机构相当常见。大约 1/3 的病例是感染性的，2/3 的病例是非感染性的。一般的保守治疗措施包括囊内抽吸、非甾体抗炎药、保护、休息、冰敷、压迫和抬高。分析来自滑囊的液体是区分感染和非感染病例的关

键。因为滑囊的位置很明显，所以通常很容易成功抽吸。皮下髌前滑囊在受到反复的过度压力或摩擦时可能会发炎并积聚液体。由于积聚的液体可能包括急性创伤时的血液、重复性损伤后的富含蛋白的黏液、感染后的脓性液体，因此应选择大号针头穿刺。对于确诊为非感染性滑囊炎和对运动或职业要求高的患者，可以进行滑囊内皮质类固醇注射。如果是感染性滑囊炎，则需抗感染治疗。严重、难治性或慢性 / 复发的患者需考虑手术切开引流或滑囊切除[88]。遗憾的是，在同行评议的医学文献中没有发现任何关于注射治疗髌前滑囊炎的研究。

相关解剖见图 11-32。

（一）患者体位

• 仰卧在检查台上，膝盖伸直或轻微弯曲，根据患者需要，用枕头或折叠的治疗垫支撑膝关节。

• 患者头部偏向治疗健侧以减轻患者的焦虑和疼痛感。

（二）确定标志点

1. 患者仰卧在检查台上，操作者站在患膝关节外侧。

2. 确定了最大波动点。

3. 用回缩的圆珠笔尖用力按压该处皮肤，凹痕代表入针点。

4. 标志点确定后，患者不应移动膝关节。

（三）麻醉

• 使用局部蒸汽冷却剂喷雾对皮肤进行局部麻醉。

（四）用物准备

• 局部蒸汽冷却剂喷雾。

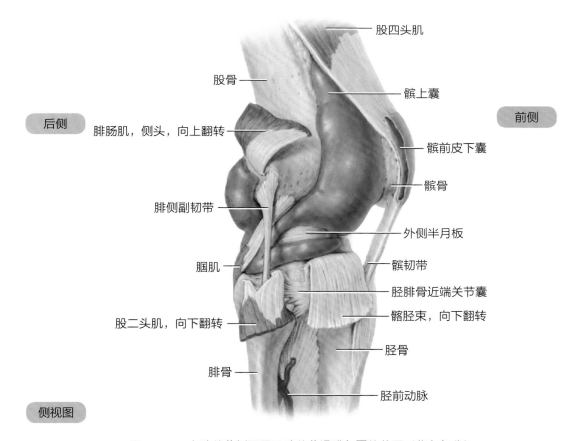

▲ 图 11-32　右膝关节侧面显示膝关节滑膜包覆的范围（紫色部分）

引自 Agur AM, Dalley AF. *Grant's Atlas of Anatomy*, 14th Ed.Philadelphia, PA: Wolters Kluwer, 2016

- 20ml 注射器。
- 3ml 注射器：可供注射。
- 18 号 3.81cm 穿刺针。
- 1ml 1% 利多卡因（不含肾上腺素）：可供注射。
- 1ml 类固醇溶液（曲安奈德 40mg）：可供注射。
- 1 个酒精棉片。
- 2 个聚维酮碘棉片。
- 无菌纱布垫。
- 无菌胶布绷带。
- 非无菌、清洁治疗垫。

（五）技术

1. 用酒精和聚维酮碘垫消毒穿刺部位。

2. 使用外用蒸汽冷却剂喷雾局部麻醉。

3. 操作者用非惯用手拇指和食指牢牢抓住髌前滑囊来稳定软组织，然后推挤液体。

4. 使用 18 号针头对准液体最多的位置。

5. 使用无接触技术，快速将针引入穿刺部位（图 11-33）。

6. 将针插入滑囊的中心。

7. 穿刺应该是很容易成功的，如果积液很多，需使用多个注射器。

8.（可选）如果选择在抽吸后进行皮质类固醇注射，不要拔出针。抓住 18 号针头的针栓，取下注射器，然后将装有利多卡因 / 皮质类固醇溶液的 3ml 注射器连接到针栓上。

9. 注入的溶液应该平稳地流入间隙。如果遇到较大的阻力，在尝试进一步注射之前，稍微推进或退出针尖。

10. 在完成抽吸和所需的注射后，拔出针头。

11. 依次用无菌胶布绷带和弹力绷带加压包扎。

12. 5min 后复查膝关节，评估疼痛缓解情况。

（六）穿刺后护理

- 在接下来的 2 周内患膝避免过度活动。
- 考虑加压包扎。
- 非甾体抗炎药，以及联合保护、休息、冰

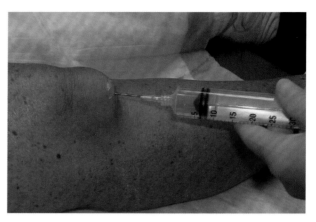

▲ 图 11-33　髌前滑囊炎的抽吸

敷、压迫和抬高。

- 考虑 2 周内随访检查。

CPT 编码

- 20610：关节穿刺，抽吸和（或）注射，大关节或滑膜囊；无超声引导。
- 20611：在超声引导下，有永久记录和报告。

（七）注意事项

- 如果髌前滑囊炎是由感染或急性出血事件引起，不要使用皮质类固醇注射。
- 皮质类固醇注射通常用于复发性滑囊炎。

十五、髌腱

适应证	ICD-10 编码
髌腱炎	M76.50

患者偶尔会到门诊评估和治疗髌腱的疼痛。髌腱连接髌骨和股四头肌到胫骨结节的前近端。通常的诱因是慢性过度使用，导致肌腱炎、肌腱病变或髌腱断裂。诱发条件包括高龄、糖尿病、胶原血管疾病、使用糖皮质激素和氟喹诺酮[89]。患者主诉是髌腱上方隐性疼痛。直接触诊肌腱、被动拉伸和主动膝关节伸展（尤其是跳跃）会加剧疼痛。髌腱病变和功能障碍往往是长期存在的，限制了运动和日常活动。通常在临床检查的基础上，不需影像学检查就能轻易做出诊断。

慢性肌腱病的治疗通常是漫长而困难的。利用离心运动的物理疗法是主要的治疗方法。虽然 Fredberg 及其同事[90] 证实了超声引导下的腱周类固醇注射的有效性，但传统上是避免使用类固醇注射治疗的，因为这增加了肌腱破坏性断裂的风险。目前医学文献中还没有证据表明富血小板血浆注射治疗髌腱疾病是有效的[91]。当无法保守治疗时，髌腱损伤可采用关节镜或开放手术技术进行治疗[92, 93]。

相关解剖见图 11-34。

注意事项

• 皮质类固醇注射治疗传统上是避免的，因为这增加了肌腱破坏性断裂的风险。

十六、鹅足肌腱炎

适应证	ICD-10 编码
鹅足肌腱炎	M70.50

注射皮质类固醇治疗鹅足肌腱炎是临床上相当常见的一种方式。鹅足肌腱是缝匠肌、股薄肌和半腱肌肌腱的共同附着点。它位于胫骨近端内侧，距膝关节前内侧关节缘远端 2～5cm。由于对造成这种情况的结构缺陷知之甚少，它表现为滑囊炎、肌腱炎或两者兼有，通常被称为鹅足肌腱炎综合征[94]。膝关节过度使用或过度外翻时可能会出现疼痛和肿胀。它最常见于超重、中年和老年女性，糖尿病是一个常见的危险因素。鹅足肌腱炎通常与膝骨关节炎相关，并随着骨关节炎严重程度的加重而发病率增加[95, 96]。由于很少有液体聚集，因此选用小号穿刺针。皮质类固醇可以用来治疗这种情况，但这是有争议的[97-99]。

相关解剖见图 11-35。

（一）患者体位

• 患者仰卧在检查台上，膝盖伸直或轻微弯曲，根据患者需要，用折叠的毛巾或治疗垫支撑膝关节。

• 患者头部偏向治疗对侧以减轻患者的焦虑和

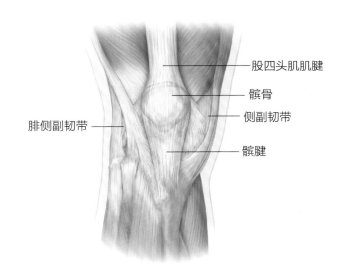

▲ 图 11-34　髌腱

疼痛感。

（二）确定标志点

1. 患者仰卧在检查台上，操作者站在患膝关节外侧。

2. 确定胫骨前内侧近端最大压痛点。

3. 用回缩的圆珠笔尖用力按压该处皮肤，凹痕代表入针点。

4. 标志点确定后，患者不应移动膝关节。

（三）麻醉

• 使用局部蒸汽冷却剂喷雾对皮肤进行局部麻醉。

（四）用物准备

• 外用蒸汽冷却剂喷雾。

• 3ml 注射器。

• 25 号 2.54cm 针。

• 1ml 1% 利多卡因，不含肾上腺素。

• 0.5～1ml 类固醇溶液（曲安奈德 20～40mg）。

• 1 个酒精棉片。

• 2 个聚维酮碘棉片。

• 无菌纱布垫。

• 无菌胶布绷带。

• 非无菌、清洁治疗垫。

（五）技术

1. 依次用酒精和聚维酮消毒穿刺部位皮肤。

2. 使用外用蒸汽冷却剂喷雾局部麻醉。

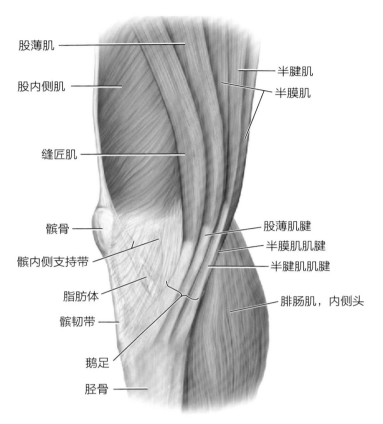

◀ 图 11-35　右膝内侧

股薄肌

股内侧肌

缝匠肌

髌骨

髌内侧支持带

脂肪体

髌韧带

鹅足

胫骨

半腱肌

半膜肌

股薄肌腱

半膜肌肌腱

半腱肌肌腱

腓肠肌，内侧头

3. 针头和注射器与皮肤垂直，针尖朝向肌腱附着处最大压痛的区域。

4. 使用无接触技术，将针刺入穿刺部位（图 11-36）。

5. 将针向胫骨近端内侧推进至骨头，再退针 1～2mm。

6. 回抽注射器，确保没有血液回流。

7. 将利多卡因 / 皮质类固醇溶液注射到这个区域。注入的溶液应该平稳地流入间隙。如果遇到更大的阻力，在尝试进一步注射之前，轻微地前进或退回一点针尖。

8. 注射后，拔出针头。

9. 用无菌胶布绷带包扎。

10. 指导患者按摩这个区域，并通过膝关节的全范围运动来活动膝盖，将类固醇溶液分布在鹅足肌腱和相关肌腱中。

11. 5min 后复查鹅足肌腱以评估疼痛缓解情况。

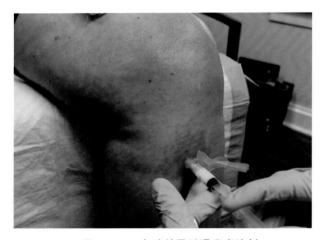

▲ 图 11-36　左膝鹅足腱滑囊炎注射

（六）护理

• 在接下来的 2 周内，避免过度的膝关节伸展和内收。

• 考虑使用弹力绷带加压包扎。

• 非甾体抗炎药、冰敷、热疗和（或）物理治疗。

• 考虑 2 周内随访检查。

CPT 编码

• 20610：关节穿刺，抽吸和（或）注射，大关节或滑膜囊；无超声引导。

• 20611：在超声引导下，有永久记录和报告。

（七）注意事项

• 鹅足肌腱是比较表浅的。注射皮质类固醇可能会导致皮肤萎缩和色素沉着。因此，注射皮质类固醇溶液时，应避免发生皮丘。

• 由于这是一个不太常见的诊断，还需要考虑是否为内侧半月板撕裂、软骨骨折或胫骨骨坏死。

十七、髂胫束摩擦综合征

适应证	ICD-10 编码
髂胫束综合征	M76.30

髂胫束摩擦综合征是一种常见的因过度使用导致的损伤，通常见于跑步者、自行车手、铁人三项运动员和新兵。主要表现为与重复性运动相关的外侧膝关节疼痛。髂胫束综合征的病因包括髂胫束与股骨外上髁发生摩擦、髂胫束深处的脂肪和结缔组织受压，以及髂胫束滑囊的慢性炎症[100]。另一个因素是髂胫束在跑步的支撑阶段要承受更大的压力[101]。在急性期，保守治疗包括改变运动方式、冰敷和非甾体抗炎药。皮质类固醇注射可用于严重疼痛或肿胀的情况[102]。然而，目前还缺乏相关的研究，而且只有一项小型研究支持注射类固醇[103]。因为没有积液需要抽吸，所以使用小号穿刺针。有一项前瞻性研究表明，将肉毒杆菌毒素注射到阔筋膜张肌内，结合物理治疗，可显著缓解长期疼痛[104]。

相关解剖见图 11-37。

（一）患者体位

• 患者仰卧在检查台上，膝盖伸直或轻微弯曲，根据患者需要，可用枕头或折叠的治疗垫支撑膝关节。

• 患者头部偏向治疗对侧，以减轻患者的焦虑和疼痛感。

（二）确定标志点

1. 患者仰卧在检查台上，操作者站在患膝关节外侧。

2. 确定股骨外侧髁的最大压痛点。

3. 用回缩的圆珠笔尖用力按压该处皮肤，凹痕代表入针点。

4. 标志确定后，患者不应移动膝关节。

（三）麻醉

• 使用局部蒸汽冷却剂喷雾对皮肤进行局部麻醉。

（四）用物准备

• 外用蒸汽冷却剂喷雾。

• 3ml 注射器。

• 25 号 2.54cm 针。

• 1ml 不含肾上腺素 1% 利多卡因。

• 1ml 类固醇溶液（40mg 曲安奈德）。

• 1 个酒精棉片。

• 2 个聚维酮碘棉片。

• 无菌纱布垫。

• 无菌胶布绷带。

• 非无菌、清洁治疗垫。

（五）技术

1. 依次用酒精和聚维酮碘消毒穿刺部位皮肤。

2. 使用外用蒸汽冷却剂喷雾局部麻醉。

3. 针头和注射器的垂直于皮肤，针尖朝向股骨外侧髁上最大压痛的区域。

4. 使用无接触技术，将针刺入穿刺部位（图 11-38）。

5. 将针穿过髂胫束直至股骨外侧髁，将针头退回 1～2mm。

6. 回抽注射器，确保没有血液回流。

7. 将利多卡因 / 皮质类固醇溶液注射到这个区域。注射的溶液应该平稳地流入组织中。如果遇到更大的阻力，在尝试进一步注射之前，轻微地前进或退回针头一点。

8. 注射后，拔出针头。

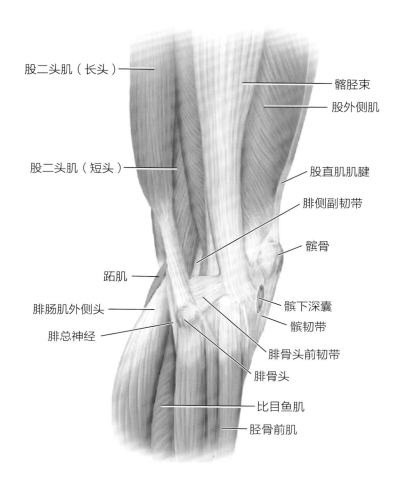

◀ **图 11-37　右膝 / 右腿侧面**
改编自 Gest TR. *Lippincott Atlas of Anatomy*, 2nd Ed. Philadelphia，PA: Wolters Kluwer, 2019

股二头肌（长头）

髂胫束

股外侧肌

股二头肌（短头）

股直肌肌腱

腓侧副韧带

髌骨

跖肌

腓肠肌外侧头

髌下深囊

髌韧带

腓总神经

腓骨头前韧带

腓骨头

比目鱼肌

胫骨前肌

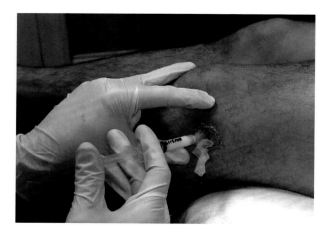

▲ **图 11-38　左腿髂胫束注射**

9. 用无菌胶布绷带包扎。

10. 指导患者按摩这个区域，并实施膝关节的全范围活动，将利多卡因 / 皮质类固醇溶液分布在整个髂胫束和相关结构中。

11. 5min 后复查膝关节侧面以评估疼痛缓解情况。

（六）护理

- 适当休息，避免激烈活动至少 2 周。
- 髂胫束伸展练习。
- 非甾体抗炎药、冰敷、热疗和（或）物理治疗。
- 考虑 2 周内随访检查。

CPT 编码

- 20550：注射，单肌腱鞘或韧带、腱膜。
- 76942（可选）：带成像监督和永久记录解释的针头放置的超声指南。

（七）注意事项

- 髂胫束比较表浅，尤其在较瘦的人群。因此，注射皮质类固醇可能会因皮肤萎缩和色素沉着的发展而复杂化。当注射皮质类固醇溶液时，避免发生皮丘。

十八、跟腱

适应证	ICD-10 编码
跟腱炎	M76.60
跟腱炎	M67.88

患者偶尔会到门诊评估和治疗跟腱疼痛。跟腱将腓肠肌和比目鱼肌连接到跟骨后部。急性损伤或慢性过度使用可导致肌腱炎、肌腱病变或跟腱断裂。易患因素包括老年、高足弓、过度足内旋、糖尿病、胶原血管疾病、使用糖皮质激素和氟喹诺酮[105]。患者的主诉是小腿后部疼痛，直接触诊肌腱、被动伸展和主动屈曲足底时疼痛加剧。跟腱病和功能障碍通常是长期存在的，并且限制患者的运动和日常活动。体格检查联合超声或 MRI 来显示解剖病理和损伤程度。

慢性肌腱病的治疗通常是漫长而困难的。

理疗是主要的治疗方法。尽管 Wetke 及其同事[106] 已经证明注射皮质类固醇后患者疼痛减轻、物理治疗参与度增加和临床结果改善，但是皮质类固醇注射治疗传统上是避免的，因为这增加了肌腱破坏性断裂的风险。Morath 的一项对增生疗法的系统评价显示注射葡萄糖是有益的[107]。最近的两项 Meta 分析结果提示，富血小板血浆注射不能减少疼痛、增加肌腱厚度或改变彩色多普勒活动[108, 109]。此外，注射血小板血浆并不能改善急性跟腱断裂后的预后[110]。当保守治疗无效时，跟腱损伤可采用清创术和缝合手术。

相关解剖见图 11-39。

注意事项

• 皮质类固醇注射治疗传统上是避免的，因为这增加了肌腱破坏性断裂的风险。

十九、胫后肌腱炎

适应证	ICD-10 编码
胫后肌腱炎	M76.829
胫后病变	M67.979

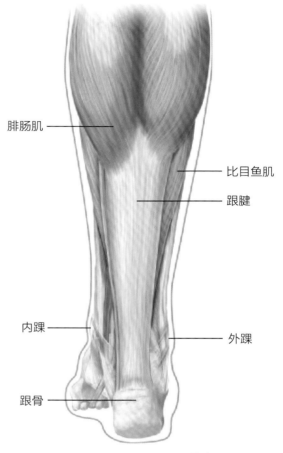

▲ 图 11-39 跟腱

腓肠肌
比目鱼肌
跟腱
内踝
外踝
跟骨

胫骨后肌腱炎注射治疗在临床工作中较为罕见。胫后肌腱起源于小腿近 1/3 的骨间膜和胫骨后侧面。它在内踝后方走行，经过屈肌支持带下方，并插入舟骨结节和楔形骨内侧。跖屈肌使踝关节弯曲和足部倒转。胫骨后肌腱是后足最常发生断裂的肌腱，胫骨后肌腱功能障碍是进行性扁平足畸形的一种常被忽视的致残原因。胫骨后肌腱腱鞘炎是由于急性创伤、足部力学改变、慢性过度使用或炎症（如风湿性关节炎）等因素引起的。患者表现为疼痛、行走困难、内髁和足弓肿胀。保守治疗包括使用矫形器、拉伸、离心和向心渐进式抗阻运动[111]。间断的皮质类固醇注射可能对减轻疼痛和促进物理治疗有一定的好处，但这一建议几乎没有证据支持。在肌腱断裂或保守治疗无效的情况下，则需要手术治疗。

相关解剖见图 11-40。

（一）患者体位

• 仰卧于检查台上，髋关节完全外旋，膝关节微屈，踝关节处于中立位。

• 或者，患侧躺在检查台上，膝关节微屈，踝关节处于中立位。

• 患者头部偏向治疗对侧，以减轻患者的焦虑和疼痛感。

（二）确定标志点

1. 患者仰卧在检查台上，操作者站或坐于患踝内侧。

2. 触诊胫骨的内踝。

3. 在紧挨着内踝后方和下方的位置找到胫后肌腱。

4. 沿着肌腱确定最大压痛。

5. 在沿着肌腱远端 1cm 处找到最大压痛点并用墨水笔标记。

6. 用回缩的圆珠笔尖用力按压该处皮肤，凹痕代表入针点。

7. 在确定标志后，患者不应移动踝关节。

（三）麻醉

• 局部蒸汽冷却剂喷雾皮肤局部麻醉。

（四）用物准备

• 外用蒸汽冷却剂喷雾。

• 3ml 注射器。

• 25 号 1.59cm 针。

• 0.5ml 不含肾上腺素 1% 利多卡因。

• 0.5ml 类固醇溶液（20mg 曲安奈德）。

• 1 个酒精棉片。

• 2 个聚维酮碘棉片。

• 无菌纱布垫。

• 无菌胶布绷带。

• 非无菌、清洁治疗垫。

（五）技术

1. 依次用酒精和聚维酮碘消毒穿刺部位皮肤。

2. 使用外用蒸汽冷却剂喷雾局部麻醉。

3. 针头和注射器与皮肤表面成 30°。

4. 使用无接触技术，将针刺入穿刺部位（图 11-41）。

5. 5min 后复查肌腱以评估疼痛缓解情况。

（六）护理

• 在接下来的 2 周内患足避免过度活动。

• 开始一个物理治疗计划。

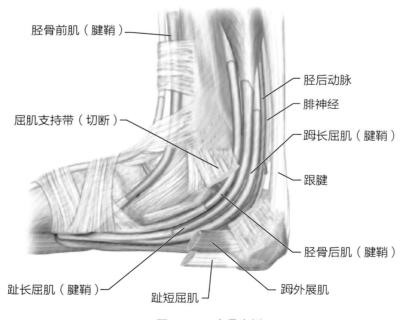

▲ 图 11-40 右足内侧

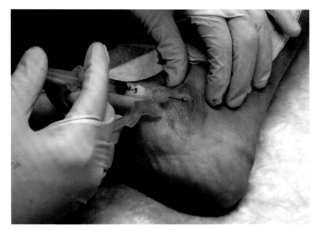

▲ 图 11-41 胫骨后肌腱炎注射

• 如果足部过度内旋，使用矫形器或"运动控制"跑鞋。

• 非甾体抗炎药、冰敷和热疗。

• 考虑 2 周内随访检查。

CPT 编码

• 20550：注射，单肌腱鞘或韧带、腱膜。

• 76942（可选）：带成像监督和永久记录解释的针头放置的超声指南。

（七）注意事项

• 这种注射可能是浅表的。皮质类固醇沉积在皮下组织可导致皮肤萎缩和色素沉着等并发症。当注射所有皮质类固醇溶液时应避免出现皮丘。

二十、跗管综合征

适应证	ICD-10 编码
跗管综合征	G57.50

跗管综合征是在门诊少见的一种疾病。它代表着胫骨后神经或其分支在经过内踝水平屈肌支持带下方时的一种压迫性神经病变。它可能继发于挤压伤、拉伸伤、骨折、脱位和严重踝关节扭伤造成的创伤。其他原因包括运动员过度使用足部、足外翻畸形、骨突起压迫和全身疾病，如糖尿病、甲状腺功能减退、类风湿关节炎或淀粉样变性。典型的症状包括踝关节内侧放射性疼痛和

感觉异常。内踝后方可诱发 Tinel 征阳性。肌电图检查经常产生假阴性结果 [112]。保守治疗方案包括适当休息、物理治疗、矫形器、夹板，也许还可以注射皮质类固醇。然而，使用注射剂没有文献依据。对于有持续症状的患者，需要进行完整的跗管减压手术 [113]。

相关解剖见图 11-42。

（一）患者体位

• 仰卧于检查台上，髋关节完全外旋，膝关节微屈，踝关节处于中立位。

• 或者，患侧躺在检查台上，膝关节微屈，踝关节处于中立位。

• 患者头部偏向治疗对侧，以减轻患者的焦虑和疼痛感。

（二）确定标志点

1. 患者仰卧在检查台上，操作者站或坐于患踝内侧。

2. 找到胫骨的内踝和跟腱附着跟骨的地方。

3. 在这两个结构的中间，触诊胫后动脉。

4. 胫后神经位于胫后动脉后 0.5cm 处。用墨水笔在神经上做记号。

5. 用回缩的圆珠笔尖用力按压该处皮肤，凹痕代表入针点。

6. 在确定标志后，患者不应移动踝关节。

（三）麻醉

• 使用局部蒸汽冷却剂喷雾对皮肤进行局部麻醉。

（四）用物准备

• 外用蒸汽冷却剂喷雾。

• 3ml 注射器。

• 25 号 1.59cm 针。

• 1ml 不含肾上腺素的 1% 利多卡因。

• 1ml 类固醇溶液（40mg 曲安奈德）。

• 1 个酒精棉片。

• 2 个聚维酮碘棉片。

• 无菌纱布垫。

• 无菌胶布绷带。

• 非无菌、清洁治疗垫。

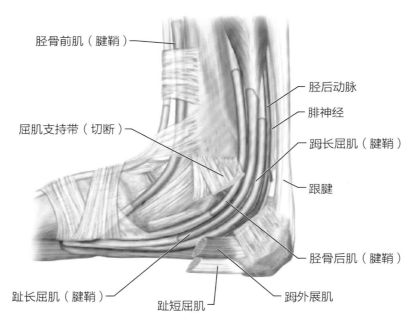

胫骨前肌（腱鞘）

屈肌支持带（切断）

胫后动脉

腓神经

踇长屈肌（腱鞘）

跟腱

胫骨后肌（腱鞘）

趾长屈肌（腱鞘）

趾短屈肌

踇外展肌

▲ 图 11-42　右足内侧

（五）技术

1. 依次用酒精和聚维酮碘消毒穿刺部位皮肤。

2. 使用局部蒸汽冷却剂喷雾局部麻醉。

3. 将针和注射器垂直于皮肤表面，针尖外侧指向神经。

4. 使用无接触技术，将针刺入穿刺部位（图 11-43）。

5. 进针约 1cm 深。如果有任何疼痛、感觉异常或麻木，将针尖退回 1～2mm。

6. 回抽注射器，确保没有血液回流。

7. 缓慢地将利多卡因 / 皮质类固醇混匀后注射到胫后神经周围和跗管。如果遇到更大的阻力，在尝试进一步注射之前，略微前进或退回针尖。

8. 注射后，拔出针头。

9. 用无菌胶布绷带包扎。

10. 指导患者通过脚踝的全范围运动来活动脚踝，使利多卡因 / 皮质类固醇溶液沿着神经和整个跗骨管分布。

11. 5min 后复查足部，评估疼痛缓解和（或）局麻药在胫后神经分布中的麻木发展。

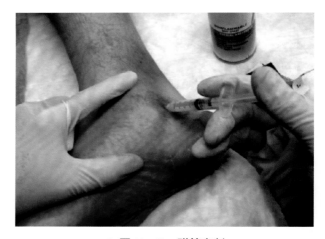

▲ 图 11-43　跗管穿刺

（六）护理

• 在接下来的 2 周内患足避免过度活动。

• 开始一个物理治疗计划。

• 如果足部过度内旋，使用矫形器或"运动控制"跑鞋。

• 考虑用夹板固定，尤其是在晚上。

• 非甾体抗炎药、冰敷和热敷。

• 考虑 2 周内随访检查。

CPT 编码

• 28899：未列出的手术，足或足趾。

- 64450：注射，神经阻滞，治疗，其他周围神经或分支。
- 76942（可选）：带成像监督和永久记录解释的针头放置的超声指南。

（七）注意事项

- 警告患者使用此方法时可能会接触胫后神经。让患者在感受到任何疼痛或触电的感觉时保持冷静并立即报告，不要猛地移开脚。
- 这种注射可能是浅表的。皮质类固醇沉积在皮下组织可导致皮肤萎缩和色素减退等并发症。在进行所有皮质类固醇注射时，应避免发生皮下风疹。

二十一、踝关节：前外侧入路

适应证	ICD-10 编码
踝关节疼痛	M25.579
原因不明的踝关节炎	M19.079
原发性踝关节炎	M19.079
创伤性踝关节炎	M19.179
继发性踝关节炎	M19.279

虽然踝关节疼痛在门诊常见，但踝关节注射相当少见。踝关节疼痛可能发生在急性创伤或骨关节炎、痛风、风湿性关节炎等其他炎症性疾病。骨关节炎的保守治疗包括减肥、物理治疗、佩戴支具或矫形器和使用非甾体抗炎药[114]。踝关节前外侧入路的有效性已得到验证，特别是与成像引导相结合[115]。这项技术主要用于向疼痛的踝关节注射类固醇溶液，所以通常选择小号穿刺针。偶尔需要抽吸关节液。

有越来越多的研究表明，皮质类固醇注射具有中短期的益处[116-118]。但是，踝关节镜手术后不能立即使用糖皮质激素[119]，全踝关节置换术前3个月内也不能使用[120]。越来越多的数据表明，透明质酸注射治疗的患者疼痛和功能得到改善[121, 122]。然而截止到本书出版时，这种治疗方法仍未得到美国FDA的批准。其他有前景的治疗方法包括注射富血小板血浆[123]和间充质干细胞[124]。保守治疗失败的患者最终可能需要手术治疗。终末期退行性关节炎的金标准仍然是关节融合术，但越来越多证据表明全踝关节置换术在功能预后方面更具优势[125]。

相关解剖见图11-44。

（一）患者体位

- 仰卧于检查台上。
- 患侧膝关节屈曲90°放置。
- 踝关节稍向足底弯曲，使足底表面与覆盖检查台的治疗垫充分接触。
- 患者头部偏向治疗对侧，以减轻患者的焦虑和疼痛感。

（二）确定标志点

1. 患者仰卧在检查台上，操作者站或坐于患踝关节外侧。
2. 找到腓骨远端前内侧、胫骨远端前外侧和距骨上外侧之间的踝关节前外侧连接处。
3. 在这个位置上标出一个点。通常在这个区域能触及轻微的凹陷。
4. 用回缩的圆珠笔尖用力按压该处皮肤，凹痕代表入针点。
5. 在确定标志后，患者不应移动踝关节。

（三）麻醉

- 使用局部蒸汽冷却剂喷雾对皮肤进行局部麻醉。

（四）用物准备

- 外用蒸汽冷却剂喷雾。
- 3ml 注射器，注射用。
- 10ml 或 20ml 的空针：可选用于抽吸。
- 25 号 3.81cm 针头（如果不是抽吸液体的话）。
- 20 号 2.54cm 针头：可选用于抽吸。
- 1ml 不含肾上腺素的 1% 甲哌卡因。
- 1ml 类固醇溶液（40mg 曲安奈德）。
- 1 个酒精棉片。
- 2 个聚维酮碘棉片。
- 无菌纱布垫。

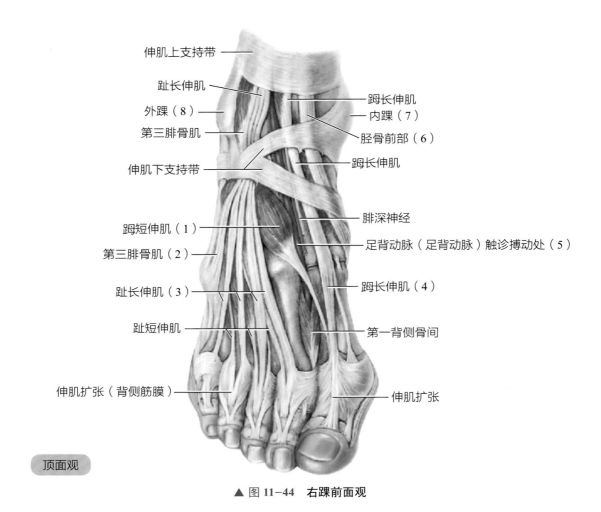

伸肌上支持带 ——

趾长伸肌 ——

外踝（8）——

第三腓骨肌 ——

伸肌下支持带 ——

踇短伸肌（1）——

第三腓骨肌（2）——

趾长伸肌（3）——

趾短伸肌 ——

伸肌扩张（背侧筋膜）——

—— 踇长伸肌

—— 内踝（7）

—— 胫骨前部（6）

—— 踇长伸肌

—— 腓深神经

—— 足背动脉（足背动脉）触诊搏动处（5）

—— 踇长伸肌（4）

—— 第一背侧骨间

—— 伸肌扩张

顶面观

▲ 图 11-44 右踝前面观

- 无菌胶布绷带。
- 非无菌、清洁治疗垫。

（五）技术

1. 依次用酒精和聚维酮碘消毒穿刺部位皮肤。

2. 使用外用蒸汽冷却剂喷雾局部麻醉。

3. 针头和注射器与皮肤垂直，针尖指向内侧和后方。

4. 使用无接触技术，将针刺入穿刺部位（图 11-45）。

5. 将针向胫骨与腓骨远端之间的踝关节腔内推进。

6. 如果只注射甲哌卡因 / 皮质类固醇溶液，使用 25 号 3.81cm 针和 3ml 注射器。

7. 如果是抽吸，请使用 20 号 3.81cm 针、10ml 或 20ml 注射器抽出液体。

8. 如果选择在抽吸后进行注射，则从 20 号针头上取下大注射器，然后将装有甲哌卡因 / 皮质类固醇溶液的 3ml 注射器连接在注射器上。

9. 向踝关节内注射甲哌卡因 / 皮质类固醇溶液。注入的溶液应该平稳地流入间隙。如果遇到更大的阻力，在尝试进一步注射之前，略微前进或后退一点针稍。

10. 注射后，拔出针头。

11. 用无菌胶布绷带包扎。

12. 指导患者通过脚踝的全范围运动来活动脚踝，使甲哌卡因 / 皮质类固醇溶液分布到整个踝关节。

13. 5min 后复查踝关节，评估疼痛缓解情况。

（六）护理

- 考虑使用踝关节支具。

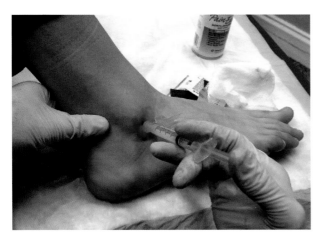

▲ 图 11-45 右踝关节前外侧注射

- 在接下来的 2 周内脚踝避免剧烈活动。
- 非甾体抗炎药、冰敷和（或）物理治疗。
- 考虑 2 周内随访检查。

CPT 编码

- 20605：关节穿刺，抽吸和（或）注射术，中等关节或滑囊；没有超声引导。
- 20606：在超声引导下，有永久记录和报告。

二十二、踝关节：前内侧入路

适应证	ICD-10 编码
踝关节疼痛	M25.579
原因不明的踝关节炎	M19.079
原发性踝关节炎	M19.079
创伤性踝关节炎	M19.179
继发性踝关节炎	M19.279

虽然踝关节疼痛在门诊常见，但踝关节注射相当少见。踝关节疼痛可能发生在急性创伤或骨关节炎、痛风、风湿性关节炎等其他炎症性疾病。骨关节炎的保守治疗包括减肥、物理治疗、佩戴支具或矫形器和使用非甾体抗炎药[126]。这项技术主要用于向疼痛的踝关节注射类固醇溶液，所以通常选择小号穿刺针。偶尔需要抽吸关节液。

越来越多的研究表明，皮质类固醇注射具有中短期益处[127-129]。但是，踝关节镜手术后不能立即使用糖皮质激素[130]，全踝关节置换术前3 个月内也不能使用[131]。越来越多的数据表明，注射透明质酸的患者疼痛和功能得到改善[132, 133]。然而截止到本书出版时，这种治疗方法仍未得到美国 FDA 的批准。其他有前景的治疗方法包括注射富血小板血浆[134] 和间充质干细胞[135]。保守治疗失败的患者最终可能需要手术治疗。终末期退行性关节炎的金标准仍然是关节融合术，但越来越多的证据表明全踝关节置换术在功能结果方面具有优势[136]。

相关解剖见图 11-46。

（一）患者体位

- 仰卧于检查台上。
- 患侧膝关节屈曲 90°。
- 踝关节稍微向足底弯曲，使足底表面与覆盖在检查台上的治疗垫充分接触。
- 患者头部偏向治疗对侧，以减轻患者的焦虑和疼痛感。

（二）确定标志点

1. 患者仰卧在检查台上，操作者站或坐于患踝远端。

2. 在踝关节前内侧定位胫骨远端与距骨之间的连接处。

3. 通过要求患者足背屈来确定胫骨前肌腱。

4. 在踝关节姆长伸肌和胫骨前肌腱之间找到一个轻微凹陷处作为标记。

5. 用回缩的圆珠笔尖用力按压该处皮肤，凹痕代表针的入针点。

6. 在确定标志后，患者不应移动踝关节。

（三）麻醉

- 使用局部蒸汽冷却剂喷雾对皮肤进行局部麻醉。

（四）用物准备

- 局部蒸汽冷却剂喷雾。
- 10ml 或 20ml 空针：可用于抽吸。
- 3ml 空针，用于注射。
- 20 号 2.54cm 针头：可用于抽吸。
- 25 号 3.81cm 针头，仅供注射。

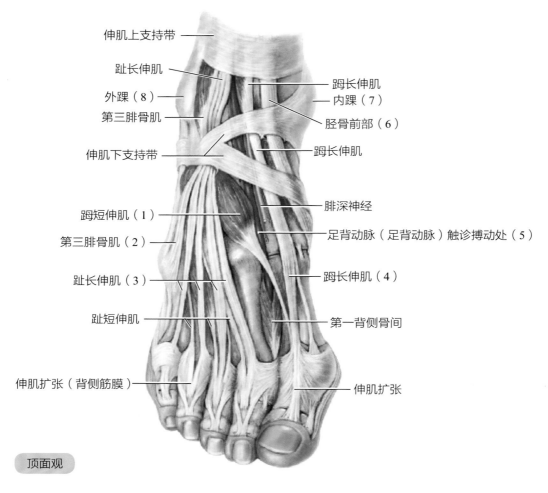

伸肌上支持带

趾长伸肌

外踝（8）

第三腓骨肌

伸肌下支持带

踇短伸肌（1）

第三腓骨肌（2）

趾长伸肌（3）

趾短伸肌

伸肌扩张（背侧筋膜）

踇长伸肌

内踝（7）

胫骨前部（6）

踇长伸肌

腓深神经

足背动脉（足背动脉）触诊搏动处（5）

踇长伸肌（4）

第一背侧骨间

伸肌扩张

顶面观

▲ 图 11-46 右前面观

- 1ml 不含肾上腺素的 1% 甲哌卡因。
- 1ml 类固醇溶液（曲安奈德 40mg）。
- 1 个酒精棉片。
- 2 个聚维酮碘棉片。
- 无菌纱布垫。
- 无菌胶布绷带。
- 非无菌、清洁治疗垫。

（五）技术

1. 依次用酒精和聚维酮碘消毒穿刺部位皮肤。

2. 使用外用蒸汽冷却剂喷雾局部麻醉。

3. 针头和注射器垂直于皮肤，针尖朝后。

4. 使用无接触技术，将针穿入穿刺部位（图 11-47）。

5. 胫骨远端和距骨之间的踝关节腔内进针。

6. 如果是抽吸，使用 10ml 或 20ml 注射器、20 号 2.54cm 针头抽出液体。

7. 如果只注射甲哌卡因 / 皮质类固醇溶液，则使用 25 号 3.81cm 针、3ml 注射器。

8. 如果选择在抽吸后进行注射，则从 20 号针头上取下大注射器，然后将装有甲哌卡因 / 皮质类固醇溶液的 3ml 注射器连接在注射器上。

9. 向踝关节内注射甲哌卡因 / 皮质类固醇溶液。注入的溶液应该平稳地流入间隙。如果遇到更大的阻力，在尝试进一步注射之前，轻微地进针或退针。

10. 注射后，拔出针头。

11. 用无菌胶布绷带包扎。

12. 指导患者通过脚踝的全范围运动来活动

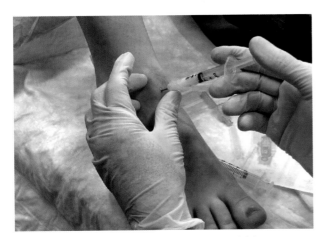

▲ 图 11-47　右踝关节前内侧注射

脚踝，使甲哌卡因 / 皮质类固醇溶液分布到整个踝关节。

13. 5min 后复查踝关节，评估疼痛缓解情况。

（六）护理

- 考虑使用踝关节支具。
- 在接下来的 2 周内患踝避免剧烈运动。
- 非甾体抗炎药、冰敷和（或）物理治疗。
- 考虑 2 周内随访检查。

CPT 编码

- 20605：关节穿刺，抽吸和（或）注射术，中等关节或滑囊；没有超声引导。
- 20606：在超声引导下，有永久记录和报告。

（七）注意事项

- 将针向内侧插入胫骨前肌腱，以避免损伤胫骨前动脉、胫骨前静脉和深腓神经。

二十三、腓骨短肌肌腱炎

适应证	ICD-10 编码
腓骨短肌肌腱炎	M76.70

注射糖皮质激素治疗腓骨短肌肌腱炎对于初级保健工作者来说是一种相当少见的操作。腓骨长肌腱和短肌腱常因踝关节内翻扭伤而受伤。这可能导致肌腱病变和慢性肌腱半脱位。反复用力跖屈和抗足外翻也可能导致肌腱过度使用。通常

使用皮质类固醇注射进行治疗。超声引导下类固醇腱鞘注射已被证明是一种安全的干预方法，在青少年特发性关节炎患者中具有很高的注射成功率 [137]。超声下经常会显示腱鞘周围积液和腱鞘增厚。另外，有一个病例报道显示超声引导下针刺肌腱切断术取得了治疗成功 [138]。

相关解剖见图 11-48。

（一）患者体位

- 仰卧于检查台上。
- 在患侧的脚踝和膝盖下方放置毛巾卷支撑。
- 踝关节处于中立位置。
- 患者头部偏向治疗对侧，以减轻患者的焦虑和疼痛感。

（二）确定标志点

1. 患者仰卧在检查台上，操作者站或坐于患足外侧。

2. 患足主动外翻并保持在第五跖骨头的近端找到压痛点。

3. 触诊腓骨短肌腱，并沿着腓骨短肌腱从外踝后侧和远端至第五跖骨进行触诊。

4. 找到最大压痛点部位。

5. 用回缩的圆珠笔尖用力按压该处皮肤，凹痕代表入针点。

6. 在确定标志后，患者不应移动踝关节。

（三）麻醉

- 使用局部蒸汽冷却剂喷雾对皮肤进行局部麻醉。

（四）用物准备

- 外用蒸汽冷却剂喷雾。
- 3ml 注射器。
- 25 号 1.59cm 针。
- 0.5ml 1% 利多卡因，不含肾上腺素。
- 0.5ml 类固醇溶液（20mg 曲安奈德）。
- 1 个酒精棉片。
- 2 个聚维酮碘棉片。
- 无菌纱布垫。
- 无菌胶布绷带。
- 非无菌、清洁治疗垫。

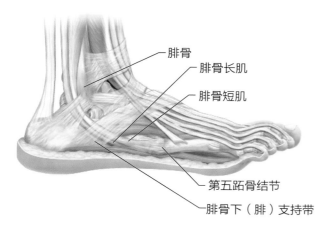

腓骨
腓骨长肌
腓骨短肌

第五跖骨结节
腓骨下（腓）支持带

▲ 图 11-48　右足横面观

（五）技术

1. 依次用酒精和聚维酮碘消毒穿刺部位皮肤。

2. 使用局部蒸汽冷却剂喷雾局部麻醉。

3. 如果在第五跖骨处治疗腓骨短肌肌腱炎，则进行以下操作。

（1）将针头和注射器垂直于皮肤，针头指向内侧。

（2）采用无接触技术，将针插入注射标记部位。

（3）缓慢推进针头，直至针头触及肌腱 / 骨交界处。将针头退回 1~2mm。

（4）回抽注射器，确保无血液回流。

（5）将利多卡因 / 皮质类固醇溶液混合液缓慢地注射于腓骨短肌腱附着点至第五跖骨头部。注入的溶液应该平稳地流入间隙。如果遇到更大的阻力，在尝试进一步注射之前，略微向前或向后移动针头。

4. 如果沿着腓骨短肌腱近端至其止点治疗肌腱炎，则进行以下操作。

（1）将针头和注射器与皮肤成 45°，针头指向近端。

（2）使用无接触技术，在穿刺部位引入针（图 11-49）。

（3）缓慢推进针头，直至针头触及肌腱。将针头退回 1~2mm。

（4）回抽注射器，确保无回血。

（5）将利多卡因 / 皮质类固醇溶液混合液缓慢注射于腓骨短肌腱周围。肌腱鞘中可能会出现一个肠形的小凸起。注射的溶液应平稳地流入腱滑液间隙。如果遇到更大的阻力，在尝试进一步注射之前，略微向前或向后移动针头。

5. 注射后，拔出针头。

6. 用无菌胶布绷带包扎。

7. 指导患者通过踝关节的全范围内翻和外翻活动踝关节，使利多卡因 / 皮质类固醇溶液在短腓骨腱鞘内分布。

8. 5min 后复查足部疼痛缓解情况。

（六）护理

• 通过使用踝足矫形器或步行石膏靴，确保在接下来的 2 周内患踝足底没有过度屈曲。

• 非甾体抗炎药、冰敷、热敷和（或）物理治疗。

• 考虑 2 周内随访检查。

CPT 编码

• 20551：注射，单肌腱起始点 / 附着点。

• 76942（可选）：带成像监督和永久记录解释的针头放置的超声指南。

（七）注意事项

• 短腓骨肌腱是浅表的。因此，这种注射可能会导致皮肤萎缩和色素沉着而使问题复杂化发展。当注射皮质类固醇溶液时，应避免发生皮丘。

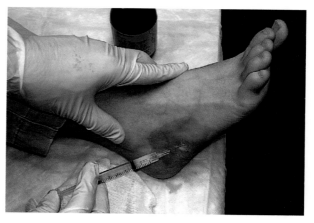

▲ 图 11-49　右侧腓骨短肌腱注射

二十四、足底筋膜炎

适应证	ICD-10 编码
足底筋膜炎	M72.2

足底筋膜炎在门诊常见。它是一种重复性运动损伤，在跟骨内侧结节处的足底腱膜起源处发生炎症。它通常是由足的过度内旋引起的，特别是扁平足患者。当休息一段时间后足底负重时疼痛最严重。迄今为止，足底筋膜炎尚无明确的治疗指南。保守治疗方式包括适当休息、拉伸足跟/足底筋膜、冰敷、按摩和使用非甾体抗炎药。许多标准的治疗方法，如夜间夹板和矫形器，并没有显示出优于安慰剂的效果[139]。

皮质类固醇注射是治疗的主要手段，至少短期内症状有所改善[140, 141]。超声引导可提高疗效[142, 143]。在最近的一项系统回顾中，在 3 个月内，皮质类固醇注射比非侵入性治疗（物理疗法和冲击波疗法）能更有效地减轻疼痛[144]。此外，与单一治疗相比，皮质类固醇注射和物理治疗的结合可改善短期和长期疼痛和功能结果[145]。

与皮质类固醇注射相比，其他在疼痛和功能方面都有改善的注射治疗方案包括增生疗法[146]、富血小板血浆[147, 148] 和肉毒杆菌毒素[149, 150]。若保守治疗失败，应考虑手术治疗。

相关解剖见图 11-50。

（一）患者体位

• 仰卧于检查台上，髋关节完全外旋，膝关节微屈，踝关节处于中立位。

• 或者，患侧躺在检查台上，膝关节微屈，踝关节处于中立位。

• 患者头部偏向治疗对侧，以减轻患者的焦虑和疼痛感。

（二）确定标志点

1. 患者仰卧于检查台上，操作者站或坐于患足前。

2. 确定患者足跟部最大压痛点，通常在跟骨内侧结节的中线内侧。

3. 在胫骨后缘画一条垂直线。

4. 在足底脂肪垫上方比足底表面至少高出一指宽的位置画一条水平线。

5. 标出这两条线在脚内侧相交的地方。

6. 用回缩的圆珠笔尖用力按压该处皮肤，凹痕代表入针点。

7. 在确定标志点后，患者不应移动脚或踝关节。

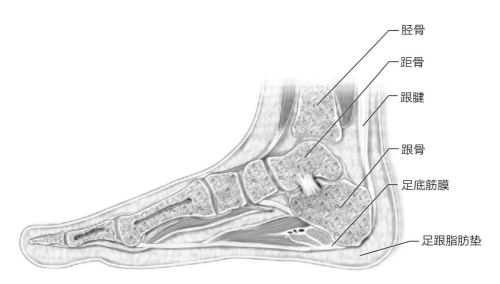

胫骨
距骨
跟腱
跟骨
足底筋膜
足跟脂肪垫

▲ 图 11-50　右脚内侧，矢状面

（三）麻醉

• 使用局部蒸汽冷却剂喷雾对皮肤进行局部麻醉。

（四）用物准备

• 外用蒸汽冷却剂喷雾。

• 3ml 注射器。

• 25 号 3.81cm 针。

• 1ml 不含肾上腺素的 1% 利多卡因。

• 1ml 类固醇溶液（40mg 曲安奈德）。

• 1 个酒精棉片。

• 2 个聚维酮碘棉片。

• 无菌纱布垫。

• 无菌胶布绷带。

• 非无菌、清洁治疗垫。

（五）技术

1. 依次用酒精和聚维酮碘消毒穿刺部位皮肤。

2. 使用外用蒸汽冷却剂喷雾局部麻醉。

3. 将针和注射器垂直于皮肤和皮肤上两条线的交叉点，针尖指向侧面。

4. 使用无接触技术，在穿刺部位引入针（图 11–51）。

5. 将针向跟骨内侧结节推进，直至针尖位于足底筋膜起点。

6. 回抽注射器，确保无回血。

7. 在足底筋膜起始处注射的利多卡因 / 皮质类固醇混合液。注入的溶液应该平稳地流入间隙。如果遇到更大的阻力，在尝试进一步注射之前，略微向前或后退一些针头。

8. 注射后，拔出针头。

9. 用无菌胶布绷带包扎。

10. 指导患者按步骤按摩该区域，这种运动使利多卡因 / 皮质类固醇溶液沿着足底筋膜分布。

11. 5min 后复查足部疼痛缓解情况。

（六）护理

• 非甾体抗炎药、冰敷、热敷和（或）物理治疗。

• 指导患者进行腓肠肌和比目鱼肌的静态拉伸运动（踝泵运动），每天 4 次。

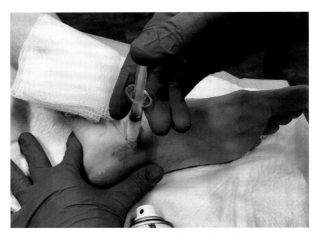

▲ 图 11–51　足底筋膜炎注射

• 按照要求穿合适的鞋子或矫正器。

• 考虑使用一个拉紧的夜间夹板。

• 考虑 2 周内随访检查。

CPT 编码

• 20550：注射，单肌腱鞘或韧带、腱膜。

• 76942（可选）：带成像监督和永久记录解释的针头放置的超声指南。

（七）注意事项

• 足底筋膜注射很少会明显疼痛。如果是通过足跖面进行注射，明显疼痛则更少发生。以上所述的内侧入路可使注射的疼痛最小化，但不能完全消除。可以考虑使用冷却剂喷雾。

• 注意解剖图中足底脂肪垫的厚度。注射部位应置于脂肪垫的上方，以防止这个关键部位的脂肪萎缩。

二十五、中足关节

适应证	ICD-10 编码
中足关节疼痛	M25.579
跗骨关节炎	M19.079
原发性跗骨关节炎	M19.079
创伤性脚骨关节炎	M19.179
继发性脚骨关节炎	M19.279

中足关节疼痛在门诊较为少见。可能继发于急性创伤或骨关节炎、痛风、类风湿关节炎等其他炎症性疾病。骨关节炎的保守治疗包括减肥、物理治疗、佩戴支具或矫形器，以及使用对乙酰氨基酚或非甾体抗炎药。使用小号穿刺针可将类固醇注射到疼痛的中足关节。最近的一项研究表明，皮质类固醇注射是一种可行的中短期治疗选择。4个月内疼痛明显减轻，另外还发现了肥胖和非肥胖患者之间的差异[151]。

相关解剖见图 11-52。

（一）患者体位

• 患者仰卧于检查台上。

• 患侧膝关节屈曲 90°。

• 踝关节轻微向足底弯曲，使足底表面与覆盖检查台的治疗垫充分接触。

• 患者头部偏向治疗对侧，以减轻患者的焦虑和疼痛感。

（二）确定标志点

1. 患者仰卧于检查台上，操作者站或坐于患足正前方。

2. 找出足背中部疼痛的关节。

3. 在这个关节上标出一个有轻度的凹陷的位置。

4. 用回缩的圆珠笔尖用力按压该处皮肤，凹痕代表入针点。

5. 标志点确定后，患者不应移动脚。

（三）麻醉

• 使用局部蒸汽冷却剂喷雾对皮肤进行局部麻醉。

（四）用物准备

• 局部蒸汽冷却剂喷雾。

• 3ml 注射器，用于注射。

• 25 号 1.59cm 针。

• 0.5ml 1% 甲哌卡因（不含肾上腺素）。

• 0.5ml 类固醇溶液（20mg 曲安奈德）。

• 1 个酒精棉片。

• 2 个聚维酮碘棉片。

• 无菌纱布垫。

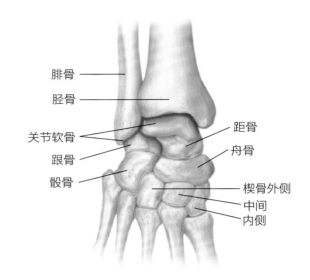

▲ 图 11-52　中足关节

• 无菌胶布绷带。

• 非无菌、清洁治疗垫。

（五）技术

1. 依次用酒精和聚维酮碘消毒穿刺部位皮肤。

2. 使用外用蒸汽冷却剂喷雾局部麻醉。

3. 针头和注射器与皮肤垂直，针尖朝下进入足中关节。

4. 使用无接触技术，在穿刺部位引入针（图 11-53）。

5. 将针推进到足中关节。

6. 回抽注射器，确保无回血。

7. 将甲哌卡因 / 皮质类固醇溶液混合液注射入足中关节。注入的溶液应该平稳地流入间隙。如果遇到更大的阻力，在尝试进一步注射之前，略微地前进或后退针尖。

8. 注射后，拔出针头。

9. 用无菌胶布绷带包扎。

10. 指导患者进行足部的全范围运动，使甲哌卡因 / 皮质类固醇溶液分布在整个足中关节。

11. 5min 后复查足部疼痛缓解情况。

（六）护理

• 考虑使用踝足矫形器。

• 在接下来的 2 周内患足避免剧烈活动。

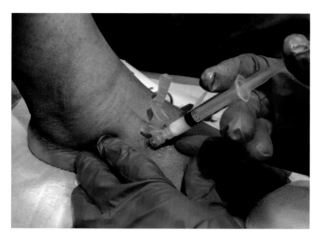

▲ 图 11-53　中足关节注射

- 非甾体抗炎药、冰敷和（或）物理治疗。
- 考虑 2 周内随访检查。

CPT 编码

- 20600：关节穿刺，抽吸和（或）注射，小关节或滑膜囊；无超声引导。
- 20604：在超声引导下，有永久记录和报告。

二十六、第一跖趾关节

适应证	ICD-10 编码
第一跖趾关节疼痛	M25.579
急性跖趾痛风	M10.90
原因不明的第一跖趾关节炎	M19.079
原发性第一跖趾关节炎	M19.079
创伤性第一跖趾关节炎	M19.179
继发性第一跖趾关节炎	M19.279

　　门诊常遇到涉及足部第一跖趾关节（MTP）疼痛的患者。第一跖趾关节是诊断和治疗中常见的抽吸和注射部位。第一跖趾关节是痛风最常累及的关节，也是足底骨关节炎最常见的部位。骨关节炎的保守治疗包括减肥、物理治疗、佩戴支具或矫形器，以及使用对乙酰氨基酚或非甾体抗炎药。Sivera 等报道了使用 29 号针头成功抽吸该

关节 [152]。皮质类固醇对治疗第一跖趾关节炎是有效的。超声可能对关节内注射有好处 [153]。对于轻微的、不严重的踇趾僵直的患者，注射糖皮质激素也很有用 [154]。相关解剖见图 11-54。

（一）患者体位

- 仰卧于检查台上。
- 患侧膝关节屈曲 90°。
- 踝关节轻微向足底弯曲，使足底表面与覆盖检查台的治疗垫充分接触。
- 患者头部偏向治疗对侧，以减轻患者的焦虑和疼痛感。

（二）确定标志点

　　1. 患者仰卧于检查台上，操作者站或坐于患足内侧。

　　2. 屈伸踇趾近端的指骨并同时触诊，定位第一跖趾关节。患者会报告此关节有压痛，并可能伴有红斑和肿胀。

　　3. 注射点直接在第一跖趾关节上方。

　　4. 用回缩的圆珠笔尖用力按压该处皮肤，凹痕代表针的入针点。

　　5. 在确定标志后，患者不应移动足或足趾。

（三）麻醉

- 使用局部蒸汽冷却剂喷雾对皮肤进行局部麻醉。

（四）用物准备

- 局部蒸汽冷却剂喷雾。
- 3ml 注射器。
- 3ml 注射器：用于进行抽吸。
- 25 号 1.59cm 注射用针。
- 25 号 1.59cm 针：用于进行抽吸。
- 0.25～0.5ml 1% 甲哌卡因（不含肾上腺素）。
- 0.25～0.5ml 类固醇溶液（曲安奈德 10～20mg）。
- 1 个酒精棉片。
- 2 个聚维酮碘棉片。
- 无菌纱布垫。
- 无菌胶布绷带。
- 非无菌、清洁治疗垫。

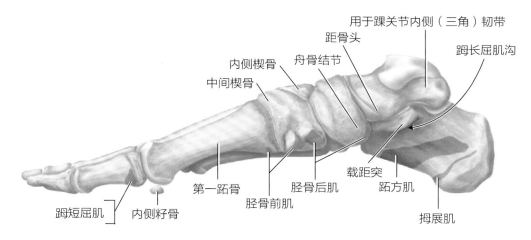

▲ 图 11-54 右足内侧骨性解剖

改编自 Agur AM, *Dalley AF. Grant's Atlas of Anatomy*, 14th Ed. Philadelphia, PA: Wolters Kluwer, 2016

（五）技术

1. 依次用酒精和聚维酮碘消毒穿刺部位皮肤。

2. 使用外用蒸汽冷却剂喷雾局部麻醉。

3. 针头和注射器与皮肤垂直，针尖指向关节的中心。

4. 使用无接触技术，将针引入穿刺部位（图 11-55）。

5. 推进针，直到针尖进入关节囊。如果针头接触到骨头或软骨，请将针头向后退 1～2mm。

6. 如果是抽吸，请使用 25 号 1.59cm 针头和 3ml 注射器。

7. 如果选择抽吸后注射，从 25 号针头上取下 3ml 注射器，然后连接装有甲哌卡因 / 皮质类固醇溶液的 3ml 注射器。

8. 如果只注射甲哌卡因 / 皮质类固醇溶液，使用 25 号 1.59cm 针、3ml 注射器。

9. 向关节囊内注射甲哌卡因 / 皮质类固醇溶液。注入的溶液应该平稳地流入间隙。如果遇到更大的阻力，在尝试进一步注射之前，略微地前进或后退一点针尖。

10. 注射后，拔出针头。

11. 用无菌胶布绷带包扎。

12. 指导患者通过脚趾的全范围运动来活动

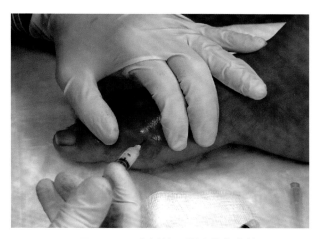

▲ 图 11-55 右侧第一跖趾关节注射

脚趾，使甲哌卡因 / 皮质类固醇溶液遍及关节囊。

13. 5min 后复查第一跖趾关节以评估疼痛缓解情况。

（六）护理

• 在接下来的 2 周内，避免第一跖趾关节过度活动。

• 非甾体抗炎药、冰敷和（或）物理治疗。

• 考虑使用踝足矫正器或木底鞋。

• 考虑 2 周内随访检查。

CPT 编码

• 20600：关节穿刺，抽吸和（或）注射，小关节或滑膜囊；无超声引导。

- 20604：在超声引导下，有永久记录和报告。

（七）注意事项

- 在拇趾远端进行牵引可以帮助打开关节以容纳针头。

二十七、跖骨间神经瘤：莫顿神经瘤

适应证	ICD-10 编码
莫顿神经瘤	G57.60

当趾间神经在足跖骨之间移动时受到压迫，会导致一种叫作莫顿（Morton's）神经瘤的疼痛症状。在门诊上相当常见。这种疾病是一种压迫性神经病变，经常引起炎症、神经周围纤维化和趾间神经扩大。它表现出明显的刺痛和负重时的感觉障碍症状，特别是在穿着窄脚趾的鞋子时。通常，神经瘤位于第二和第三跖骨头或第三和第四跖骨头之间。保守的治疗策略包括更换鞋子、定制矫形器和注射皮质类固醇。

传统上，皮质类固醇注射被用来缓解短期到中期的疼痛[155, 156]。皮质类固醇注射和控制/转移是减轻疼痛最有力的两种干预措施[157]。在莫顿神经瘤中，超声引导的类固醇注射与基于解剖标志的注射相比，短期疼痛缓解率更高，皮肤不良反应更少[158]。然而，治疗失败终归是会遇到的。超声检查中神经瘤的大小是皮质类固醇注射失败的唯一预测因素[159]。与横断面为6.3mm的莫顿神经瘤相比，皮质类固醇注射治疗较大的莫顿神经瘤更容易失败[160]。

最近的一篇系统综述总结了超声引导下向神经瘤实质进行酒精注射的硬化治疗是一种有前景的干预措施[161]。在一项相对大型的研究中，Perini及其同事也证明了这种技术的安全性和神经性症状的缓解[162]。对保守治疗和注射无效的患者可能需要进行神经减压或神经切除手术。

相关解剖见图 11-56。

（一）患者体位

- 仰卧于检查台上。

- 患侧膝关节屈曲 90°。
- 踝关节轻微向足底弯曲，使足底表面与覆盖在检查台上的治疗垫充分接触。
- 患者头部偏向治疗对侧，以减轻患者的焦虑和疼痛感。

（二）确定标志点

1. 患者仰卧在检查台上，操作者站或坐于患足前。

2. 在两个跖骨之间找到最大压痛点。最常见的部位位于第二和第三跖骨头或第三和第四跖骨头之间。

3. 注射点在足背侧远端，直接在最大压痛区域上方。在此部位偶可触诊到压痛性结节。

4. 用回缩的圆珠笔尖用力按压该处皮肤，凹痕代表入针点。

5. 标记确定后，患者不应移动脚。

（三）麻醉

- 使用局部蒸汽冷却剂喷雾对皮肤进行局部麻醉。

（四）用物准备

- 外用蒸汽冷却剂喷雾。
- 3ml 注射器。
- 25 号 2.54cm 针。
- 0.5ml 1% 利多卡因不含肾上腺素。

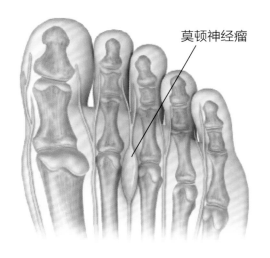

莫顿神经瘤

▲ 图 11-56　右足背侧观

- 0.5ml 类固醇溶液（20mg 曲安奈德）。
- 1 个酒精棉片。
- 2 个聚维酮碘棉片。
- 无菌纱布垫。
- 无菌胶布绷带。
- 非无菌、清洁治疗垫。

（五）技术

1. 依次用酒精和聚维酮碘消毒穿刺部位皮肤。

2. 使用外用蒸汽冷却剂喷雾局部麻醉。

3. 针头和注射器与皮肤垂直，针尖向下并朝向受影响的跖骨头之间。

4. 使用无接触技术，将针插入注射标记部位（图 11-57）。

5. 推进针，直到针尖位于跖骨头之间的神经瘤。

6. 回抽注射器，确保无回血。

7. 向神经瘤内或周围注射利多卡因 / 皮质类固醇溶液。注入的溶液应该流动顺畅。如果遇到更大的阻力，在尝试进一步注射之前，略微地前进或后退针尖。

8. 注射后，拔出针头。

9. 用无菌胶布绷带包扎。

10. 指导患者按摩注射部位，使利多卡因 / 皮质类固醇溶液分布在神经瘤周围。

11. 5min 后复查足部疼痛缓解情况。

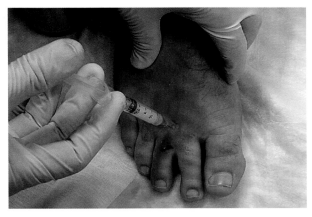

▲ 图 11-57 莫顿神经瘤的注射

（六）护理

- 避免穿窄脚趾的鞋子。
- 非甾体抗炎药、冰敷和（或）物理治疗。
- 考虑使用跖骨垫或定制矫形器。
- 考虑 2 周内随访检查。

CPT 编码

- 64455：注射麻醉药 / 类固醇，足底总趾神经（如莫顿神经瘤）。

- 76942（可选）：带成像监督和永久记录解释的针头放置的超声指南。

参考文献

[1] Kompel AJ, Roemer FW, Murakami AM, et al. Intra-articular corticosteroid injections in the hip and knee: perhaps not as safe as we thought? *Radiology*. 2019;293(3):656-663.

[2] Simeone FJ, Vicentini JRT, Bredella MA, et al. Are patients more likely to have hip osteoarthritis progression and femoral head collapse after hip steroid/anesthetic injections? A retrospective observational study. *Skeletal Radiol*. 2019; 48(9): 1417-1426.

[3] van Middelkoop M, Arden NK, Atchia I, et al. The OA Trial Bank: meta-analysis of individual patient data from knee and hip osteoarthritis trials show that patients with severe pain exhibit greater benefit from intra-articular glucocorticoids. *Osteoarthritis Cartilage*. 2016;24(7):1143-1152.

[4] Pereira LC, Kerr J, Jolles BM. Intra-articular steroid injection for osteoarthritis of the hip prior to total hip arthroplasty: is it safe? a systematic review. *Bone Joint J*. 2016;98-B(8):1027-1035.

[5] Rakesh N, Magram YC, Shah JM, et al. Localized

corticosteroid injections for malignant joint pain in the oncologic population: a case series. *A A Pract*. 2019;13(1): 27-30.

[6] Schnitzer TJ, Easton R, Pang S, et al. Effect of Tanezumab on joint pain, physical function, and patient global assessment of osteoarthritis among patients with osteoarthritis of the hip or knee: a randomized clinical trial. *JAMA*. 2019;322(1): 37-48.

[7] De Luigi AJ, Blatz D, Karam C, et al. Use of platelet-rich plasma for the treatment of acetabular labral tear of the hip: a Pilot study. *Am J Phys Med Rehabil*. 2019;98(11):1010-1017.

[8] Clementi D, D'Ambrosi R, Bertocco P, et al. Efficacy of a single intra-articular injection of ultra-high molecular weight hyaluronic acid for hip osteoarthritis: a randomized controlled study. *Eur J Orthop Surg Traumatol*. 2018;28(5):915-922.

[9] Leopold SS, Battista V, Oliverio JA. Safety and efficacy of intraarticular hip injection using anatomic landmarks. *Clin Orthop Relat Res*. 2001;(391):192-197.

[10] Mei-Dan O, McConkey MO, Petersen B, et al. The anterior approach for a non-image-guided intra-articular hip injection. *Arthroscopy*. 2013;29(6):1025-1033.

[11] Ziv YB, Kardosh R, Debi R, et al. An inexpensive and accurate method for hip injections without the use of imaging. *J Clin Rheumatol*. 2009;15(3):103-105.

[12] Gilliland CA, Salazar LD, Borchers JR. Ultrasound versus anatomic guidance for intra-articular and periarticular injection: a systematic review. *Phys Sportsmed*. 2011; 39(3): 121-131.

[13] Lynch TS, Oshlag BL, Bottiglieri TS, et al. Ultrasound-guided hip injections. *J Am Acad Orthop Surg*. 2019; 27(10): e451-e461.

[14] Kurup H, Ward P. Do we need radiological guidance for hip joint injections? *Acta Orthop Belg*. 2010;76(2):205-207.

[15] Leopold SS, Battista V, Oliverio JA. Safety and efficacy of intraarticular hip injection using anatomic landmarks. *Clin Orthop Relat Res*. 2001;(391):192-197.

[16] Mei-Dan O, McConkey MO, Petersen B, et al. The anterior approach for a non-image-guided intra-articular hip injection. *Arthroscopy*. 2013;29(6):1025-1033.

[17] Kompel AJ, Roemer FW, Murakami AM, et al. Intra-articular corticosteroid injections in the hip and knee: perhaps not as safe as we thought? *Radiology*. 2019; 293(3):656-663.

[18] Ziv YB, Kardosh R, Debi R, et al. An inexpensive and accurate method for hip injections without the use of imaging. *J Clin Rheumatol*. 2009;15(3):103-105.

[19] van Middelkoop M, Arden NK, Atchia I, et al. The OA Trial Bank: meta-analysis of individual patient data from knee and hip osteoarthritis trials show that patients with severe pain exhibit greater benefit from intra-articular glucocorticoids. *Osteoarthritis Cartilage*. 2016;24(7):1143-1152.

[20] Gilliland CA, Salazar LD, Borchers JR. Ultrasound versus anatomic guidance for intra-articular and periarticular injection: a systematic review. *Phys Sportsmed*. 2011; 39(3): 121-131.

[21] Lynch TS, Oshlag BL, Bottiglieri TS, et al. Ultrasound-guided hip injections. *J Am Acad Orthop Surg*. 2019; 27(10): e451-e461.

[22] Kurup H, Ward P. Do we need radiological guidance for hip joint injections? *Acta Orthop Belg*. 2010;76(2):205-207.

[23] Schnitzer TJ, Easton R, Pang S, et al. Effect of Tanezumab on joint pain, physical function, and patient global assessment of osteoarthritis among patients with osteoarthritis of the hip or knee: a randomized clinical trial. *JAMA*. 2019;322(1):37-48.

[24] Terlemez R, Erçalık T. Effect of piriformis injection on neuropathic pain. *Agri*. 2019;31(4):178-182.

[25] Masala S, Crusco S, Meschini A, et al. Piriformis syndrome: long-term follow-up in patients treated with percutaneous injection of anesthetic and corticosteroid under CT guidance. *Cardiovasc Intervent Radiol*. 2012;35(2):375-382.

[26] Waseem Z, Boulias C, Gordon A, et al. Botulinum toxin injections for low-back pain and sciatica. *Cochrane Database Syst Rev*. 2011;(1):CD008257.

[27] Santamato A, Micello MF, Valeno G, et al. Ultrasound-guided injection of botulinum toxin type A for piriformis muscle syndrome: a case report and review of the literature. *Toxins (Basel)*. 2015;7(8):3045-3056.

[28] Burke CJ, Walter WR, Adler RS. Targeted ultrasound-guided perineural hydrodissection of the sciatic nerve for the treatment of piriformis syndrome. *Ultrasound Q*. 2019; 35(2):125-129.

[29] Kompel AJ, Roemer FW, Murakami AM, et al. Intra-articular corticosteroid injections in the hip and knee: perhaps not as safe as we thought? *Radiology*. 2019; 293(3): 656-663.

[30] Chang KV, Wu WT, Lew HL, et al. Ultrasound imaging and guided injection for the lateral and posterior hip. *Am J Phys Med Rehabil*. 2018;97(4):285-291.

[31] Zissen MH, Wallace G, Stevens KJ, et al. High hamstring tendinopathy: MRI and ultrasound imaging and therapeutic efficacy of percutaneous corticosteroid injection. *AJR Am J Roentgenol*. 2010;195(4):993-998.

[32] Chang KV, Wu WT, Lew HL, et al. Ultrasound imaging and

guided injection for the lateral and posterior hip. *Am J Phys Med Rehabil.* 2018;97(4):285-291.

[33] Davenport KL, Campos JS, Nguyen J, et al. Ultrasound-guided intratendinous injections with plateletrich plasma or autologous whole blood for treatment of proximal hamstring tendinopathy: a double-blind randomized controlled trial. *J Ultrasound Med.* 2015;34(8):1455-1463.

[34] Wetzel RJ, Patel RM, Terry MA. Platelet-rich plasma as an effective treatment for proximal hamstring injuries. *Orthopedics.* 2013;36(1):e64-e70.

[35] Jacobson JA, Rubin J, Yablon CM, et al. Ultrasound-guided fenestration of tendons about the hip and pelvis: clinical outcomes. *J Ultrasound Med.* 2015;34(11):2029-2035.

[36] Startzman AN, Fowler O, Carreira D. Proximal hamstring tendinosis and partial ruptures. *Orthopedics.* 2017;40(4):e574-e582.

[37] Hurdle MF, Weingarten TN, Crisostomo RA, et al. Ultrasound-guided blockade of the lateral femoral cutaneous nerve: technical description and review of 10 cases. *Arch Phys Med Rehabil.* 2007;88(10):1362-1364.

[38] Tagliafico A, Serafini G, Lacelli F, et al. Ultrasound-guided treatment of meralgia paresthetica (lateral femoral cutaneous neuropathy): technical description and results of treatment in 20 consecutive patients. *J Ultrasound Med.* 2011;30(10):1341-1346.

[39] Mulvaney SW. Ultrasound-guided percutaneous neuroplasty of the lateral femoral cutaneous nerve for the treatment of meralgia paresthetica: a case report and description of a new ultrasound-guided technique. *Curr Sports Med Rep.* 2011;10(2):99-104.

[40] Siu TL, Chandran KN. Neurolysis for meralgia paresthetica: an operative series of 45 cases. *Surg Neurol.* 2005;63(1): 19-23.

[41] Williams BS, Cohen SP. Greater trochanteric pain syndrome: a review of anatomy, diagnosis and treatment. *Anesth Analg.* 2009;108(5):1662-1670.

[42] Torres A, Fernández-Fairen M, Sueiro-Fernández J. Greater trochanteric pain syndrome and gluteus medius and minimus tendinosis: nonsurgical treatment. *Pain Manag.* 2018;8(1): 45-55.

[43] Brinks A, van Rijn RM, Willemsen SP, et al. Corticosteroid injections for greater trochanteric pain syndrome: a randomized controlled trial in primary care. *Ann Fam Med.* 2011;9(3):226-234.

[44] McEvoy JR, Lee KS, Blankenbaker DG, et al. Ultrasound-guided corticosteroid injections for treatment of greater trochanteric pain syndrome: greater trochanter bursa versus subgluteus medius bursa. *AJR Am J Roentgenol.* 2013;

201(2): W313-W317.

[45] Fitzpatrick J, Bulsara MK, O'Donnell J, et al. The effectiveness of platelet-rich plasma injections in gluteal tendinopathy: a randomized, double-blind controlled trial comparing a single platelet-rich plasma injection with a single corticosteroid injection. *Am J Sports Med.* 2018;46(4):933-939.

[46] Jacobson JA, Yablon CM, Henning PT, et al. Greater trochanteric pain syndrome: percutaneous tendon fenestration versus platelet-rich plasma injection for treatment of gluteal tendinosis. *J Ultrasound Med.* 2016;35(11):2413-2420.

[47] Brennan KL, Allen BC, Maldonado YM. Dry needling versus cortisone injection in the treatment of greater trochanteric pain syndrome: a noninferiority randomized clinical trial. *J Orthop Sports Phys Ther.* 2017;47(4):232-239.

[48] Mitchell WG, Kettwich SC, Sibbitt WL, et al. Outcomes and cost-effectiveness of ultrasound-guided injection of the trochanteric bursa. *Rheumatol Int.* 2018;38(3):393-401.

[49] Simeone FJ, Vicentini JRT, Bredella MA, et al. Are patients more likely to have hip osteoarthritis progression and femoral head collapse after hip steroid/anesthetic injections? A retrospective observational study. *Skeletal Radiol.* 2019; 48(9): 1417-1426.

[50] Grimaldi A, Mellor R, Hodges P, et al. Gluteal tendinopathy: a review of mechanisms, assessment and management. *Sports Med.* 2015;45(8):1107-1119.

[51] Bolton WS, Kidanu D, Dube B, et al. Do ultrasound guided trochanteric bursa injections of corticosteroid for greater trochanteric pain syndrome provide sustained benefit and are imaging features associated with treatment response? *Clin Radiol.* 2018;73(5):505.e9-505.e15.

[52] Fitzpatrick J, Bulsara MK, O'Donnell J, et al. The effectiveness of platelet-rich plasma injections in gluteal tendinopathy: a randomized, double-blind controlled trial comparing a single platelet-rich plasma injection with a single corticosteroid injection. *Am J Sports Med.* 2018;46(4):933-939.

[53] Fitzpatrick J, Bulsara MK, O'Donnell J, et al. Leucocyte-rich platelet-rich plasma treatment of gluteus medius and minimus tendinopathy: a double-blind randomized controlled trial with 2-year follow-up. *Am J Sports Med.* 2019;47(5):1130-1137.

[54] Jacobson JA, Yablon CM, Henning PT, et al. Greater trochanteric pain syndrome: percutaneous tendon fenestration versus platelet-rich plasma injection for treatment of gluteal tendinosis. *J Ultrasound Med.*

2016;35(11):2413-2420.

[55] LaPorte C, Vasaris M, Gossett L, et al. Gluteus medius tears of the hip: a comprehensive approach. *Phys Sportsmed*. 2019;47(1):15-20.

[56] Cho YR, Hong BY, Lim SH, et al. Effects of joint effusion on proprioception in patients with knee osteoarthritis: a single-blind, randomized controlled clinical trial. *Osteoarthritis Cartilage*. 2011;19(1):22-28.

[57] Leung A, Liew D, Lim J, et al. The effect of joint aspiration and corticosteroid injections in osteoarthritis of the knee. *Int J Rheum Dis*. 2011;14(4):384-389.

[58] Saito S, Kotake S. Is there evidence in support of the use of intra-articular hyaluronate in treating rheumatoid arthritis of the knee? A meta-analysis of the published literature. *Mod Rheumatol*. 2009;19(5):493-501.

[59] Foti C, Cisari C, Carda S, et al. A prospective observational study of the clinical efficacy and safety of intra-articular sodium hyaluronate in synovial joints with osteoarthritis. *Eur J Phys Rehabil Med*. 2011;47(3):407-415.

[60] Spaková T, Rosocha J, Lacko M, et al. Treatment of knee joint osteoarthritis with autologous platelet-rich plasma in comparison with hyaluronic acid. *Am J Phys Med Rehabil*. 2012; 91(5): 411-417.

[61] Rabago D, Patterson JJ, Mundt M, et al. Dextrose prolotherapy for knee osteoarthritis: a randomized controlled trial. *Ann Fam Med*. 2013;11(3):229-237.

[62] Liang DF, Huang F, Zhang JL, et al. A randomized, single-blind, parallel, controlled clinical study on single intra-articular injection of etanercept in treatment of inflammatory knee arthritis. *Zhonghua Nei Ke Za Zhi*. 2010;49(11):930-934.

[63] Chou CL, Lee SH, Lu SY, et al. Therapeutic effects of intra-articular botulinum neurotoxin in advanced knee osteoarthritis. *J Chin Med Assoc*. 2010;73(11):573-580.

[64] Maricar N, Parkes MJ, Callaghan MJ, et al. Where and how to inject the knee—a systematic review. *Semin Arthritis Rheum*. 2013;43(2):195-203

[65] Hermans J, Bierma-Zeinstra SM, Bos PK, et al. The most accurate approach for intra-articular needle placement in the knee joint: a systematic review. *Semin Arthritis Rheum*. 2011;41(2):106-115.

[66] Hirsch G, O'Neill T, Kitas G, et al. Distribution of effusion in knee arthritis as measured by high-resolution ultrasound. *Clin Rheumatol*. 2012;31(8):1243-1246.

[67] Zhang Q, Zhang T, Lv H, et al. Comparison of two positions of knee arthrocentesis: how to obtain complete drainage. *Am J Phys Med Rehabil*. 2012;91(7):611-615.

[68] Jackson DW, Evans NA, Thomas BM. Accuracy of needle placement into the intra-articular space of the knee. *J Bone Joint Surg Am*. 2002;84-A(9):1522-1527.

[69] Toda Y, Tsukimura N. A comparison of intra-articular hyaluronan injection accuracy rates between three approaches based on radiographic severity of knee osteoarthritis. *Osteoarthritis Cartilage*. 2008;16(9):980-985.

[70] Chavez-Chiang CE, Sibbitt WL Jr, Band PA, et al. The highly accurate anteriolateral portal for injecting the knee. *Sports Med Arthrosc Rehabil Ther Technol*. 2011;3(1):6.

[71] Curtiss HM, Finnoff JT, Peck E, et al. Accuracy of ultrasound-guided and palpation-guided knee injections by an experienced and less-experienced injector using a superolateral approach: a cadaveric study. *PM R*. 2011; 3(6):507-515.

[72] Park Y, Lee SC, Nam HS, et al. Comparison of sonographically guided intra-articular injections at 3 different sites of the knee. *J Ultrasound Med*. 2011;30(12):1669-1676.

[73] Berkoff DJ, Miller LE, Block JE. Clinical utility of ultrasound guidance for intra-articular knee injections: a review. *Clin Interv Aging*. 2012;7:89-95.

[74] Uryasev O, Joseph OC, McNamara JP, et al. Novel joint cupping clinical maneuver for ultrasonographic detection of knee joint effusions. *Am J Emerg Med*. 2013;31(11):1598-1600.

[75] Gilliland CA, Salazar LD, Borchers JR. Ultrasound versus anatomic guidance for intra-articular and periarticular injection: a systematic review. *Phys Sportsmed*. 2011; 39(3): 121-131.

[76] Punzi L, Oliviero F. Arthrocentesis and synovial fluid analysis in clinical practice: value of sonography in difficult cases. *Ann N Y Acad Sci*. 2009;1154:152-158.

[77] Wiler JL, Costantino TG, et al. Comparison of ultrasound-guided and standard landmark techniques for knee arthrocentesis. *J Emerg Med*. 2010;39(1):76-82.

[78] Sibbitt WL Jr, Kettwich LG, Band PA, et al. Does ultrasound guidance improve the outcomes of arthrocentesis and corticosteroid injection of the knee? *Scand J Rheumatol*. 2012;41(1):66-72.

[79] Uryasev O, Joseph OC, McNamara JP, et al. Novel joint cupping clinical maneuver for ultrasonographic detection of knee joint effusions. *Am J Emerg Med*. 2013;31(11):1598–1600.

[80] Uryasev O, Joseph OC, McNamara JP, et al. Novel joint cupping clinical maneuver for ultrasonographic detection of knee joint effusions. *Am J Emerg Med*. 2013;31(11):1598-1600.

[81] Herman AM, Marzo JM. Popliteal cysts: a current review. *Orthopedics*. 2014;37(8):e678-e684.

[82] Köroğlu M, Callıoğlu M, Eriş HN, et al. Ultrasound guided percutaneous treatment and follow-up of Baker's cyst in knee osteoarthritis. *Eur J Radiol*. 2012;81(11):3466-3471.

[83] Bandinelli F, Fedi R, Generini S, et al. Longitudinal ultrasound and clinical follow-up of Baker's cysts injection with steroids in knee osteoarthritis. *Clin Rheumatol*. 2012;31(4):727-731.

[84] Di Sante L, Paoloni M, Ioppolo F, et al. Ultrasound-guided aspiration and corticosteroid injection of Baker's cysts in knee osteoarthritis: a prospective observational study. *Am J Phys Med Rehabil*. 2010;89(12):970-975.

[85] Smith MK, Lesniak B, Baraga MG, et al. Treatment of Popliteal (Baker) cysts with ultrasound-guided aspiration, fenestration, and injection: long-term follow-up. *Sports Health*. 2015;7(5):409-414.

[86] Di Sante L, Paoloni M, Dimaggio M, et al. Ultrasound-guided aspiration and corticosteroid injection compared to horizontal therapy for treatment of knee osteoarthritis complicated with Baker's cyst: a randomized, controlled trial. *Eur J Phys Rehabil Med*. 2012;48(4):561-567.

[87] Çağlayan G, Özçakar L, Kaymak SU, et al. Effects of Sono-feedback during aspiration of Baker's cysts: A controlled clinical trial. *J Rehabil Med*. 2016;48(4):386-389.

[88] Baumbach SF, Lobo CM, Badyine I, et al. Prepatellar and olecranon bursitis: literature review and development of a treatment algorithm. *Arch Orthop Trauma Surg*. 2014; 134(3): 359-370.

[89] Alves C, Mendes D, Marques FB. Fluoroquinolones and the risk of tendon injury: a systematic review and meta-analysis. *Eur J Clin Pharmacol*. 2019;75(10):1431-1443.

[90] Fredberg U, Bolvig L, Pfeiffer-Jensen M, et al. Ultrasonography as a tool for diagnosis, guidance of local steroid injection and, together with pressure algometry, monitoring of the treatment of athletes with chronic jumper's knee and Achilles tendinitis: a randomized, double-blind, placebo-controlled study. *Scand J Rheumatol*. 2004;33(2):94-101.

[91] Pas HIMFL, Moen MH, Haisma HJ, et al. No evidence for the use of stem cell therapy for tendon disorders: a systematic review. *Br J Sports Med*. 2017;51(13):996-1002.

[92] Khan WS, Smart A. Outcome of surgery for chronic patellar tendinopathy: a systematic review. *Acta Orthop Belg*. 2016; 82(3):610-326.

[93] Stuhlman CR, Stowers K, Stowers L, et al. Current concepts and the role of surgery in the treatment of jumper's knee. *Orthopedics*. 2016;39(6):e1028-e1035.

[94] Helfenstein M Jr, Kuromoto J. Anserine syndrome. *Rev Bras Reumatol*. 2010;50(3):313-327.

[95] Uysal F, Akbal A, Gökmen F, et al. Prevalence of pes anserine bursitis in symptomatic osteoarthritis patients: an ultrasonographic prospective study. *Clin Rheumatol*. 2015; 34(3): 529-533.

[96] Kim IJ, Kim DH, Song YW, et al. The prevalence of periarticular lesions detected on magnetic resonance imaging in middle-aged and elderly persons: a cross-sectional study. *BMC Musculoskelet Disord*. 2016;17:186.

[97] Vega-Morales D, Esquivel-Valerio JA, Negrete-López R, et al. Safety and efficacy of methylprednisolone infiltration in anserine syndrome treatment. *Reumatol Clin*. 2012;8(2):63-67.

[98] Yoon HS, Kim SE, Suh YR, et al. Correlation between ultrasonographic findings and the response to corticosteroid injection in pes anserinus tendinobursitis syndrome in knee osteoarthritis patients. *J Korean Med Sci*. 2005;20(1):109-112.

[99] Kang I, Han SW. Anserine bursitis in patients with osteoarthritis of the knee. *South Med J*. 2000;93(2):207-209.

[100] Strauss EJ, Kim S, Calcei JG, et al. Iliotibial band syndrome: evaluation and management. *J Am Acad Orthop Surg*. 2011; 19(12):728-736.

[101] Hamill J, Miller R, Noehren B, et al. A prospective study of iliotibial band strain in runners. *Clin Biomech (Bristol, Avon)*. 2008;23(8):1018-1025.

[102] Fredericson M, Weir A. Practical management of iliotibial band friction syndrome in runners. *Clin J Sport Med*. 2006; 16(3):261-268.

[103] Gunter P, Schwellnus MP. Local corticosteroid injection in iliotibial band friction syndrome in runners: a randomised controlled trial. *Br J Sports Med*. 2004;38(3):269-272.

[104] Stephen JM, Urquhart DW, van Arkel RJ, et al. The use of sonographically guided botulinum toxin type A (Dysport) injections into the tensor fasciae latae for the treatment of lateral patellofemoral overload syndrome. *Am J Sports Med*. 2016;44(5):1195-1202.

[105] Alves C, Mendes D, Marques FB. Fluoroquinolones and the risk of tendon injury: a systematic review and meta-analysis. *Eur J Clin Pharmacol*. 2019;75(10):1431-1443.

[106] Wetke E, Johannsen F, Langberg H. Achilles tendinopathy: a prospective study on the effect of active rehabilitation and steroid injections in a clinical setting. *Scand J Med Sci Sports*. 2015;25(4):e392-e399.

[107] Morath O, Kubosch EJ, Taeymans J, et al. The effect of sclerotherapy and prolotherapy on chronic painful Achilles tendinopathy-a systematic review including meta-analysis. *Scand J Med Sci Sports*. 2018;28(1):4-15.

[108] Lin MT, Chiang CF, Wu CH, et al. Meta-analysis

comparing autologous blood-derived products (including platelet-rich plasma) injection versus placebo in patients with Achilles tendinopathy. *Arthroscopy*. 2018;34(6):1966. e5-1975.e5.

[109] Zhang YJ, Xu SZ, Gu PC, et al. Is platelet-rich plasma injection effective for chronic achilles tendinopathy? A meta-analysis. *Clin Orthop Relat Res*. 2018;476(8):1633-1641.

[110] Keene DJ, Alsousou J, Harrison P, et al. Platelet rich plasma injection for acute Achilles tendon rupture: PATH-2 randomised, placebo controlled, superiority trial. *BMJ* 2019;367:l6132.

[111] Kulig K, Reischl SF, Pomrantz AB, et al. Nonsurgical management of posterior tibial tendon dysfunction with orthoses and resistive exercise: a randomized controlled trial. *Phys Ther*. 2009;89(1):26-37.

[112] Ahmad M, Tsang K, Mackenney PJ, et al. Tarsal tunnel syndrome: a literature review. *Foot Ankle Surg*. 2012; 18(3): 149-152.

[113] Franson J, Baravarian B. Tarsal tunnel syndrome: a compression neuropathy involving four distinct tunnels. *Clin Podiatr Med Surg*. 2006;23(3):597-609.

[114] Khlopas H, Khlopas A, Samuel LT, et al. Current concepts in osteoarthritis of the ankle: review. *Surg Technol Int*. 2019;35:280-294.

[115] Fox MG, Wright PR, Alford B, et al. Lateral mortise approach for therapeutic ankle injection: an alternative to the anteromedial approach. *AJR Am J Roentgenol*. 2013;200(5):1096-1100.

[116] Furtado RNV, Machado FS, Luz KRD, et al. Intra-articular injection with triamcinolone hexacetonide in patients with rheumatoid arthritis: prospective assessment of goniometry and joint inflammation parameters. *Rev Bras Reumatol Engl Ed*. 2017;57(2):115-121.

[117] Ward ST, Williams PL, Purkayastha S. Intra-articular corticosteroid injections in the foot and ankle: a prospective 1-year follow-up investigation. *J Foot Ankle Surg*. 2008;47(2):138-144.

[118] Vannabouathong C, Del Fabbro G, Sales B, et al. Intra-articular injections in the treatment of symptoms from ankle arthritis: a systematic review. *Foot Ankle Int*. 2018;39(10):1141-1150.

[119] Brand JC. Editorial commentary: big data suggest that because of a significant increased risk of postoperative infection, steroid injection is not recommended after ankle arthroscopy. *Arthroscopy*. 2016;32(2):355.

[120] Uçkay I, Hirose CB, Assal M. Does intra-articular injection of the ankle with corticosteroids increase the

risk of subsequent periprosthetic joint infection (PJI) following total ankle arthroplasty (TAA)? If so, how long after a prior intra-articular injection can TAA be safely performed? *Foot Ankle Int*. 2019;40(1_suppl):3S-4S.

[121] Papalia R, Albo E, Russo F, et al. The use of hyaluronic acid in the treatment of ankle osteoarthritis: a review of the evidence. *J Biol Regul Homeost Agents*. 2017;31(4 suppl 2):91-102.

[122] Lucas Y, Hernandez J, Darcel V, et al. Viscosupplementation of the ankle: a prospective study with an average follow-up of 45.5 months. *Orthop Traumatol Surg Res*. 2013;99(5):593-599.

[123] Fukawa T, Yamaguchi S, Akatsu Y, et al. Safety and efficacy of intra-articular injection of platelet-rich plasma in patients with ankle osteoarthritis. *Foot Ankle Int*. 2017;38(6): 596-604.

[124] McIntyre JA, Jones IA, Han B, et al. Intra-articular Mesenchymal stem cell therapy for the human joint: a systematic review. *Am J Sports Med*. 2018;46(14):3550-3563.

[125] Grunfeld R, Aydogan U, Juliano P. Ankle arthritis: review of diagnosis and operative management. *Med Clin North Am*. 2014;98(2):267-289.

[126] Khlopas H, Khlopas A, Samuel LT, et al. Current concepts in osteoarthritis of the ankle: review. *Surg Technol Int* 2019;35:280-294.

[127] Furtado RNV, Machado FS, Luz KRD, et al. Intra-articular injection with triamcinolone hexacetonide in patients with rheumatoid arthritis: prospective assessment of goniometry and joint inflammation parameters. *Rev Bras Reumatol Engl Ed*. 2017;57(2):115-121.

[128] Ward ST, Williams PL, Purkayastha S. Intra-articular corticosteroid injections in the foot and ankle: a prospective 1-year follow-up investigation. *J Foot Ankle Surg*. 2008; 47(2):138-144.

[129] Vannabouathong C, Del Fabbro G, Sales B, et al. Intra-articular injections in the treatment of symptoms from ankle arthritis: a systematic review. *Foot Ankle Int*. 2018; 39(10):1141-1150.

[130] Brand JC. Editorial commentary: big data suggest that because of a significant increased risk of postoperative infection, steroid injection is not recommended after ankle arthroscopy. *Arthroscopy*. 2016;32(2):355.

[131] Uçkay I, Hirose CB, Assal M. Does intra-articular injection of the ankle with corticosteroids increase the risk of subsequent periprosthetic joint infection (PJI) following total ankle arthroplasty (TAA)? If so, how long after a prior intra-articular injection can TAA be safely

performed? *Foot Ankle Int.* 2019;40(1_suppl):3S-4S.

[132] Papalia R, Albo E, Russo F, et al. The use of hyaluronic acid in the treatment of ankle osteoarthritis: a review of the evidence. *J Biol Regul Homeost Agents.* 2017;31(4 suppl 2): 91-102.

[133] Lucas Y, Hernandez J, Darcel V, et al. Viscosupplementation of the ankle: a prospective study with an average follow-up of 45.5 months. *Orthop Traumatol Surg Res.* 2013;99(5):593-599.

[134] Fukawa T, Yamaguchi S, Akatsu Y, et al. Safety and efficacy of intra-articular injection of platelet-rich plasma in patients with ankle osteoarthritis. *Foot Ankle Int.* 2017;38(6):596-604.

[135] McIntyre JA, Jones IA, Han B, et al. Intra-articular Mesenchymal stem cell therapy for the human joint: a systematic review. *Am J Sports Med.* 2018;46(14):3550-3563.

[136] Grunfeld R, Aydogan U, Juliano P. Ankle arthritis: review of diagnosis and operative management. *Med Clin North Am.* 2014;98(2):267-289.

[137] Peters SE, Laxer RM, Connolly BL, et al. Ultrasound-guided steroid tendon sheath injections in juvenile idiopathic arthritis: a 10-year single-center retrospective study. *Pediatr Rheumatol Online J.* 2017;15(1):22.

[138] Sussman WI, Hofmann K. Treatment of insertional peroneus brevis tendinopathy by ultrasound-guided percutaneous ultrasonic needle tenotomy: a case report. *J Foot Ankle Surg.* 2019;58(6):1285-1287.

[139] Trojian T, Tucker AK. Plantar Fasciitis. *Am Fam Physician.* 2019;99(12):744-750.

[140] Ball EM, McKeeman HM, Patterson C, et al. Steroid injection for inferior heel pain: a randomised controlled trial. *Ann Rheum Dis.* 2013;72(6):996-1002.

[141] Whittaker GA, Munteanu SE, Menz HB, et al. Corticosteroid injection for plantar heel pain: a systematic review and meta-analysis. *BMC Musculoskelet Disord.* 2019;20(1):378.

[142] Chen CM, Chen JS, Tsai WC, et al. Effectiveness of device-assisted ultrasound-guided steroid injection for treating plantar fasciitis. *Am J Phys Med Rehabil.* 2013;92(7):597-605.

[143] McMillan AM, Landorf KB, Gilheany MF, et al. Ultrasound guided corticosteroid injection for plantar fasciitis: randomised controlled trial. *BMJ* 2012; 344: e3260.

[144] Chen CM, Lee M, Lin CH, et al. Comparative efficacy of corticosteroid injection and non-invasive treatments for plantar fasciitis: a systematic review and meta-analysis.

Sci Rep. 2018;8(1):4033.

[145] Johannsen FE, Herzog RB, Malmgaard-Clausen NM, et al. Corticosteroid injection is the best treatment in plantar fasciitis if combined with controlled training. *Knee Surg Sports Traumatol Arthrosc.* 2019;27(1):5-12.

[146] Mansiz-Kaplan B, Nacir B, Pervane-Vural S. Effect of dextrose prolotherapy on pain intensity, disability, and plantar fascia thickness in unilateral plantar fasciitis: a randomized, controlled, double-blind study. *Am J Phys Med Rehabil.* 2020;99(4):318-324.

[147] Ling Y, Wang S. Effects of platelet-rich plasma in the treatment of plantar fasciitis: a meta-analysis of randomized controlled trials. *Medicine (Baltimore).* 2018;97(37):e12110.

[148] Shetty SH, Dhond A, Arora M, et al. Platelet-rich plasma has better long-term results than corticosteroids or placebo for chronic plantar fasciitis: randomized control trial. *J Foot Ankle Surg.* 2019;58(1):42-46.

[149] Díaz-Llopis IV, Gómez-Gallego D, Mondéjar-Gómez FJ, et al. Botulinum toxin type A in chronic plantar fasciitis: clinical effects 1 year after injection. *Clin Rehabil.* 2013; 27(8):681-685.

[150] Elizondo-Rodriguez J, Araujo-Lopez Y, Moreno-Gonzalez JA, et al. A comparison of botulinum toxin a and intralesional steroids for the treatment of plantar fasciitis: a randomized, double-blinded study. *Foot Ankle Int.* 2013;34(1):8-14.

[151] Protheroe D, Gadgil A. Guided intra-articular corticosteroid injections in the midfoot. *Foot Ankle Int.* 2018;39(8):1001-1004.

[152] Sivera F, Aragon R, Pascual E. First metatarsophalangeal joint aspiration using a 29-gauge needle. *Ann Rheum Dis.* 2008;67(2):273-275.

[153] Nordberg LB, Lillegraven S, Aga AB, et al. The impact of ultrasound on the use and efficacy of intraarticular glucocorticoid injections in early rheumatoid arthritis: secondary analyses from a randomized trial examining the benefit of ultrasound in a clinical tight control regimen. *Arthritis Rheumatol.* 2018;70(8):1192-1199.

[154] Solan MC, Calder JD, Bendall SP. Manipulation and injection for hallux rigidus: is it worthwhile? *J Bone Joint Surg Br.* 2001;83:706-708.

[155] Markovic M, Crichton K, Read JW, et al. Effectiveness of ultrasound-guided corticosteroid injection in the treatment of Morton's neuroma. *Foot Ankle Int.* 2008;29(5):483-487.

[156] Hassouna H, Singh D, Taylor H, et al. Ultrasound guided steroid injection in the treatment of interdigital neuralgia. *Acta Orthop Belg.* 2007;73(2):224-229.

[157] Matthews BG, Hurn SE, Harding MP, et al. The effectiveness of non-surgical interventions for common plantar digital compressive neuropathy (Morton's neuroma): a systematic review and meta-analysis. *J Foot Ankle Res*. 2019;12:12.

[158] Ruiz Santiago F, Prados Olleta N, Tomás Muñoz P, et al. Short term comparison between blind and ultrasound guided injection in Morton neuroma. *Eur Radiol*. 2019;29(2): 620-627.

[159] Park YH, Kim TJ, Choi GW, et al. Prediction of clinical prognosis according to intermetatarsal distance and neuroma size on ultrasonography in Morton neuroma: a prospective observational study. *J Ultrasound Med*. 2019;38(4):1009-1014.

[160] Park YH, Lee JW, Choi GW, et al. Risk factors and the associated cutoff values for failure of corticosteroid injection in treatment of Morton's neuroma. *Int Orthop*. 2018;42(2):323-329.

[161] Santos, D Morrison G, Coda A. Sclerosing alcohol injections for the management of intermetatarsal neuromas: a systematic review. *Foot (Edinb)*. 2018;35:36-47.

[162] Perini L, Perini C, Tagliapietra M, et al. Percutaneous alcohol injection under sonographic guidance in Morton's neuroma: follow-up in 220 treated lesions. *Radiol Med*. 2016;121(7):597-604.

附 录
Appendix

唐秀美　李鹏程　张承昊　**译**
张承昊　黎　慧　**校**

附录 A　抽吸和（或）注射同意书

日期：＿＿＿＿＿＿＿＿＿＿＿＿＿＿＿＿＿＿＿＿＿＿＿＿＿＿＿＿＿＿＿

本人授权：＿＿＿＿＿＿＿＿＿＿＿＿＿＿＿＿＿＿＿＿＿＿＿＿＿＿＿＿＿
（供应商名称）

执行时：＿＿＿＿＿＿＿＿＿＿＿＿＿＿＿＿＿＿＿＿＿＿＿＿＿＿＿＿＿＿
（患者姓名）

下列程序：＿＿＿＿＿＿＿＿＿＿＿＿＿＿＿＿＿＿＿＿＿＿＿＿＿＿＿＿＿

该程序包括：＿＿＿＿＿＿＿＿＿＿＿＿＿＿＿＿＿＿＿＿＿＿＿＿＿＿＿
（用非专业语言描述）

与注射 / 抽吸有关的可能风险可能包括但不限于：＿＿＿＿＿＿＿＿＿＿＿＿

出血，感染，局部疼痛，昏厥，过敏反应，或＿＿＿＿＿＿＿＿＿＿＿＿＿＿

注射皮质类固醇的可能风险包括但不限于：

面色潮红	关节炎症暴发	肌腱断裂
皮肤异常变薄	异常肤色	糖尿病患者血糖恶化
免疫力受损	激素平衡紊乱	月经不规律

这一程序的性质、诊断 / 治疗方法及可能的替代办法＿＿＿＿＿＿＿或他 / 她的助理已向我解释。
我知道这个手术有一定的风险，而且医学和外科手术的实践并不是一门精确的科学。我承认，没有人向我保证该程序或其解释的结果。

本人已完全知晓本表格的内容：＿＿＿＿＿＿＿＿＿＿＿＿＿＿（患者或其法定代理人签名）

＿＿＿＿＿＿＿＿＿＿＿＿＿＿＿＿＿＿＿＿＿＿＿＿＿＿＿（证人）

如果患者不能同意或是未成年人，请填写以下内容：

患者是未成年人＿＿＿＿＿，年龄＿＿＿＿＿，或由于＿＿＿＿＿（删除或定义）而不能同意。
以下签署人同意对上述患者进行上述诊断 / 治疗程序，以及任何认为必要的检查。

＿＿＿＿＿＿＿＿＿＿＿＿＿
授权代表签字

附录 B 关节抽吸及注射术后护理手册

为您完成手术的医师是：_____

您的诊断是：_____

该手术需使用注射器注射入组织以：_____

将从以下部位抽吸出液体：_____

将注射可的松到以下部位：

其他：

请遵照下列说明指示：

术后疼痛复发：

关节注射时通常使用局部麻醉药，如利多卡因或甲哌卡因与可的松的混合麻醉药物。利多卡因及甲哌卡因的麻醉效果通常持续 30～60min，届时您将再次感到疼痛。可的松的镇痛效果通常在 24～48h 后开始发挥效应。因此，您的疼痛感会在 1h 后开始产生，但在 1～2 天后消失。

保护手术部位：

请小心穿刺周围 / 关节。注射局部麻醉等剂药物通常会使该注射区域感觉麻木，由于您的疼痛感消失，该部位很容易受到其他伤害。因此，术后 2 周，手术部位仅可进行必要的微量运动。

注意预防感染：

尽管我们已尽可能地采取所有预防措施以防止术后关节感染，但仍需要警惕以下现象：体温超过 37.8℃，手术部位持续性发热，注射区域红肿，手臂及腿部红肿。

如果出现任何以上任何症状，请立即打电话给本科室（插入电话号码）。

遵从以下任何复选框的说明指示：

☐ 每 4 小时在该部位冰敷，每次 20min，一共_____天。

☐ 每 4 小时在该部位使用加热垫，每次 20min，一共_____天。

☐ 在患处使用弹力带，一共_____天。

☐ 按照指示进行伸展运动。

☐ 用夹板固定该部位_____天。

☐ 转诊并接受理疗。

☐ 除常规药物外，还应服用下列药物：

_____

_____

_____

在_____天 / 周内复诊，以对病情进一步评估和管理。

附录 C　医疗记录文件

以下模板可用于膝关节抽吸和注射手术后医疗记录的参考。医务人员可将此模板设置为电子病历中的文本模板，以便灵活处理手术过程中不可避免的突发状况。

患者姓名：_____　　日期：_____

超声引导下的关节穿刺术 / 注射：CPT#20611

具体步骤：

患者平卧于检查床。采用 [品牌 / 模型] 超声机的肌肉骨骼探头在矢状面和冠状面对膝关节结构进行超声检查。

膝关节抽吸及注射：

在进行膝关节抽吸和注射之前，患者需了解该手术的性质、益处、风险和替代治疗方法。在所有问题都得到解答且获得知情同意后，进行以下手术：

髌上外侧入路：

确定注射点：第一条线在髌骨上极 2cm 做一条水平线，第二条线在髌骨下表面的冠状平面中做一条线，并且第二条线和第一条线垂直。用没有笔尖的圆珠笔标记。膝关节的上外侧用酒精和碘伏消毒。并采用 [品牌] 蒸汽冷却剂喷雾局部麻醉。

采用非接触技术：

- 仅供注射：

□ 在超声直接引导下将一根 25 号 5.08cm 针头插入膝关节囊内侧，使针头在长轴和平面内。图像已记录在案。

- 抽吸和注射：

□ 用不含肾上腺素的 1% 利多卡因 4ml 充分麻醉皮肤和关节囊。

□ 接下来，在超声直接引导下将 18 号 1.27cm 针头插入膝关节囊内。图像已记录在案。

观察到的液体：

□ 否；□ 少量；□ 适量；□ 大量。

□ 否；_____ml 描述性状的液体被抽吸出。

接下来，将 1ml 1% 甲哌卡因（不含肾上腺素）和 1ml 曲安奈德（单用，40mg）的混合物通过 18 号针头注射进膝关节。

拔出注射器。未出现明显出血。

注射部位采用无菌胶布绷带包扎。

患者对手术耐受良好，无并发症。

患者自诉疼痛在 5min 内完全缓解。

_____

医师签名

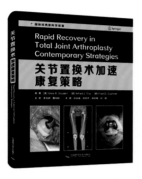

主译　孙永强　张志杰
　　　吴松梅　叶　晔

定价　228.00 元

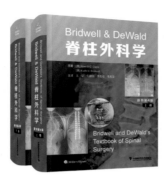

主译　王　征　仉建国
　　　李危石　毛克亚

定价　1198.00 元

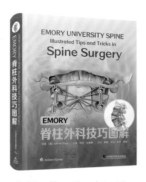

主译　黄　霖　何　达
　　　赵　宇　秦　毅

定价　398.00 元

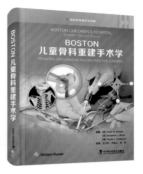

主译　刘万林　韦宜山
　　　白　锐

定价　358.00 元

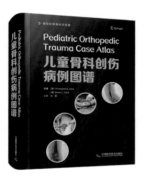

主译　孙　军

定价　498.00 元

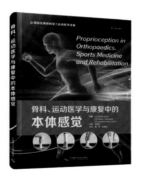

主译　陶　军　阮建伟

定价　128.00 元

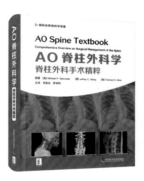

主译　李危石　罗卓荆

定价　498.00 元

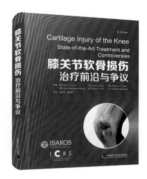

主译　陈疾忤　庞金辉

定价　198.00 元

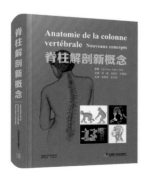

主译　陈其昕　李方财

定价　328.00 元

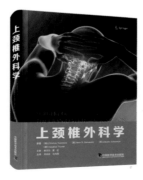

主译　高延征　马向阳

定价　368.00 元

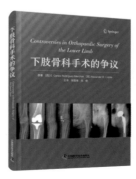

主译　张国强　倪　明

定价　158.00 元

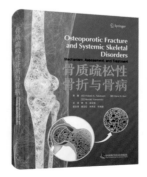

主译　林　华　徐友佳

定价　358.00 元